教育部面向21世纪课程教材
Textbook Series for 21st Century of Ministry of Education

# 医学社会学

## (第二版)

主　编　胡继春　张子龙　杜　光
副主编　章成斌　黄　姝　殷燕敏
　　　　邱　萩　徐　靖
编　委　(按姓氏笔画排序)
　　　　马菊华　孙　萍　杜　光　邱　萩
　　　　张子龙　张　瑶　赵　敏　胡继春
　　　　徐　靖　殷燕敏　黄　姝　章成斌

华中科技大学出版社
中国·武汉

## 内容提要

本书运用社会学的基本理论和方法，系统地介绍并论述了医学社会学的理论体系。全书共分四篇十五章，在第一篇(导论篇)中，主要阐述了医学社会学的基本概念、学科属性、历史发展以及健康、疾病与社会文化的关系；在第二篇(医疗角色行为篇)中，从社会学的视野讨论了医疗卫生领域内的社会角色、社会行为、社会关系等医学社会学的基本理论；在第三篇(医疗组织制度篇)中，集中地探究了医院组织及医院文化、医疗社会工作、医疗规范与控制、医疗社会保健等课题；在第四篇(医疗社会互动篇)中，对医学及其高新技术的发展与社会文化的互动所带来的药物滥用问题、精神疾患问题、器官移植问题、生殖技术问题以及死亡文化问题等一系列社会问题都进行了探索性的思考。

本书是经教育部批准的面向21世纪全国高等院校课程教材，主要是供高等院校的本科生教学使用，也适合一些专业的研究生及各类医护人员、卫生及医院管理人员学习和使用。

**图书在版编目(CIP)数据**

医学社会学/胡继春，张子龙，杜光主编. —2版. —武汉：华中科技大学出版社，2013.7
(2022.6重印)
ISBN 978-7-5609-9120-7

Ⅰ.①医… Ⅱ.①胡… ②张… ③杜… Ⅲ.①医学社会学 Ⅳ.①R-05

中国版本图书馆CIP数据核字(2013)第123691号

**医学社会学(第二版)** 胡继春 张子龙 杜 光 主编

策划编辑：史燕丽
责任编辑：朱 霞
封面设计：范翠璇
责任校对：祝 菲
责任监印：周治超
出版发行：华中科技大学出版社(中国·武汉) 电话：(027)81321913
武汉市东湖新技术开发区华工科技园 邮编：430223
录 排：华中科技大学惠友文印中心
印 刷：武汉科源印刷设计有限公司
开 本：710mm×1000mm 1/16
印 张：15.75
字 数：315千字
版 次：2022年6月第2版第10次印刷
定 价：39.80元

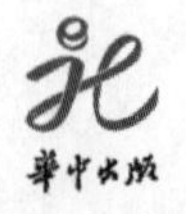

# 前　言

本教材是在2005年教育部面向21世纪全国高等院校课程教材《医学社会学(第1版)》基础上，对有关章节内容进行了修改和精简而完成的，特别是适时地增补了医学进展与社会互动部分新的内容，使得本教材更加贴近医学与人文社会科学交叉、互动的最前沿领域。

回溯20世纪以来，医学得到了突飞猛进的发展。然而，医学的这种日新月异的进展并不是完全孤立的。一位西方哲学家曾生动地描述过医学与哲学的关系："智慧女神密涅瓦(Minerva)与医神阿斯克勒庇俄斯(Asclepius)连续谈了许多世纪的恋爱，摇摆于爱恋与敌对、需要与厌弃、支配与屈从之间，但他们从来没有相互冷淡过。"实际上，医学与社会学的关系也正是如此，在长期的"热恋"后，它们在20世纪初已经结出了新的果实，这就是医学社会学(Medical Sociology)。医学社会学的产生不仅为医学发展由生物医学模式向生理心理社会医学模式的转变提供了社会科学的方法、手段和视野，而且，也为社会学的大家族增加了新的充满活力的分支学科。

医学社会学是一门蓬勃发展的学科，正如美国社会学家阿列克斯·英克尔斯(Alex Inkeles)在《社会学是什么？——对这门学科和职业的介绍》一书中所说的那样："在第二次世界大战之前，从事医学社会学的美国人至多只有十来个；到1960年已经增至数百人了。……医学社会学的从业人员比社会学任何一个分支从业人员增长的百分数都要大。"近20年来，医学社会学在我国也有了长足的发展，以医学社会学为研究方向的研究生也已经走向社会。有志于从事医学社会学研究和教学工作的人员日趋增多，开设这门课程的院校也越来越多，然而，教材和参考资料的缺乏似乎成了进行医学社会学教学的瓶颈。鉴于此，在多年教学和原有教材的基础上，申报了面向21世纪全国高等院校课程教材《医学社会学》。本书并于2001年4月被教育部批准，成为向全国医学院校推荐选用的教育部高教司组编的教材。

在撰写本书的过程中，力求紧密结合中国医疗卫生工作的实际，结合中国社会的实际，既考虑医学社会学的医学特点，又注重它的社会学属性，系统研究医疗卫生领域内部的社会角色、社会行为、社会关系、社会结构、社会问题，研究医学的发展与社会文化、社会规范、社会制度等方面的交互影响，努力体悟出医学与社会学的内在有机联系。本书不仅适合于医学专业五年制本科的教学，而且适用于哲学和社会学专业以及医学等专业的硕士、博士研究生与各类医护人员、卫生及医院管理人员学习和使用。

本书由胡继春编制大纲,并批阅全书,负责修改、统稿、定稿。本书撰稿人分别为:第一、二、四、五章,胡继春(华中科技大学同济医学院);第三章,张瑶(解放军总医院第一附属医院)、胡继春;第六章,黄妹(海南医学院);第七、八章,殷燕敏(武汉大学);第九章,赵敏(湖北中医药大学)、胡继春;第十章,张子龙(湖北中医药大学)、孙萍(重庆三峡医药高等专科学校);第十一章,杜光(华中科技大学同济医学院附属同济医院);第十二章,张子龙;第十三章,章成斌(温州医学院);第十四章,马菊华(湖北医药学院)、徐靖(湖北医药学院);第十五章,邱萩(华中科技大学同济医学院附属同济医院)、胡继春。研究生乐端、邢洁、杨晓磊同学参加了部分校对工作。

本书从构思、申报、撰写到付梓的每一个环节,乃至从首版使用到再版修订的整个过程,都曾得到多方领导和学者热情的帮助;也参阅了有关的教材和论著,吸收和借鉴了一些专家的研究成果;华中科技大学出版社的领导和编辑对本书的出版给予了极大的支持;同时,也得到了华中科技大学、武汉大学、华中科技大学同济医学院附属同济医院、湖北中医药大学、海南医学院、温州医学院、解放军总医院第一附属医院、湖北医药学院等单位专家、领导们多方面的关心,在此一并致谢。另外,还要向美国伊利诺伊州立大学社会学教授林曾博士深表谢忱,感谢他的启发和鼎力相助。

由于精力和能力所限,本书的再版仍尚显粗鄙,难免发生错误和疏漏,特别是属于探索和创新的部分还有待进一步完善,诚挚地希望同道和广大读者批评、指正。

胡继春

# 目　　录

## 第一篇　导　论　篇



## 第二篇　医疗角色行为篇

## 第三篇　医疗组织制度篇



## 第四篇　医疗社会互动篇

# 第一篇

# 导　论　篇

# 第一章　医学社会学概述

社会学的发展，在现代越来越表现出一个显著的特点，即社会学广泛地与各专门学科相互结合、相互渗透，并且把研究对象的范围拓展到其他专门学科尚未研究的领域中去，从而形成了许多跨学科的社会学分支学科。医学社会学就是20世纪以来社会学与医学相互渗透而形成的一门重要的社会学分支学科。它的产生、发展，一方面影响着现代社会学的发展，另一方面，也对医疗卫生事业产生重要作用。随着现代医学模式的转变和发展，医学社会学越来越引起医务人员及社会学工作者极大的关注和兴趣，由此也推动了医学社会学的迅速发展。仅仅从医疗卫生领域的角度来看，学习、研究医学社会学对加速医学现代化、推进卫生事业改革、提高卫生服务质量等方面，都具有重要的意义。

## 第一节　什么是医学社会学

### 一、医学社会学的定义

医学社会学产生于社会学与医学的相互结合、相互渗透的过程中，而社会学的研究范围与医学的研究范围都非常广泛，并且医学社会学产生时间不长，还是一门较年轻的学科。所以，国内外学术界对医学社会学的定义有过多种不同的表述。

在国外，最早提出这一概念的是美国医学家C.麦克英泰尔(C. Mcintire)，他认为，医学社会学是“把医师本身作为特定群类的社会现象来加以研究的科学，是从总体上研究医疗职业和人类社会的关系的科学”。

美国宾夕法尼亚大学医学院教授E. G.帕迪谢尔(E. G. Pattishall)在医学社会学的国际会议上提出：“医学社会学是行为科学的一个分支，是一种多学科的研究。医学社会学和行为科学应认为是一种基础性的科学，并且是对于医学的所有领域都有基础意义的一门学科。”德国《医学辞典(1977年版)》中关于“医学社会学”的定义是：“医学社会学是社会学的分支，它研究社会条件与人们的健康和疾病的关系。医学社会学有两个主要研究方向：①医学社会学研究人与健康状况的一般的关系以及对病因、病程、治疗、预防和康复效果的影响；②保健事业的社会学(组织机构)研究社会结构的保健体制以及人群之间(病人、医生、护士等)的社会相互关系的形成、发展和协调的规律性。”

美国学者R.斯特劳斯(R. Strause)在《医学社会学的性质和状态》一文中提出医学社会学包括两个方面:一方面是研究疾病的生态学、病因学、健康和疾病的行为模式等,即用社会学的方法和理论解决一些医学课题;另一方面是研究医疗保健职业、机构及医护人员等。

2000年由华夏出版社翻译出版的威廉·C.科克汉姆(William C. Cockerham)的《医学社会学》中也借用了斯特劳斯的观点,将医学社会学分为"医学中的社会学"(sociology in medicine)和"医学的社会学"(sociology of medicine)。科克汉姆认为,"医学中的社会学"主要是解决医学问题,而不是社会学问题;而"医学的社会学"则主要关心诸如医学实践中的组织、角色关系、规范、价值观念以及信念等人类行为的因素,它着重研究医学领域中的社会过程及医学与社会生活的相互作用。①

以上种种观点可以划分为两大类:一类是按照麦克英泰尔的定义,把医学社会学的研究对象确定为着重从行为科学的角度研究病人、医生及其相互关系,以及研究医疗组织、医学与人类社会的关系;另一类则按照斯特劳斯的说法,除上述内容外,还包括社会病理学的内容。目前在美国,基本上是按照后者来确定医学社会学的研究对象的,但对医学社会学和社会医学未做严格的区分。

在我国,医学社会学还是一门正在发展的学科,对它的定义和研究对象的界定一开始便引起了医学界和社会学界的关注,学者们进行了缜密切磋、深入探讨。有学者认为,医学社会学是研究医务人员、病人、医疗保健机构这些社会人群、社会机构的特点和规律,研究它们之间的相互关系以及它们与其他社会现象之间的相互关系的学科。② 也有学者认为,医学社会学的研究对象是把医学作为一个社会系统来研究医务人员、病人、医疗保健机构这些社会人群、社会机构的特点和规律,研究它们之间的相互关系,以及它们与其他社会现象之间的相互关系。③ 刘宗秀、阮芳赋等认为,医学社会学是对医学中的社会学问题和社会学中的医学问题的研究。④ 周浩礼、胡继春认为,医学社会学是以社会学的理论和方法为基础,从社会学的角度,研究医学社会中的社会角色、社会关系、社会群体的交互作用以及医学领域与整个社会生活的相互关系及其变化规律的学科。⑤ 与美国学者不同,中国学者一般认为,医学社会学应是社会学的分支学科,并且主张将其与社会医学区分开来,但在具体研究活动中仍然没有明确的界限。

由此可见,国内学者对于医学社会学的定义,对于医学社会学的学科研究对象的理解也存在着或多或少的差异,并未形成一个统一的认识。但这种定义表述的

---

① [美]威廉·科克汉姆.医学社会学[M].杨辉,等,译.北京:华夏出版社,2000.

② 金德初.医学社会学的独立性与交叉领域[J].社会,1984(3).

③ 蔡建章.医学社会学[M].南宁:广西人民出版社,1986.

④ [美]H P恰范特,蔡勇美,[中]刘宗秀,阮芳赋.医学社会学[M].上海:上海人民出版社,1987.

⑤ 周浩礼,胡继春.医学社会学[M].武汉:湖北科学技术出版社,1993.

不同并不能掩盖其内涵的许多共同之处。一是研究的角度与基础仍然是社会学的理论和方法；二是研究的对象主要是医学社会中基本概念的相互作用或医学与整个社会生活的关系。因此，我们吸取国外学者对医学社会学所总结的各种陈述的长处，结合我国的实际情况，认为医学社会学是运用社会学的理论和方法，研究医疗领域中的社会角色、角色关系、角色行为、角色流动、医疗社会组织的交互作用以及医疗领域与整个社会生活的互动及其变化规律的科学。这样，既明确了医学社会学属于社会学分支学科的学科性质，又勾画出了医学社会学研究的基本领域和内容。

## 二、医学社会学的研究内容

医学社会学能够成为一门相对独立的学科，就必须拥有自己特有的一套基本概念、范畴、命题及原理，以构成其特殊的学科体系，用以阐述学科所面对的错综复杂的客观对象。建构医学社会学的知识体系，当然离不开各个国家的历史情况和具体国情。因为医学社会学的研究内容取决于一定的社会经济制度和社会关系，在不同的历史时代，不同的社会制度下，由于经济、政治、文化、法律、道德、教育、科技、社会行为方式等因素的不同，医学社会学的研究课题和解决问题方式也有所不同。从学科性质的角度进行总体上的归纳，医学社会学的研究内容应当包括如下几个方面。

**1. 社会学的一般原理和方法**

医学社会学的研究是以社会学的理论和方法为基础的，在其学科的研究过程中，不仅始终贯穿社会学的一般理论原则，而且还需要具体运用社会学的基本概念，如社会化、角色理论、社会组织、社会分层、社会流动、社会控制、社会变迁、社区分析、互动理论，等等，它们在建构医学社会学的知识体系中，如同建造大厦的脚手架，是须臾不可缺少的。

社会学的研究方法也是进行医学社会学研究的一个重要方面。常用的方法有普查法、典型调查法、个案法、抽样调查法、问卷法、文献法、访谈法、观察法、实验法、比较分析法、统计分析法等。这些方法是医学社会学所特有的研究技术、手段和重要工具。

**2. 医学社会学中的理论研究**

这一部分所研究的主要内容是医学领域内各种社会角色、社会行为、社会关系、社会组织以及对传统医疗领域中的有关概念的社会层面的分析。它具体包括：①健康、疾病以及病人等概念的社会含义；②对医学领域中特有的社会人群的研究，如病人、医生、护士等角色的分析，角色的社会化和角色流动的问题，医、护职业社会意义的研究等；③社会行为的研究，如疾病行为、求医行为、遵医行为以及医疗行为的社会学意义；④社会关系的研究，包括医患关系、医护关系、患际关系、医际关系等；⑤医院以及其他医疗保健组织的社会层面的研究。

**3. 医学进展与社会文化的互动研究**

随着大卫生观的逐步确立以及医学模式的转变，这一部分的研究日益显示出其重要地位。医学与社会的互动关系表现为两个方面：一是医学理论的发展、技术手段的更新以及医疗卫生领域的变革给社会的经济、政治、军事、宗教、法律、道德、文化、习俗所带来的正面影响，同时，也研究其带来的负面影响，以帮助社会扩大正面影响，控制、减少负面影响；二是社会制度、社会改革、社会变迁、社会文化等因素对医学领域产生的作用。如医学发展的社会动力和社会控制，社会改革和开放对求医行为、医患关系的影响，等等。至于社会因素对健康、疾病形成及其治疗的影响，严格来说，是社会医学所研究的范围，只不过在具体的研究活动中没有进行明确的区别。

**4. 具体医学领域的社会学研究**

在进行医学社会学研究的过程中，不能完全将研究停留在一般的概念、理论和方法上(尽管这是必需的)，而应该将研究的视角深入到具体的医学领域，研究其中的社会层面及其与社会的互动关系。只有这种研究的发展才能使医学社会学获得勃勃生机，显现出强大的生命力。实际上，这种研究已经引起了我国社会学界和医学界的高度重视和极大兴趣，有些研究已取得了成果。例如，老年医学社会学的研究，药物社会学的研究，精神病社会学的研究，保健社会学的研究，生殖医学的社会学研究，以及对器官移植、安乐死、性病防治的社会学研究，等等。

## 三、医学社会学与相关学科的关系

**1. 医学社会学与社会医学**

医学社会学与社会医学虽说是两门独立的学科，但关系十分紧密，在许多方面表现出共性：二者都是医学与社会学相互结合而产生的交叉学科；二者都使用社会学的研究方法和基本理论；二者都研究医学与社会的互动，并都从社会层面上关注健康问题；二者都体现了生物心理社会医学模式，并共同成为这一模式下的医学研究和实践活动的重要组成部分。

二者的区别也是明显的。具体区别如下：

(1) 二者产生的时间、地点和奠基人不同。“社会医学”(social medicine)一词最早是法国医学家儒勒·盖林(Jules Guerin)在1848年提出的。他还把社会医学分为社会生理学、社会病理学、社会卫生和社会治疗四个部分。1932年德国医学家F. 艾克尔特(F. Ickert)和J. 威克赛尔(J. Weicksel)进一步把社会医学分为社会生理和病理、社会诊断、社会治疗和社会预防四个部分。人们历来是把“社会医学”与“公共卫生学”、“预防医学”等词作为同义语来使用的。“医学社会学”一词则是1894年美国医学家麦克英泰尔在他发表的《医学社会学研究的重要意义》的论文中首先使用的。

（2）二者所属学科不同。社会医学由医学发展起来，是医学的一个分支；医学社会学由社会学发展起来，是社会学的一个分支。

（3）二者研究的内容不同。医学社会学的研究内容如前面所述。社会医学研究的主要内容有：从社会系统出发，研究社会政治、经济、法律、文化、行为习惯、社会福利、环境保护政策、卫生组织制度等对人群健康的作用和影响；从社会健康状况出发，研究一定范围的健康水平及卫生服务资源的利用情况；从卫生管理方面出发，运用社会医学理论，根据社会经济条件研究适用的管理制度、技术和方法；从疾病防治工作的实践出发，研究社会医学问题。

（4）二者研究的主体组成结构不尽相同。医学社会学是以社会学学者为主体，同时需要医学工作者的积极参与和配合；社会医学则是以医师为主干队伍，但也需要接受社会学学者的指导，并与之配合。

总之，医学社会学与社会医学是两门相互补充和渗透、相互联系而又有区别的姊妹学科。

**2. 医学社会学与其他相关学科**

医学社会学还与其他一些相关学科关系密切，有必要对它们之间的区别和联系做简要阐述。

（1）医学伦理学，是医学与伦理学相结合的交叉学科。它研究的主要内容包括医学伦理学的基本理论、医学道德的规范体系和医学道德实践三个部分。从发展阶段看，医德可分为古代医德、近代医德、现代医德以及我国社会主义时期的医德。从具体的不同医学领域来看，又有临床医学中的道德、预防医学中的道德、药剂道德、医药科研道德、护理道德、医药卫生事业管理中的道德以及计划生育道德等。从这里可以看出，医学社会学与医学伦理学既有不同的学科归属，又有不同的研究内容。然而，在具体研究过程中，二者的研究课题经常是交叉甚至重合的。在医学伦理学的研究中，常常随现代医学的发展，提出许多带有极其深刻的而迫切需要解答的社会性新问题。很多医学伦理学中的难题，都需要二者协同研究。因此，它们之间是相互影响和相互补充的。

（2）医学人类学，是医学与人类学相结合的交叉学科。它主要研究原始部落和不同民族的医疗行为、医疗观念、生活方式以及它们对疾病的发生和发展的影响等。从具体内容上讲，这些也是医学社会学所研究的，但医学社会学的重点研究对象是现代人类社会。当然，对现代人类医疗行为的研究，不能离开对人类行为演变过程的了解和比较，因此人类学的知识可以成为医学社会学基础之一。

（3）卫生管理学，它与医学社会学也是关系紧密的学科。二者在研究方法上，都重视行为科学、社会调查和系统方法。同时，医学社会学是卫生管理学的重要理论依据，例如，医学社会学关于医学发展的社会条件和社会控制的宏观研究，关于卫生机构和社会人群的微观研究等，都是卫生管理学的基本知识。二者的区别主要有以下两方面。一是产生的基础和历史背景不同。卫生管理学是人们在劳动生产活动中,由于分工及生产规模的扩大,促使管理逐渐形成为一门科学;而医学社会学是医学与社会学相互渗透的结果,是社会学家进入医疗卫生领域与医学工作者共同研究发展起来的。二是研究的内容不同。医学社会学的研究内容如前所述,而卫生管理学则是从宏观上研究卫生事业的计划、组织、控制的管理过程,研究其预测、决策、领导、协调等管理活动。这与医学社会学研究内容是有区别的。

(4) 医学心理学,是医学与心理学相互渗透、结合而形成的交叉学科。它主要研究疾病和康复过程中的心理因素,如人格、气质、情绪、情感等的作用,包括致病和治病两方面。医学心理学一般不包括对医护人员行为的研究,医学社会学则不但研究病人行为,而且还研究医护人员行为。不过,医学社会学在进行这些研究时,不能离开心理学的基础。总之,医疗卫生事业的发展既需要医学心理学,也需要医学社会学,而二者的发展,又必将促进医疗卫生事业的进一步发展。

此外,医学社会学还与医学教育学、医学学、医学哲学、卫生法学、卫生经济学等学科存在着较密切的联系。医学社会学一方面从这众多的相关学科中吸取丰富的养料,另一方面也为这些学科的发展起到促进作用。

## 第二节　医学社会学的产生和发展

每门学科都有自己发展的历史,医学社会学也是如此。简略地回顾一下医学社会学的产生和发展,将有助于对医学社会学这门学科的了解。医学社会学发源于美国,蓬勃发展于美国、英国等国。本节将从医学社会学的形成、医学社会学的发展、医学社会学在中国的情况三个方面介绍医学社会学的发展过程。

### 一、医学社会学的形成

医学社会学是社会学的一个重要分支学科,它的产生和发展取决于两方面因素。一方面,社会学理论和实践的发展与成熟,奠定了它在医学领域里开展社会学研究的理论前提;另一方面,医学领域里理论和实践的变革,提出了关于医学的社会层面的思考,为医学社会学的产生和发展准备了实践基础。

社会学的理论发端于19世纪30年代,从社会学的创始人法国社会学家奥古斯特·孔德(Auguste Comte,1798—1857年)、英国社会学家赫伯特·斯宾塞(Herbert Spencer,1820—1903年)开始,经法国的爱弥尔·涂尔干(Emile Durkheim,1858—1917年)、德国的马克斯·韦伯(Max Weber,1864—1920年)、美国的W.G.萨姆纳(W.G.Sumner,1840—1910年)和L.F.沃德(L.F.Ward,1841—1913年)等众多社会学家的研究和探索,到20世纪20—30年代时,社会学的研究领域和方法基本定型成熟。这标志着社会学的真正形成。此后的60多年中,社会学一方面在世界范围内蓬勃发展起来,另一方面广泛地渗透到了各个专门学科之中。由于社会学的这种渗透,到现在已经形成了数十门分支社会学,如军事社会学、艺术社会学、农村社会学、城市社会学、民族社会学、生物社会学、科学社会学、语言社会学、医学社会学等,其中,医学社会学是发展得最为迅速、最为完整的社会学分支学科。社会学之所以很迅速地渗透到了医学领域,并在这块土壤中生根开花,孕育出医学社会学这一新兴学科,关键还是现代医学发展的内在需求。

20世纪以来,医学领域中开始了由生物医学模式向生物心理社会医学模式的转变。从16世纪开始形成和发展起来的生物医学模式,在数百年的发展中取得了巨大的成就,成功地战胜了许多生物性的疾病,极大地提高了人类的健康水平。但是,随着现代人类生活的发展,影响人类健康的因素有很大的改变,例如,急、慢性传染病和寄生虫病已不再是威胁人类健康的主要疾病,而心脏病、恶性肿瘤和脑血管疾病却上升为影响人类健康的主要疾病。这就意味着疾病与环境污染、心理紧张、吸烟、酗酒等社会、心理、行为因素密切相关。为了满足现代人类健康的需要,现代医学逐渐突破了生物医学模式中只重视疾病、不重视健康,只重视治疗、不重视预防,只重视个体、不重视群体,只重视生物性病因、不重视社会心理病因等的局限,开始了生物心理社会医学模式的理论探索和实践。新的医学模式在承认并重视生物科学作为现代医学的基本内核的同时,强调从生物、心理和社会三个方面综合进行医疗保健活动。在这种医学模式的指导下,医学的眼光已从单纯重视医疗对象的生物学层面,逐渐转移到也重视其社会、心理的层面。这样,在医学模式的转换过程中,医学自身也就产生了进行社会层面研究的要求,为医学社会学的产生和发展创造了基本条件。

社会学和医学这两个似乎截然不同的研究领域,在自己的理论和实践发展中,逐渐地汇合、交融在一起,形成了一个崭新的研究领域,即医学社会学。早在19世纪末,当一部分医学家注意到社会因素与健康关系的同时,也有一部分医学家开始从另一些社会角度来关心健康问题:他们认识到人类的保健行为是一种社会行为,受着社会和文化的影响,具有自身内在规律性;而且他们还认识到,作为医疗、保健活动主体的医生、医疗机构、卫生组织在其医疗保健实践活动中,其组织结构及状况、角色行动、规范、价值、信念等都对维护和增进人类健康有着重要的影响和意义。1894年,在社会学发展程度较高的美国,美国医学家麦克英泰尔首次提出了医学社会学这一概念。他在《美国医学科学院院报》上发表了题为《医学社会学研究的重要意义》的论文,在论文中他为医学社会学下了最早的一个定义。这个最初的定义尽管有待进一步完善,但它的重要意义是,从根本上抓住了医学社会学的社会学学科属性,使医学社会学与医学、社会医学区别开来。麦克英泰尔关于医学社会学概念的提出及对医学社会学定义的阐发成为医学社会学发端的主要标志。

1902年,英国医生E. 布莱克威尔博士(E. Blackwell)出版了名为《医学社会学》的论文集,在这本论文集中,收集了关于公共卫生教育和保健行为、社会工作等方面的论文。

1910年,詹姆斯·P. 沃尔巴斯(James P. Warbasse)的《医学社会学》一书出版,该书从社会改革的角度,提出了包括卫生教育在内的一系列改革措施,特别强调了健康教育,其目的是维护和提高社会健康水平。

在实践方面,1910年,几位社会工作者和一些医生在美国公共卫生协会中,曾经组织了一个社会学部(1921年被取消)。

19世纪末到20世纪20年代是医学社会学的早期形成时期。从这一时期的理论和实践看,医学社会学刚刚诞生,它还有待于进一步完善和发展。但正是在这一时期,医学社会学的雏形已经形成,其学科的性质、范围已初步明确,当时就已经清楚地显示出医学社会学的目标是维护和增进健康,它研究的侧重面由与社会密切相关的两大内容构成,一是人类的保健行为,二是作为特殊类型的社会组织——医疗组织。正因如此,医学社会学在其形成之后短短的几十年里,得到了迅速的发展,显示出了强大的生命力。

## 二、医学社会学的发展

20世纪20年代至第二次世界大战之后,随着社会学的迅速发展,人类的保健行为及医疗组织等与社会学关系密切的研究内容引起了众多社会学家的兴趣,促使他们进入医学领域开展社会学研究。从此,医学社会学得到了较快的发展,其主要表现是:各种医学社会学的著作和论文大量问世;从事医学社会学研究的学者越来越多;大学纷纷开设医学社会学课程;医学社会学的从业人员迅速增加;而且,医学社会学传播和实践的地区也越来越广,从早期发展的美国、英国逐步扩大到东欧各国、日本乃至全世界。目前,医学社会学已是在世界范围内得以确立和发展的交叉学科,许多国家都大力开展这方面的教学、研究与实践活动。现在,美国和英国仍然是医学社会学学科最为发达的国家。美国的大学,如加利福尼亚大学、哥伦比亚大学、约翰斯·霍普金斯大学、密歇根大学等校的公共卫生系都开设了医学社会学课程。据统计,1976年美国就已有86所大学开设医学社会学硕士学位课程。在美国,有许多社会学家和医学家积极参与和发展医学社会学,还有一些医学教育专家也积极开展医学社会学的研究。1960年,美国社会学学会建立了医学社会学部,现在医学社会学已经成为美国社会学学会最大的分支。同年,医学社会学的刊物《健康和社会行为杂志》创刊,1965年该杂志被确定为美国社会学学会的正式刊物。美国医学社会学的从业人员比社会学任何一个分支的从业人员的增长率都要高。总之,在近50年的时间里,美国的医学社会学得到了极大的发展。正如美国社会学家阿列克斯·英克尔斯在1964年写的《社会学是什么?——对这门学科和职业的介绍》一书中所提到的那样："在第二次世界大战之前，从事医学社会学的美国人至多只有十来个；到1960年已经增至数百人了。在1950年和1959年之间，医学社会学的从业人员比社会学任何一个分支从业人员增长的百分数都要大。在那段时间，自称有能力从事这项工作的人增加了7倍。"

在英国，从事医学社会学研究的人也很多。《医学社会学在英国：研究和教学名录》一书中就收录了1970年以来英国260位医学社会学家的情况，介绍了约500个正在进行中的研究计划，还描述了在综合性大学和医学院校中所开设的约100种医学社会学的课程，[①]这说明英国大学中开设医学社会学课程十分踊跃。而且，英国1979年还创办了《健康和病患的社会学：医学社会学》杂志。

20世纪60—70年代以来，东欧和苏联也都开展了医学社会学的教学与研究。苏联已出版的医学社会学专著有几十种，其中包括查列戈罗德采夫著的《医疗的社会问题》(1968)、伊祖特金等著的《医学的社会学》(1981)。保加利亚、波兰、匈牙利等国也开展了医学社会学的教学与研究。

在第二次世界大战后的日本，医学社会学一直是社会学活跃的分支。1977年建立了保健、医疗社会学研究会，每年出版一册论文集，第一集到第六集的名称分别是：《保健、医疗社会学的成果和课题》(由22篇论文组成)，《保健、医疗社会学的发展》(由21篇论文组成)，《保健、医疗的组织活动》(由19篇论文组成)，《保健、医疗和福利目标的统一》(由23篇论文组成)，《保健、医疗的战略管理》(由23篇论文组成)，《保健、医疗的专业化》(由11篇论文组成)。这个时期，日本社会学界对医学社会学的研究兴趣不断增长。1965年，日本社会学学会中关于保健和医疗方面的报告占总数的4.2%，1976年则上升到16.2%；将医学社会学列为第一专业的日本社会学学会会员在1976年占7%，列为第二专业的占5%，列为第三专业的占4%，共占16%。这说明，在众多的社会学分支中，医学社会学格外受人青睐。

1949年由联合国教科文组织发起，在挪威奥斯陆成立了国际社会学协会，最初每三年举行一次世界社会学大会，后来每四年举行一次。医学社会学是历届世界社会学大会的重要议题。医学社会学研究委员会现在已是国际社会学协会设立的三十七个研究委员会之一。在当今的一些世界会议上，也常把医学社会学作为研讨的课题之一。1976年8月，在比利时召开了一次国际会议，专门讨论如何培训医学社会学人才以及医学院校和综合性大学社会学系的医学社会学教学问题，有美国、法国、荷兰、比利时、丹麦、英国、波兰等国的专家参加，并得到比利时政府、世界卫生组织和国际社会学协会医学社会学研究委员会的赞助。1985年7月，在芬兰赫尔辛基召开的第九届国际社会科学和医学会议上，讨论了健康与疾病的模式，卫生保健服务的计划制订，如何注意文化、劳动与疾病的关系等。总之，由于国

---

① ［美］H P 恰范特，蔡勇美，［中］刘宗秀，阮芳赋．医学社会学［M］．上海：上海人民出版社，1987．

际间的交流与合作,医学社会学的研究越来越深入,越来越广泛。

## 三、医学社会学在中国

医学社会学在中国的兴起是20世纪70年代末80年代初,它先后分别在中国台湾地区和中国内地出现。

中国台湾地区的医学社会学是近年来才出现并逐步受到重视的一门学科。台湾地区约有10所大专院校设有社会学系,3所大学设有社会学研究所。20世纪70年代以后,不少从国外获得高级学位的年轻社会学家回到中国台湾,大大促进了台湾地区社会学的发展,医学社会学在此基础上开始萌芽。目前,大多数院校的社会学系都开设有医学社会学课程,在6所医学院校中,有的也已开设了医学社会学的选修课。近几年,有关医疗、保健社会文化方面的学术论文数量迅速增加,相关的专著和教材不断出现,如《医学社会学的领域》、《医疗社会学》等。台湾地区目前还没有专门的医学社会学刊物,有关研究文章散见于《当代医学》和《台湾医界》等医学杂志及一些社会学杂志中。

中国内地于20世纪80年代初开始医学社会学的研究,三十几年来有了一定的发展。1981年12月7日,在南京由中国自然辩证法研究会主持召开的第一届全国医学辩证法学术讨论会上,成立了"医学社会学研究小组"。1982年5月在武汉召开的中国社会学年会上,医学社会学研究小组成为中国社会学所属的十个研究小组之一。同年8月,在黑龙江省牡丹江市镜泊湖,中国医学社会学研究小组召开了"近期工作规划会议"。1983年8月,国家卫生部委托黑龙江省卫生厅举办"全国首届医学社会学"讲习班,应邀讲课的有著名社会学家费孝通教授、王康教授等。1984年7月,黑龙江省及河北省卫生厅在北戴河召开了第一次中国医学社会学学术讨论会。近几年来,在全国一些省、市如黑龙江、北京、湖北、江苏、山西、陕西、上海等地相继筹建了各地区的医学社会学研究组或医学社会学专业委员会。1992年9月,原同济医科大学等单位在武汉联合成立了湖北省医学社会学研究会。2001年开始,华中科技大学社会学系和同济医学院已开始招收医学社会学方向的硕士研究生。目前,医学社会学的教材、师资队伍等方面的建设都在积极进行中,广西人民出版社、上海人民出版社、浙江大学出版社、湖北科学技术出版社、华中科技大学出版社都先后出版了《医学社会学》教材。大连的《医学与哲学》杂志、武汉的《医学与社会》杂志、西安的《中国医学伦理学》杂志以及《中国医院管理》杂志等都有专门栏目刊登医学社会学方面的文章。这些使得医学社会学在中国进一步传播、推广,得到了比较迅速的发展。

目前,我国医学社会学的研究还存在一些问题。第一,还没有足够的社会学工作者来关注医疗卫生领域的社会学研究,研究队伍还不适应医学社会学发展的需要。第二,在中国医学界,目前占主导地位的还是生物医学模式,因而医学社会学直接参与医疗实践的机会还十分有限。第三，在医学教育中，人文社会科学没有受到应有的重视。在这种状况下，应从实际情况出发，着重做好三方面的工作。首先，要加强医学社会学的宣传和教学。要通过各种宣传和普及途径，对各类卫生干部、医护人员、医学生传播医学社会学及其他相关的人文社会科学的基本知识。其次，要加速医学社会学专门人才的培养，既从社会学工作者中，又从医学工作者中挑选社会学的专门研究人员。再次，要在医疗卫生机构中建立专职医疗社会工作部门，建立医学社会学的学科实践应用基地，以便牢固确立医学社会学在医疗卫生事业中的地位和作用，促进医学社会学的全面发展。

## 第三节　医学社会学的功能

当前，医学社会学在许多国家已经得到广泛的发展，不断地引起更多的社会科学工作者和医务工作者的重视。这也说明了医学社会学在现实生活中具有旺盛的生命力和巨大的功能，了解这一点，有利于我们从多方面认识医学社会学这门学科。

### 一、医学社会学与医学模式的转变

20世纪以来，医学孕育着根本性的医学模式的转变，即由生物医学模式向生物心理社会医学模式的转变。尽管生物医学模式为提高人类的健康水平曾作出过不朽的贡献，但是，随着人类认识与医学实践的发展，这种模式自身的缺陷逐渐显示出来。特别是20世纪50年代以来，在许多国家，疾病谱和死亡谱发生了很大的变化，人类的疾病、死亡同社会因素的关系越来越密切。突破旧的医学模式，向生物心理社会医学模式转变，已成必然趋势，只有这样，现代医学才能更好地为人类的健康服务。医学社会学关注作为医疗对象的病人的社会面，关注作为医疗活动的实施者的医生、护士的社会面，还十分关注医疗组织的社会面。这正体现了生物医学模式向生物心理社会医学模式的转变，也说明了积极开展医学社会学的研究，是促进医学模式转变的有力措施。现代医学迫切要求借助医学社会学的观点，对人类在医疗卫生领域中的社会行为进行探讨和研究，与医学社会学一道去开拓那些与人类健康密切相关而又未曾系统深入开拓过的领域，以最大限度地发挥现代医学的功能。

### 二、医学社会学与医疗卫生部门管理

现代的社会组织，越来越需要高级的科学管理。医疗卫生部门的科学管理，就是把医疗卫生和保健工作过程中的诸因素，即人与仪器、设备、药品器械、卫生保健

组织、规章制度等,用科学的手段和方法统一起来,以保证整个医疗卫生系统协调一致地运转,保持最佳的工作秩序和精神面貌,以利于医疗卫生各项工作的正常运行。如果不能进行有效的管理,就会使医疗卫生部门体制上缺乏应有的活力,工作效率低下,最终将会制约医学科学技术的进步,束缚医疗卫生事业的发展,阻碍医疗卫生服务质量的提高。因此,必须努力提高医疗卫生事业的科学管理水平。

要提高医疗卫生部门的科学管理水平,可以运用医学社会学的理论和原则进行指导。医学社会学可以帮助医疗卫生部门管理人员从宏观的角度了解社会的健康需求和卫生机构在社区中的形象,以及正确认识医疗职业和医护角色,有助于更好地制定卫生事业的方针政策,有助于自觉地改善医疗卫生机构的管理,逐步提高科学管理的程度,使医疗卫生部门发挥出更大的效益。

## 三、医学社会学与医务人员素质

开展医学社会学的学习和研究,有利于提高医护人员的综合素质,合理建构其知识结构。从新的医学模式的高度看,医学是建立在现代技术和社会科学基础上的应用科学,医学与社会整体及社会各个系统紧密相连,医疗卫生领域中存在着特殊的社会关系。这要求医护人员突破传统的医学知识结构,建构新型合理的知识结构,克服传统医学知识结构中的“人文学科缺乏症”,提高自身素质。

医学社会学能帮助医护人员获得人文科学和行为科学的知识和技能,有助于医护人员在医疗实践活动中加深理解社会人文因素在疾病过程中的影响和作用,有助于他们全面完整地认识病人和自己,有利于提高他们在医疗实践活动中采取有效的诊疗、康复措施的能力。

## 四、医学社会学与医疗卫生服务质量

学习和了解医学社会学的基本知识,对提高医疗卫生服务的水平和质量也具有重要的意义。医学社会学可帮助医务人员了解患者乃至建立良好的医患关系,使医患之间的关系在临床工作中达到协调一致,使病人改变依赖、被动的态势,唤起康复的热情和信心,从而加速康复,提高疗效。在医疗卫生实践活动过程中,还有许多方面与医学社会学密切相关。例如,医生的诊断对病人原来社会角色的扮演及其对病人社会处境所产生的影响,医护人员对病人的不同观念和对病人角色、病人求医行为的不同社会价值估量,医务人员、病人、医疗卫生组织及相关单位之间横向层次与纵向层次的广泛联系,现代医疗卫生系统内部的人际关系的状况,医疗产品的品种与质量,卫生管理、医疗协作及医疗环境问题,等等。掌握这些内容,都离不开医学社会学的理论和方法。所以,医学社会学对于提高医疗卫生服务质量的作用是不可忽视的。

# 第二章　健康、疾病的社会文化观

人都具有两种属性：自然属性和社会属性。随着社会经济的发展和社会文化的进步，人们对于健康和疾病的观念不断深化，不再仅仅把它看做是一种生物现象，而是看做是一种社会现象。只有从这两方面进行研究，才能正确认识健康和疾病的本质，推动现代医疗卫生保健事业的发展，增强人们自我保健的意识，提高全民族的健康水平。

## 第一节　健康、疾病概念的社会定位

健康、疾病是医学中最为基本的两个概念，人们时时刻刻关心自身是处于健康状态，还是处于疾病状态。现代关于健康和疾病的概念，已经超越了单纯机体生物学的范畴，扩展到对人的精神和社会状态的思考。而医学研究和医学服务也都是围绕着健康和疾病这两个问题进行的。因此，有必要多方位地探讨一下健康和疾病的概念。

### 一、健康的概念

"健康"(health)一词在古代英语中有强壮、结实和完整的意思。人们最早提出并延续至今，仍有广泛影响的一种健康的概念是：健康就是没有患病。由于该概念直观明白，便于理解，故而易于为人们所接受。即使是现在，大多数人甚至包括一些医务工作者也都认为没有疾病就是健康。但人们已经越来越感觉到健康不只是没有疾病症状，一个体格健全或躯体无病的人不一定就等同于健康人。对健康状态的判断是一个需要多角度、多视野讨论的问题，不能仅仅取决于疾病的表现形式。世界卫生组织(WHO)在1948年就给健康下了一个定义："健康不仅仅是没有疾病或虚弱现象，而且是身体上、心理上、社会上的完好状态。"这反映了作为人的双重属性，涉及人的生命活动的生物、心理、社会三个方面。由于这一概念体现了整体论的思维方法，使人们对健康的思考向多维的方向发展，有助于增进人们在身体、心理和精神上的协调和一致。这种健康概念主要要求人们积极地进行心理调适和体育锻炼，摄取结构合理的营养，培养应付外来刺激和压力的能力，并且具有自我保健的能力。健康的实质是要求每个人能主动地设计自己的生活方式，自己把握自己的健康，以便能愉快地生活和工作，使人的生理和精神、身体和情感成为一个完整的统一体。它要求人们能动地改造环境,有效地控制自己的精神和心理,按有益于健康的生活方式去做,以获得一种高度地保持人体完好状态的可能性。

## 二、疾病概念

在生产活动中,人类要不断地和大自然作斗争,还要抵御各种因素对机体的伤害。因此,当人类初具思维能力时,就开始了对疾病这一现象的思索,如同对待洪水猛兽等自然灾害一样,疾病也被认为是一种异己的力量,是一种独立于人体而存在的实体,可得也可除。这就形成了最早的"本体论"的疾病概念。这个概念一直延续至今仍被引用。最常见的用语就是"得了什么病"。"得"表示了从自身以外获得一种异己的东西,这种概念便是本体论疾病观的基本内容。在科学技术、文化水平落后的年代和地区,巫医所谓祛邪、祛魔等正是把患病视为异己力量造成的。

随着古代自然哲学的发展以及人们在实践中的观察和经验的积累,自然哲学的疾病概念逐渐形成。它借助于当时流行的哲学范畴和哲学理论来解释疾病的发生、发展和转归。中医学提出了阴阳五行学说来解释疾病,认为疾病是阴阳五行平衡失调所致。西方医学的代表人物之一、古希腊的希波克拉底则提出了四体液学说。他认为,疾病就是四体液的比例、作用和数量在体内的平衡遭到破坏的结果。自然哲学的疾病概念对于将疾病认识为一个平衡问题,是用哲学的范畴和学说将观察到的疾病现象或事实系统化、理论化并给予评价。随着自然科学和生物科学的建立与发展,形成了自然科学的疾病概念,在一定意义上它是以螺旋发展的形式再现,并加强了新本体论的疾病概念。它认为疾病是以一定的症状、体征、形态改变和病因为基础的实体。以该实体的特征为基础,也就构成了在现代医学中指导医生诊断、治疗的疾病分类学。

通过以上讨论,我们认为应从两方面理解健康和疾病的概念。一是健康与疾病是相对的概念,二者构成了一个连续的统一体,一端是高水平的健康,一端是死亡。人从生命开始到结束,始终处于一种内部生理环境与外部社会生态环境的动态平衡过程之中,所以,每个人的生命活动在统一体内都会处于某一种状态,呈现出健康或疾病的现象,而且由于人们生活经历的改变或时间的不断向前推移,这种状态也会不断发生变化。二是健康或疾病状态是人们根据个人的生活经历、文化教育和社会背景所做出的判断和界定。这种判断和界定必然受当时社会文化认知水平的影响。因此,这种主观对客观现象做出的判断和界定也只有相对的意义,它会随社会认知水平的发展而变化。

# 第二节　健康、疾病的文化诠释

## 一、文化及文化要素

文化是一个十分广泛的概念，关于文化的定义众说纷纭，一般认为文化是人类创造的不同形态的特质所构成的复合体。这就是说，文化不是天生的，它是人类创造活动的产物。所谓特质则有两种含义：一是指文化的最小独立单位，即具有独立存在、含有一定文化意义的单位；二是指人类创造物具有的新的内容和独特形式。人类创造的特质所构成的复合体就是人类文化。

文化的内容包括三个部分，即物质、规范和认知。物质文化是文化的有形部分，具有物质的特征，包括由人类劳动所创造的一切物质财富。规范文化是指导人们行动的准则，它是人们创造的一切行为规范，如法律、制度、宗教、道德、习俗等。认知文化是人们观察和认识现实的立场、观点和方法，它由思想观念、信仰、态度和价值等要素构成。规范文化和认知文化也称为“精神文化”。从狭义上解释，社会文化一般所指的就是规范文化和认知文化，它从两个不同的侧面决定和影响人们的行为。认知文化往往影响着人们行为动机的产生，而规范文化常常约束着人们行为的具体实施。

文化是人类在社会实践中创造的，它的产生和延续必然对社会产生重要的影响。文化影响了人们对自然认识和改造的能力，影响了人们的生活方式，影响了社会发展的速度。总之，人类创造了文化，也离不开文化，文化从各方面影响和制约着人们的行为，推动着社会向前发展。

## 二、社会文化对健康、疾病认识的影响

健康和疾病一方面是生物学现象，另一方面也是一种社会文化现象。实际上，它们是一种随社会文化的发展而不断发展着的社会观念。这是因为医学科学的发展在各个不同的历史时期，受当时不同的思想观念、文化科学水平的影响和制约，自然会产生适合于当时历史条件下的医学观。由远古朴素的健康与疾病观念演化到认为健康与疾病是神的恩赐与惩罚的观念，是与人们的社会文化认知水平低下、长期的神权思想渗透到当时社会的各个领域分不开的。随着文明向前发展和人们生产与生活经验的积累，哲学观念开始形成，也就形成了自然哲学的疾病观。17世纪机械唯物主义兴起，机械论的观点在社会认知文化中占据了主导地位。在医学研究中也渗透进了机械论的观点，它把人比喻为机器，而疾病是机器失灵或出现

故障,健康是机器的结构和运行正常。在这种机械论的影响下,促进了近代实验医学的建立与发展,哈维发现血液循环并创立循环学说,魏尔啸发现了细胞并创立细胞病理学,等等,从而确定了认识健康和疾病的生物学基础。由于生物科学的长足进步,生物医学也成了现代医学的核心和标志,健康就是机体生物学正常,疾病就是机体生物学异常。在现代社会,整体论、系统论为多层次的模式分析提供了有力的工具,而且社会学、心理学近几十年深入医学领域取得了显著的研究成果,使健康和疾病概念不再仅由机体的生物学现象所决定,而扩展到人们的精神和社会方面。世界卫生组织对于健康的定义是迄今为止对健康比较完整的概括,这种健康观念也正逐渐为人们所接受。可见,在人类社会发展的不同阶段,人们关于健康和疾病的概念受着当时社会认知文化的影响。

实际上,即使在社会发展的某一相同阶段或相同时期,由于社会文化背景的不同,对健康和疾病的定义也是有差别的。例如,从生理或生物观点来看,健康是身体的良好状态,而疾病则表明身体的某一部分、系统在功能或结构上的反常;从流行病学观点来看,健康是宿主对环境中的致病因素具有抵抗的状态,而疾病则是宿主对环境中的致病因素易感而形成的状态;从生态学观点来看,健康是人和生态间关系协调的产物,而疾病则是人和生态间关系不适应和不协调的结果;从社会学观点来看,健康是人在一个特殊社会团体中,其身体或行为被认为是正常的状态,而疾病则是人在一个特殊社会团体中,其身体或行为被认为偏离了正常的状态;从消费者的观点来看,健康如同一种商品或一种投资,在某种程度上能够买到,而疾病则是通过保健服务可以治疗、控制及治愈的一种不正常情况。

可见,健康和疾病也是受社会文化背景影响和制约的社会认知和判定的过程,从不同角度出发,对健康和疾病的定义也是不同的。

## 三、社会保健与社会文化

社会保健行为与人们对健康和疾病的认知密切相关,它既是一种生物学现象,又是一种社会文化现象。

在对常态人群或社会保健的正常值范围的判定方面,生物学和医学常常以人群的95%所在范围来确定某项指标的正常与否,但由于不同的社会文化背景,人们对社会保健的认知存在着差异,同时自我认知和社会认知也会有很大的差别。如肥胖现象,从医学角度来看显而易见对健康有影响,它与高血压、冠心病等都有关联。在欧美社会中,人们把肥胖看做一种不健康的现象,但在另外的某些社会,如太平洋的岛国汤加,则认为肥胖是美和健康的标志。此外,由于经济、卫生医疗条件、文化教育水平的限制,也有把偏离生物学正常标准的异常状态作为社会常态的现象。如美国西南部的奇卡诺人把腹泻等类似情况看成是正常的,在中国民间也把发生在夏天的腹泻当做有益于健康的现象。由此可见,判断人们的健康观念,既要考虑生物学标准，又要考虑社会文化标准。

在防治疾病方面，直到20世纪上半叶，传染病仍是对人类健康威胁最大的疾病。由于人们采用了预防接种、杀菌灭虫和抗菌药物等生物学措施，同时，随着社会生产和文化科学技术的发展，改进了人们的工作、居住等环境条件和医疗卫生条件，改变了不良的卫生观念和卫生习惯，到20世纪60年代，传染病已基本得到控制，而恶性肿瘤和心脑血管疾病等慢性病却成了现代社会危害人类生命健康的主要杀手。这些疾病找不到病原体，许多看上去健康的人在普查时会发现生理生化指标异常。研究资料表明，这些疾病与环境污染、心理紧张、不良行为和生活方式等有着密切的关系。至于公害病、交通事故、自杀、酗酒、饮食过度以及其他种种心因性疾患的广泛发生，则主要与心理、社会因素有关。据国外研究资料表明，心脑血管病、恶性肿瘤等前10位死因50%以上是由生活方式和行为以及环境因素所致。在我国部分地区的调查也表明，心脑血管病及恶性肿瘤等前10位死因的比重与美国的资料接近。对于这种“现代文明病”，只有用社会措施才能解决，如减少吸烟、酗酒，合理的饮食结构，改善环境污染，减少紧张刺激等。世界卫生组织在总结心血管疾病的防治经验时提出，对付心血管类疾病，与其用传统的医疗技术，不如用政治行动。由此可见，生物的、化学的和物理的病因是疾病发生的必要条件，但导致发病和引起流行的重要环节和因素却是社会环境条件，生物病因一般要通过社会中介才对人起作用。因此，应客观地认识和评价当前人群健康的概念，通过卫生立法、开展健康教育以及社会行政协调等措施，对社会保健行为进行正确引导，以提高人们的健康观念与健康水平。

## 第三节 健康态的社会认知与判定

健康和疾病是一个受社会文化背景影响和制约的社会认识和判定的过程。在不同的社会文化背景下，人们的健康观念可能不相同，对健康的认知过程和判定标准也会有明显的差异。就健康来说，以精神状态和社会状态的认知和判定差异为最大。即使是躯体状态，其生物学标准也存在着和社会文化标准整合的过程。

### 一、躯体健康态

所谓躯体健康态是指机体各部分结构和功能的正常状态，可依据一系列生物学标准来判定。人体的许多生物学特性，一般可通过统计学的方法来确定其常态人群范围。例如，身高、体重等人体发育状况，红细胞、血红蛋白等血液构成情况，以及血压、脉搏等生理数据都服从正态分布。医学上常将95%人群所在范围作为常态，也即健康态。对人体结构形态学和功能上的情况还可借助不断发展的科学仪器和测试手段获得越来越清晰的了解,使反映其状态的生物学标准日益定量化和精确化。

尽管生物学标准是判定躯体健康的主要依据,但由于不同社会文化背景下认知的差异,生物学标准只有和社会文化标准整合后,才能成为实际起作用的判定标准。例如,生物学标准可以判定某些先天性遗传情况为异常,但个体却可能没有任何功能异常,并不影响其社会角色的扮演,这样的个体就往往不能被判为不健康。有的人耳朵长有小耳垂,这是一种由显性遗传基因所引起的异常遗传,但在任何社会文化背景下都不会认为长有小耳垂的人是不健康的。有些携带隐性遗传基因的个体,其本身并无任何生物学异常,但可能产生不健康的后代。如携带先天聋哑基因的人自己并不聋哑,但可能生出聋哑的后代。在一个具有较强优生观念的社会中,这样的个体可能被视为不健康,其婚配生育行为将受到社会的限制。

肥胖,或称体重过重,是一种显而易见的生物学状况,对躯体健康有潜在影响。各种不同的社会文化对肥胖的认识和态度并不一致。欧美人由于人种特点及饮食习惯等原因,容易导致体重过重。卫生宣传又过多地将肥胖与高血压、冠心病等现代疾病相联系,使得欧美人因体重过重而烦恼,进而对肥胖产生厌恶情绪并视为丑和不健康,减肥一时间成为时尚。欧美国家甚至出现"恐肥症"。然而,中国的传统文化并不如此,反而往往以体态丰腴为美和健康。小孩子以长得"白白胖胖"为健康,中年人体重增加为"发福"。但近年来,中国人对肥胖也失去了往日的好感,并逐渐持排斥的态度。尤其是年青一代,正在仿效欧美的时尚,兴起减肥热。而在非洲的某些地方,更极端地认为肥胖是美的主要标志,只有肥胖的人才会被认为是美的婚恋对象。在这种文化背景中,体重过重自然不会被当做不健康了。

不同的民族、不同的地区和不同的阶层的健康观念往往也会大相径庭。如在一些文化发展较为滞后的地区,由于缺乏科学知识,往往把机体患病后出现的一些症状和反应视为健康的表现。腹泻是胃肠受到病理性激惹后产生的一种症状,虽然具有清除、排泄毒性物质的保护性意义,但首先应看做是疾病状态。在许多国家的下层社会中,劳动妇女把腰酸背痛看做是必然发生的情况。由于经济、卫生和医疗条件的限制,许多明显偏离了生物学正常标准的状态已成了一种社会常态,社会对健康的判定也就主要建立在这种常态的基础上了。

从社会保健行为来看,社会并不一定依据生物学的要求来行为处事,有时甚至反其道而行之。例如,抽烟是一种明确的有害健康的行为,社会一方面宣传禁烟,另一方面又从发展经济的立场出发不断发展烟草工业。许多人都从享受、消遣或交际的需要出发而保持着抽烟的习惯。酗酒的情况也是如此。其他如环境污染、生活方式现代化、人口爆炸等,都是社会不顾生物学健康的要求而自行其是的例子。

注意到社会文化背景对躯体健康的认知和判定过程的影响和作用,就能客观地认识本地区的社会人群所拥有的健康观念，有效地通过制定卫生政策、开展健康教育及进行社会协调等社会手段对社会保健行为进行指导和强化，以逐步改变健康观念，提高健康水平。

## 二、精神健康态

所谓精神健康态，是指人的情感过程即精神心理过程的正常状态。尽管脑科学、精神医学和心理学力图搞清情感过程的生物学本质，但与对机体的生理结构和功能的了解相比，这方面的进展是很微小的。人的精神状态是情感过程的反映，情感过程建立在一定的心理结构的框架上，因而具有生物学属性；情感过程又是一种社会适应过程，即个人与社会、个性与社会性的协调过程，情感过程是社会互动的产物，相对于社会才能存在，因而又具有强烈的社会文化属性。所以，对精神健康态的认知和判定，目前主要还是用社会科学的一些手段和方法，例如，用调查量表的方法进行自我及社会评估，以确定人群精神常态和变态的界限。这种评估并无一致的标准，不同的社会文化背景有不同的标准。由于评估所用的调查量表是自我报告式和测验式的，所以不能完全客观、公正地适用于所有的对象。如有人就提出，对美国白人适用的智力测验和心理调查量表对黑人就不适用，它会使黑人得分偏低。同样，如果采用适宜黑人的调查量表也会使白人得分偏低。

对精神状态进行评估的重要手段之一，是对社会行为的评估，因为社会行为正常与否反映了精神状态。人类学家 J. 吉灵(J. Gilizn)和 J. J. 哈尼 · 士曼(J. J. Honi Sman)提出了人类行为的“社会文化性异常”和“精神医学性异常”的概念。所谓“社会文化性异常”，是指违反了一定的社会文化规范的行为异常和由社会文化因素所引起的情感反应过程的异常。在现代社会中普遍存在着轻度精神心理症的情况，即在此范围。所谓“精神医学性异常”，是指那些与所处社会文化背景关系不大的精神生物性的异常，如人格异常、感觉分裂、知性能力错乱等，严重者即为精神病症状。在判定社会行为的过程中，应该注意这两类异常可能单独存在，也可能交叉出现，前一类情况反映了生物学标准和社会文化标准的不一致性。

不同的社会文化背景对社会行为有不同的判定标准。在一种社会中被认为是正常的行为，在另一种社会可能被视为异常行为。最早注意到关于行为的判定标准与社会文化有密切关系的是美国人类学家露丝 · 本尼迪克特(Ruth Benedict)。她在 1934 年出版的《文化模式》一书中指出，人的行为正常与否是相对的，是一种由所在社会的社会文化所决定的东西，不同的社会文化确定正常人的范围是不相同的，有些甚至很少有重合一致的地方。她发现，美洲印第安人未开化的原始部落中的祖尼人视温顺谦让为美德，而克瓦基特人则崇尚好胜和竞争。正常的祖尼人若置身于克瓦基特人的社会，就会被当做异常行为者而受到排斥。中国云南的西双版纳地区有个爱尼族，有骂婚的传统习俗，求婚者上门时，未来的岳父母会对小伙子大骂一通，这一行为在中国其他地区就要被当做异常行为。

社会对异常行为的认识还随文化的变迁而变化。一般说来，有悖于社会规范的行为是异常行为，但文化是在潜移默化地变化着的，随着时间的推移，习俗、道德风尚等社会规范也会变化，人们对异常行为的判断也随之变化。马斯洛曾经写道，他在上大学时，妇女部主任批评女学生穿宽松的裤子和在公共场合握手。而几年后情况就改变了，这一切都成了正常行为，那位妇女部主任反而被解雇。中国传统文化中也有所谓“男女授受不亲”、“男女七岁不同席”等许多清规戒律，限制男女交往。但在现代中国社会，人际交往中的这种态度、行为就可能被当做精神心理的某种变态。

不同的社会对精神变态或行为异常的态度有很大差异，进而影响到对精神健康与否的判定。大多数社会对精神变态持否定态度，没有一个社会成员愿意被贴上“精神病病人”的标签，因而这种标签就经常出现在骂人和取笑人的话语中。有的未开化社会甚至对精神病病人采取处死等极端措施。如：在新海布里地(New Herbrids)群岛，精神病病人被活埋；中国西南的一些少数民族过去也有将精神病人逐出村庄或烧死的风俗；18 世纪新英格兰的清教徒把那些行为失常的女人视为女巫而处死。然而，社会对精神变态的态度并非都是否定的。如有些未开化的原始部落至今仍把精神病病人当做“通神”的人而奉为“祭司”。不仅如此，每一种社会对那些代表本地文化类型极端发展形式的行为异常者，在相当程度上是宽容的，甚至是推崇的。而且，社会文明越发展，这种宽容的程度就越高。据说，文学和艺术上的成就与人的某些气质有关。有人调查得出，不少有名的作家往往有点“神经质”或是行为怪僻。于是，这类人性格和行为上的放荡不羁、穿着上的不修边幅等似乎成了可以容忍甚至是值得赞许的了。

从以上对精神健康态的分析中可以看出，其认知过程包括生物学认知和社会文化认知，但大量的是社会文化的认知。其判定的方法及标准也主要是社会科学性和社会文化性。判定过程中，必须考虑不同社会文化背景所造成的差异。

## 三、社会健康态

所谓社会健康态，是指人的社会存在的完满状态。社会存在状态，是对社会成员在社会活动过程中的行为及其结果的总评价，即对需要满足过程和满足程度的评价。

人的社会存在状态之所以成为健康的三大组成部分之一，是因为它对躯体健康和精神健康的根本影响和作用。很明显，躯体健康建立在对衣、食、住、行等最基本生存需求满足的基础上，精神健康则还包括一些较高层次需求的满足。马斯洛曾经提出“满足健康”的概念，他认为：一个人在社会活动中满足了归属、安全和生理的需要是健康的；满足了自尊、归属、安全和生理的需要的人更健康些；满足了自我实现这一需要的人则比一般人都要健康些。一般说来，低级需要是基本的、比较容易满足的，对躯体健康和精神健康的影响也更为直接。越是高级的需要越不易满足，它们对健康也具有更深远的价值和意义。马斯洛说："高级需要的满足能引起更合意的主观效果，即更深刻的幸福感、安详感以及内心生活的丰富感。"

社会健康态的判定，首先是对低层次或者说物质性需要满足程度的判定。一些社会指标，如人均收入、住房面积、食品消耗量等都可作为评价指标。一般说来，在均数附近的人群总是多数，是一种常态，在常态范围就是健康态。较高层次也即精神性需要满足程度的判定过程是较不容易的，没有具体确定的标准。马斯洛对自我实现状态做过如下界定："自我实现意味着充分地、活跃地、忘我地、集中全力地、全神贯注地体验生活"，"一位音乐家必须作曲，一位画家必须绘画，一位诗人必须写诗，否则他就无法安静，人们都需要尽其所能，这一需要就称为'自我实现需要'"。他还说："自我实现也许可以大致描述为充分利用和开发天资、能力、潜力等等，这样的人似乎在竭尽所能，使自己趋于完美。"从这些论述中可以看出，在较高层次中需要的满足，不在于满足的结果，在于为满足而进行的努力过程。真正能满足高层次需要的人是极少数的，有高层次需要并为之努力的人是大多数，这就是社会存在完满状态的常态范围。社会存在完满状态的判定，小部分是根据成功与否的社会评判，但主要是社会成员依据价值观念和自我心理感受而进行的自我判定。凡在社会活动过程中，自己认为能为自我实现的目标积极追求、努力工作的人，或者被社会公认作出突出贡献的人，都已处于社会存在的完满状态。

除了躯体健康态、精神健康态、社会健康态外，道德健康也是一个重要问题，已经引起越来越多的学者、专家的关注。

## 第四节　疾病的社会认知与判定

疾病是与健康相对应的概念，如果把健康当做是医学和卫生事业的目的，那么疾病就可以说是医学和卫生事业更为直接的研究对象和工作对象，同时也是社会文化的更为直接、具体的互动对象。从疾病的发生、发展、认知判定直到诊疗康复的过程，既是疾病的生物学的消长过程，也是疾病现象与社会文化互相影响、相互作用的复杂过程。社会文化变项对这一过程的影响是明显和重要的。以下对社会文化与病因、疾病认知过程和判定标准的关系展开论述。

### 一、病因与社会文化

人类疾病的病因可分为生物学性和社会文化性两大类。生物学性病因指外部生物致病因子、理化致病因子及个体内部由遗传等决定的致病倾向性。社会文化性病因则指致病的社会环境因素和行为因素。人类只有极少数仅由单纯生物学性病因引起的疾病,大多数疾病都是由生物学和社会文化复合因素引起,甚至有些疾病仅仅是由社会文化因素引起的。如果把疾病粗略分成遗传性、传染性和现代非传染性三大类,分析其致病因素,可以看出生物学性致病因素的比重在逐渐下降,而社会文化因素呈逐渐上升的趋势。

遗传性疾病表面看来似乎仅仅是个体的生物学性状异常所引起,但实际上也受到社会文化的重要影响。例如,社会的婚配观念和生育行为能促进或阻止某些遗传性疾病的发生。遗传学认为:一些隐性遗传病只有当父母都是疾病基因的携带者时,才会在子代表现出疾病。近亲结婚者,双亲带有某种疾病的隐性基因的可能性比普通人大得多,其子代发病的可能性也大得多。一个对近亲婚配不加限制的社会,就会有较高的遗传性疾病的发病率。事实上,禁止直系血亲婚配,是世界许多民族自古就采取的一项优生措施。现代,许多国家还制定了优生法律,禁止患有某些疾病的个体结婚或生育。这些社会措施对遗传性疾病的防止有重要的作用。生育行为对遗传性疾病有重要影响的例子,可参看先天愚型的发生情况。这是一种由先天染色体畸变而造成的遗传病,约占全部精神迟滞的10%。该病的发生明显地与产妇年龄过大有关,产妇年龄越大,生出该种患儿的可能性越大。此外,在生育期间的诸如环境污染、滥用药物、抽烟、酗酒等都是导致遗传性疾病发生的因素。

传染性疾病是人类最古老的疾病,直到20世纪上半叶,仍是对人类健康威胁最大的疾病。经过100多年的努力,细菌性传染病已基本得到控制。一方面是预防接种、杀菌灭虫和抗菌药物等生物学手段的控制的巨大成功,另一方面也是社会文化的发展改善了人类工作、居住、饮食的卫生条件和医疗保健条件,提高了人们的卫生观念和改进了卫生习惯的结果。显而易见,离开了社会文化措施,单纯生物学手段对传染病的防治是不能奏效的。特别是迄今为止,由病毒引起的传染病尚无特效药物,比如病毒性肝炎,乃至引起世界严重不安的艾滋病,对这些传染病,社会文化措施是更为实际而有效的手段。由此可以看出,传染病虽然是由病菌、病毒等致病微生物所引起的一类疾病,但社会环境却是造成其发病和引起流行的重要环节和因素。其中生物因素是直接的却是表面的因素,而社会文化因素,虽是间接的,却是更为深刻、更起作用的因素。

现代非传染性疾病包括恶性肿瘤和心脑血管病等疾病,这些疾病已取代传染病而成为现代社会的主要疾病。它们没有明显的生物性致病因子,它们的发生与现代社会文化的关系非常密切。恶性肿瘤的病因有一种细胞突变说,认为体细胞增殖过程中发生突变而发展成癌症。许多研究表明,体细胞的这种突变大多是受环境污染因素的影响而诱变所致。社会工业化造成了严重的化学和物理的污染,除了致癌外,还促发了一些变态反应性疾病和自体免疫性疾病。近年来,人们还注意到了行为因素对癌变的影响，如吸烟对于肺癌、惯吃腌制食品对于胃癌等因果关系已得到公认。社会文化因素还通过精神心理的中介，影响着癌症的发生、发展和转向。经调查发现，胃癌病人往往有生闷气、心情压抑等癌前精神心理状态。心脑血管病由于和社会文化因素联系密切而被称为“现代文明病”。社会的高度发展一方面造成了社会的高度紧张，使人们处于精神心理的持续兴奋、紧张状态，干扰了机体神经体液的正常调节过程；另一方面过分优化的社会条件造成营养过度、体力活动减少等，而导致了体重过重、血管变性以及亢奋的精神状态无法松弛。对待心脑血管病等现代文明病，生物学手段（如药物和手术）只是对症治疗，不能从根本上解决问题。这类疾病主要是由社会文化因素引起，其根本的对付办法必然需要从社会文化方面去寻找。于是，“生命在于运动”这类古老的名言及“向自然复归”的呼声又成了现代人类保健的信条和口号。

## 二、疾病的认知与社会文化

疾病的认知过程，既是生物学认知过程（对生物学异常性的认知，或称医学感知），又是社会文化的认知过程，表现为对疾病的自我感知和社会感知。

**1. 疾病的医学感知性**

疾病的医学感知性，是指机体在生物学上的改变，这种改变可用临床体检、化验等手段测出。在躯体性疾病中，医学已有相当的能力弄清楚症状体征和病理改变的因果关系，并且正沿着从器官、组织、细胞乃至分子水平方向不断深入地研究。在精神心理疾病中，通过对大脑、激素及神经体液调节系统等方面的研究，其发病机制也开始被揭示。例如，业已探明，躁狂性精神症病人的大脑乙酰胆碱增高，而抑郁症病人的多巴胺较高。认为无论是躯体或是精神心理性疾病都是以生物学改变为基础，且能用各种医学手段探知和表达，是几百年来实验医学所坚持的观点，也是今后永不改变的发展方向。尽管目前还有许许多多病症的生物学机理尚未搞清，但随着整个科学的发展，医学手段会不断提高，人类对疾病生物学本质的认识会不断深化。

**2. 疾病的自我感知性**

疾病的自我感知性，是指患病的个体对疾病状态的主观体验。一般来说，疾病状态总是伴随一些症状和体征，使病人有疼痛、乏力及其他明显可见的不适性感觉，这些不适性感觉使患病的个体成为处于疾病状态的最早、最直接的判断者。有了对疾病状态的感知，才会去寻找医疗帮助，并且通过提供主诉和病史帮助医生作出诊断。病人的主观体验具有真切、直接、明确的指向性及动态（按时间序列）等特点，这是单纯生物学检查手段所不易做到的。因而忽视病人的主观体验而只重视先进的科学仪器设备进行诊断，不利于对疾病作出正确的判定。现代社会强调个人对生命负责，这种个人的主观体验就更应受到重视，病人对自己是否处于病态的主观判断也应受到尊重。疾病的自我感知性同样会受到社会文化的影响。比如,人们受教育程度较高,对症状和体征就较为敏感;经济发达地区较不发达地区敏感,等等。此外,人种和人格特征也表现出对疾病感知的差异。如:意大利人和犹太人对疼痛较为敏感和夸张;享乐型的年轻人比艰苦创业的老一代人对身上的痛苦较不容易耐受;多疑者、性格内向者对身体情况往往过分关注,对某些不适有较强烈的主观感受。

**3. 疾病的社会感知性**

疾病的社会感知性,是指社会对其成员处于疾病状态的知晓、承认和判定。一般来说,疾病状态造成个体某些社会功能的丧失如劳动能力的丧失等,影响原先社会角色的正常履行,从而引起家庭、学校、社团、工作单位等社会组织的关注。另一方面,由于社会成员的患病对社会有不利影响,社会对患病的成员必须进行权利、义务和责任方面的重新考虑,因而社会对疾病的感知是必然的和敏感的。社会感知性建立在社会文化的基础上,受社会文化因素的制约。比如,经济高度发达地区扩大了对疾病状态的认可范围,某些轻微的病变或者是对正常态的微小偏离,也可被看成病态而受到社会关注。然而,在不发达的贫困地区,大量营养不良的儿童并不能被当做营养不良患儿对待。社会的发展还大大拓宽了精神心理疾病的社会认可范围。几十年前,只有相当严重的异常行为才被社会判定为精神心理疾病,而现代社会则把同性恋、酗酒、吸毒成瘾、智力迟钝、焦虑症等情况都视为精神心理方面的严重问题。社会文化背景对疾病状态的反应也有差异。如:在欧美等国,社会成员有责任让人知晓自己生病的事实,并且应该积极就医;而在巴布亚新几内亚的某些地区,病人则是躲在家里,请医生是家属中成员的责任。有些国家和地区还把正常分娩也当做疾病。除了社会文化变项影响社会感知性,病患将失去个人的社会意义也是不可忽视的因素。一般当处于患病状态而对己不利时,人们便不愿让社会知晓自己患病的事实。

## 三、疾病的判定与社会文化

疾病的医学感知性、自我感知性和社会感知性,是疾病认知过程的三种特征,并由此引出判定疾病的三种标准。它们既可能单独出现和起作用,也可能一起表现和起作用,既各自独立又互相联系,造成对疾病判定过程的复杂性。当明显的生物学异常并伴随明显的主观体验不适和社会功能丧失时,则疾病状态的判定是确定无疑的。当疾病的三种特征表现不一致时,情况就比较复杂。如当疾病的生物学异常表现得并不明显,而个体却有十分强烈的不适体验,并明显影响其社会功能时,就是一类被称为心身症的病态情况。自20世纪30年代以来,这类疾病与日俱增。有人调查,在经济发达、就医方便的地区,大约50%的人自认为有病,但其中大部分都无法用现有的医学手段查出相应的生物学改变。临床上,当病人对症状的主观体验不符合医生的经验和概念时，医生往往冠以“带功能色彩”、“带情绪色彩”或“歇斯底里”等模棱两可的术语。这样的判定显然是不负责任的，因为它忽视了病人的自我感知性这个疾病状态的判定标准。

有一种被称为前临床疾病的情况，是指机体的生物学变化还处于初始、轻微的阶段，有可能逐步发展成某种疾病的病前状态，如癌症的前期病变、疾病的潜伏期等情况。处于这种状态的个体往往不可能有明显不适的主观体验和社会功能障碍，只是因常规或偶尔的体检才被发现。随着 B 超、CT、磁共振甚至 PET 等高功能诊断仪器的普遍使用，大量的前临床疾病被发现，对维护人类健康起了重大作用。因此，重视发现前临床疾病，无疑是预防医学的重要发展方向。

在疾病的判定过程中，社会感知较为突出的情况也是很常见的。社会一般对烈性传染病有强烈的、敏锐的感知性，从历史上对待鼠疫、天花乃至现今对待传染性肝炎、艾滋病和 SARS 等，社会判定的作用都是强烈的。如在 2003 年的“非典”时期，对仅有发热、咳嗽表征，机体并无任何其他病理性改变、个体也无不适的情况，仅仅因为是从疫区回来的人，社会往往考虑其传染性和对社会的危害程度来判定是否有病态，并采取一定的隔离措施。在黄种人群中，乙肝表面抗原阳性率已达 10％～20％，尽管有些用人单位对这种人群仍然在就业等问题上有某些限制，但在实际生活中，社会往往对其病态并无十分强烈的感知性。然而对于对社会有极大危害的艾滋病，社会决不会掉以轻心，不会对任何一个 HIV 阳性而无症状的人等闲视之。

疾病的社会感知性还受病人个人行为的干扰。所谓诈病和隐病行为的情况就是如此。当确认患病状态对个人有利，如为逃避责任、逃避服兵役、脱离某种工作岗位等，个体在无任何生物学异常和不适的主观体验的情况下，会故意表现出失去社会功能的疾病状态。相反，当患病对个人不利时，如面临升学、就业、出国时的体检等情况，则可能会故意隐瞒病情而避免被社会感知和判定为病态。

# 第二篇

# 医疗角色行为篇

# 第三章 医务人员角色

任何个人在社会的大舞台上都扮演着一定的社会角色。社会角色是一整套权利、义务和行为规范的总和。在医疗领域中，医务人员角色是指受过专业训练的、从事医疗实践活动并拥有相应行为模式的医生、护士及其他医务人员。医生、护士要扮演好自己的角色，譬如期待当个“名医生”或“好护士”，在与社会人群尤其是病人的交往中，必然要表现出自己的特殊身份，显示出自己所具有的特殊职能，并在一定范围内履行自己的义务，行使自己的权利。同时，社会和他人对医生、护士的技术标准和道德行为也必然有其严格的要求和规定，这样才能达到医生、护士对病人和社会负责的根本目的。为了认识医生、护士角色的内涵，有必要对医护职业的历史、医生和护士的概念、医护职业的特点以及医护角色的社会化问题进行认真的考察和探讨，以促使医护工作者自觉地、能动地解决好个人与病人、个人与社会的关系，积极地促进社会主义医疗卫生事业的健康发展。

## 第一节 医护职业的历史沿革

研究医护职业的历史沿革，对于我们了解医护职业的起源、形成和发展，以及医护职业在医疗卫生系统和社会大系统中的特征、地位和作用有着重要的意义。

### 一、医护职业的历史起源

**1. 医生职业的历史起源**

医生是一个很古老的职业，有着悠久的历史。它是伴随着人类社会生活实践和生产实践而必然出现的职业。不过，在原始社会，无论是东方或是西方，由于生产力水平低下，人类自身的认识能力十分有限，尽管有医疗实践活动的萌芽，但当时是医巫不分，甚至医术屈从巫术。虽然有少数人兼做医疗活动，但还没有出现明显的医生职业。

奴隶社会，由于生产力的发展，社会财富的增加，开始出现了脑力劳动和体力劳动的分工，医生职业随之产生。而东、西方的社会经济、政治制度、地域环境以及教育方式、思维方式、宗教艺术、民族习俗等传统文化的差异，导致了东方以中国为代表的古代中医学的产生以及西方医学的奠基。

(1) 中国医生职业的起源。我国大约在公元前 14 世纪，便有了用药物治疗疾病的医生。据《周礼》记载,周代已经出现了专职医生,并建立了我国最早的医事制度。战国时期,我国产生了第一部医学经典著作《黄帝内经》,从此医生有了医学理论的指导和行为道德规范的要求。《黄帝内经》的问世,不仅确立了我国古代医学理论体系的雏形,而且标志着我国传统医业的初步形成,出现了以治病为职业的医生,医巫开始分家。最典型的代表是古代名医扁鹊把"信巫不信医"者列为不治对象,对神论进行了有力的抨击。在早期封建社会的中国,东汉时期出现了名医张仲景(150—219 年),著有《伤寒杂病论》,他在序言中已将医术和医德结合。东汉末年的华佗,医术精湛、品德高尚、不慕名利、不攀权贵,他的医术、医德一直为后世医家所称颂。但在奴隶社会和早期封建社会,从事医生职业的人仍然极少,医生大都单独活动,散居民间,相互之间缺乏联系,尚未形成独立的职业群体。

(2) 西方医生职业的起源。西方奴隶社会时期,古希腊是欧洲文明古国,古希腊的文明受惠于古埃及。据文字记载,埃及在公元前 16 世纪便有了专司治病的医生。公元前 9 世纪,古希腊人就提倡医生应由精通技艺的人来担任,并提出医生应该是"大众的公仆"的名言。西方医业的奠基者首推古希腊的医学家希波克拉底(公元前 460—公元前 377 年),他毕生有许多著作,尤其是《希波克拉底誓言》至今仍在世界流传,成为各国医学生的医德经典。希波克拉底被荣称为"西方医学之父"。古罗马医业的主要代表人物盖仑(Calen,130—200 年),继承了希波克拉底的体液学说,发展了机体的解剖结构和器官生理学概念,为西方医业中的解剖学、生理学、病理学和诊断学的发展奠定了初步基础。他的学说在中世纪医学中占绝对统治地位,从公元 2 世纪到 16 世纪,在长达一千多年的时间内被奉为信条,他本人被称为"医圣"。恩格斯说:"基督教的中世纪什么也没有留下。"①包括医学科学在内,医生一方面把盖伦当做偶像崇拜,另一方面医学又屈从于神学。医学科学不仅没有得到发展,而且不少医学家与僧侣、神灵融为一体,把僧院弄成所谓的"医术中心",科学与迷信混杂,使医生职业蒙上一层神秘主义色彩。直到 16 世纪文艺复兴时期,欧洲医学才摆脱了中世纪宗教、经院哲学的羁绊,并且从此以后由传统医学走上了实验医学的道路,涌现出了一大批近代医学家,使医生职业队伍逐步走上实验化、科学化的道路。但是,这期间医生仍然是以个体活动的方式给病人看病、治病。

**2. 护士职业的历史起源**

护士职业比医生职业起源要晚得多。但是自从有了人类、有了疾病、有了医疗实践活动,也就有了护理活动的萌芽。只是在古代,没有专职的护理人员,护理工作主要是由家庭成员如妇女和奴隶担任。随着专职医生的出现,医生在行医过程中,医护往往是不分家的,医生兼做护理工作,医生既对病人进行治疗,又对病人进

---

① 恩格斯. 自然辩证法[M]. 北京:人民出版社,1971.

行护理，并把护理看成是医生应该具有的职业道德。如我国古代医典《黄帝内经》中有“告之以其败，语之以其善，导之以其所便，开之以其所苦”的记载，告诫医生要善于引导病人重视调养，与医生合作治疗，以便取得疗效。古希腊名医希波克拉底教导医生要“在病人入睡前和睡眠时，以及各种情况下，去观察病人的要求”，这都充分说明古代医护是不分家的。护士职业起源的真正标志，国际上首推英国的弗洛伦斯·南丁格尔(Florence Nightingale，1820—1910 年)于 1860 年在英国创立护士学校，从此，护理工作便成为一种专门的职业。

## 二、医护职业的历史发展

### 1. 医生职业的历史发展

(1) 我国医生职业的发展。隋唐时期，由于我国生产力的发展，社会经济生活、科学文化艺术空前繁荣，医学科学也随之发展起来。唐代的孙思邈(581—682年)，积 50 余年临床经验，继承和研究历史上的许多医学著作，编著成《急备千金要方》，在《大医精诚》、《大医习业》篇中，对医生的专业技术和职业道德都有较为系统的要求，被誉为我国历史上的“精诚”大医。宋元时期，名医辈出。当时由于战乱频繁，疾病流行，人们在同疾病作斗争的过程中，涌现出许多著名医家。如刘完素、张从正、李杲、朱震亨，被称为“金元四大家”。明清时期，资本主义生产方式萌芽，在西方近代自然科学尤其是西方医学传入的影响下，一些医家大开眼界，产生了一些新见解，如清代叶天士的“卫、气、营、血”的辨证论治和吴鞠通的“三焦辩证”，都进一步发展了温病学说。医生职业成为防病、治病的重要社会职业。但是，在旧中国，国民党政府实行民族虚无主义，采取消灭中医的政策，这种愚蠢的做法，引起了国民的义愤和抵制，遂于 1929 年宣告取缔中医政策的失败，这样，中医既没有被消灭，又没有得到明显发展，而处于停滞状态。直到新中国成立后，党和政府对祖国医学采取“保护”和“扶持”的政策，使中医、西医、中西医结合三支医学力量齐头并进，形成了我国庞大的医生职业队伍。十一届三中全会以后，随着改革开放的发展，医生职业队伍的发展出现了个体(如诊所)、集体(如乡镇卫生院)、国家(如各级政府的人民医院、各系统的职工医院以及教学医院等)三种形式。据中华人民共和国卫生部的统计资料显示，我国 1990 年每千人医生数为 1.56，护师(护士)数为 0.86。我国医疗卫生事业呈现出一派欣欣向荣的景象。

(2) 西方医生职业的发展。欧洲由于文艺复兴运动，西方医学自 16 世纪以来进行了一系列的实验研究，提出了三项有代表性的医学理论，即血液的肺循环理论、人体构造理论和人体的血液循环理论，从而使西方医学离开了经验医学阶段而进入近代实验医学的新时代。17 世纪后，医院广泛出现，医疗职业活动成为一种群众性的集体活动，并且开始把医生和病人之间的个人关系扩大为一种社会关系。这一时期最著名的是德国柏林大学教授、医生胡弗兰德，在医治病人过程中提出了

“救死扶伤,治病救人”的医德十二箴,在西方医学界广为流传,被称为是对《希波克拉底誓言》的发展。18 世纪中叶以后,物理学、化学、生物学等冲破形而上学的束缚,先后创立了系统的理论,并且,自然科学由搜集材料的经验科学阶段进入整理材料的理论科学阶段,这个时代的医学有了显著进步,出现了许多分支科学,如神经病学的形成和发展。19 世纪是人类自然科学发展的黄金时代,也是西方医学发展的重要时期。尤其在医学基础理论方面有了划时代的进步。如德国的鲁道夫·C. 魏尔啸(Rudolph C. Virchow,1821—1902 年)细胞病理学的创立,法国的路易斯·巴斯德(Louis Pasteur,1822—1895 年)关于病原微生物的研究,美国的威廉·T. G. 莫顿(William T. G. Morton,1819—1868 年)麻醉法的发明,英国的约瑟夫·李斯特(Joseph Lister,1827—1912 年)1867 年消毒法的创立,以及临床诊断方法的进步,使欧洲医学真正走上以现代科学为基础的道路。由于医学理论和医学方法大踏步前进,必然引起医生职业的兴旺和发展。1846 年美国成立了医学会组织,1864 年在日内瓦召开会议,成立了万国红十字会。医生职业不仅有个体、集体开业形式,而且还有国家规模形式。20 世纪以来,医学科学进一步向微观领域深入,30 年代美国的生理学家坎农提出了稳态学说,加拿大的内分泌学家塞里提出应激学说,使人类对疾病原因的认识深入到更深层次。20 世纪 50 年代,由于分子生物学向医学领域的渗透,使人类对疾病原因的认识进入分子水平。现代系统论的建立,推动了现代医学由分化到综合的系统认识。正是因为医学在 20 世纪以来借助现代科学技术的力量,获得重大发展,才使医疗活动今天能有如此好的效果。几乎可以说,对于许多疾病的有效治疗和预防,只是在 20 世纪以后才开始实现的。据估计,仅在 20 世纪的上半叶,医学所挽救的生命比这以前的整个历史时期所挽救的生命的总和还要多。因此,医生职业在当代西方成为一种很有声望的高收入职业。

**2. 护士职业的历史发展**

护士职业是英国献身于护理工作的杰出妇女弗洛伦斯·南丁格尔所奠定的。弗洛伦斯·南丁格尔出身于英国一个富有的信奉基督教的家庭,她克服了传统观念,不顾家庭反对,毅然于 1850 年去德国接受护理训练。1853 年,弗洛伦斯·南丁格尔回英国,建立了一所医院,配备受过训练的护士。在 1854—1856 年克里米亚战争期间,她自愿组织 38 名护士上前线参加战地救护,使伤病员死亡率迅速下降,从而获得“提灯女士”称号,并把护士确立为一种正式职业,1860 年她在英国创立了第一所护士学校,从此推动了欧洲乃至世界各国的护理工作和护理教育发展。为了纪念弗洛伦斯·南丁格尔的光辉业绩,国际护士协会于 1912 年倡议各国医院和护校在她的生日 5 月 12 日举行纪念活动,后来又将这一活动日改名为国际护士节。1953 年,国际护士会议还制定了《护理伦理学国际法》,对护士的权利、义务、行为准则都做了明确的规定和阐述,从而进一步确立了护士职业在医疗卫生系统中的社会地位。

在我国，护士职业的发展开始于19世纪末期。1884年美国护士密克奇尼来华，首先在上海妇孺医院开展护理工作。1888年，美国人约翰逊在福州一所医院开办护士训练班。1900年欧美各国医生、护士纷至沓来，在许多大城市开始办班培训中国护士，从此中国护理专业开始成为一门职业。1904年中国红十字会成立，1909年中华护士会诞生。杰出的民主活动家秋瑾女士还曾译注日本的《看护学教程》一书，在绪言中对护理人员的道德要求做了严格规定。毛泽东同志在抗日战争时期对护理工作就给予了很高评价，曾先后两次为护理工作题词，“护士工作有很大的政治重要性”、“尊重护士，爱护护士”。新中国成立后，邓颖超同志一直担任中华护理学会名誉理事长，并亲自为《护士之歌》、《家庭护士》两书题写了书名。她在给全国首届护理工作会议致函中讲道：“护理职业是崇高的职业，护士工作岗位是光荣的岗位。”这些题词、讲话不但表明我党和人民政府对护理工作的重视和关怀，也表明护士工作早已成为医疗实践中不可缺少的重要组成部分，它将随着医疗卫生事业的进步而不断发展。

## 第二节　医生角色

所谓“角色”原是戏剧、电影中的名词，指化装后扮演的剧中人物。美国社会学家乔治·赫伯特·米德(George Herbert Mead，1863—1931年)首先把它运用到社会心理学的研究中，认为个人是各种角色的总和，它代表对占有一定社会地位的人所期望的行为模式。因此，作为一个社会成员，人的一切行为都与各自所扮演的社会角色相联系。医生角色是医疗卫生队伍的主体，是一个重要的社会角色，也是医学社会学研究的一个重要内容。

### 一、医生的概念

医生是指掌握一定医学知识和医疗技能，以对病人进行检查、诊断、治疗为主要工作内容的从业人员。在医生职业中，我国一般又分为医师和医士。医士这一名称首先见于我国北宋(12世纪初期)，现指受过中等医学专业教育或具有同等学力，经卫生部门审查合格，从事医疗预防工作的中级医务卫生人员。按照专业性质，分为各专科医士、卫生医士、牙医士和助产士。医师这一名称首见于我国春秋战国时代，现指受过高等医学教育或长期从事医疗卫生工作的，经卫生部门审查合格，具备了医师水平的高级医务卫生人员。按专业分工，有内科、外科、儿科、口腔科、伤科、针灸科、流行病学、公共卫生等专科医师。在医院里，按职责分工，又有住院医师、主治医师和主任医师之分。[①]

## 二、医生工作的职业特点

在发达的资本主义国家,职业可能是声望的重要来源。据美国的一项调查资料,美国人把医生列为所有职业中最受尊崇的职业之一。在所列入的81项职业中,医生排在前十位,居大学教授、法官、律师之前。在我国,医生同样也被看成是有技术、收入高、令人羡慕的职业。医生的这种职业优势主要是由医生的职业特点决定的。其特点概括起来有以下几个方面。

(1) 作用的特殊性。医生不同于一般的科学家,他研究的对象、服务的对象是人。他所掌握并运用的科学技术手段关系到人的生命安危,可以说掌握着人的健康与生命,对于任何一个人,生老病死都在所难免,求医治病不可缺少。特别是现代社会,人们对健康长寿的需要大大提高,也就使医生职业更受到重视。

(2) 技术的复杂性。现代医学日新月异,进展很快,能有效地防治许多疾病,并能进行包括心脏移植、人工心脏植入等复杂的手术,发展迅速的干细胞治疗技术更是令人眼花缭乱。医生有可能满足人们“保持和增进健康”的欲望,因而特别受到尊重。

(3) 修业的长期性。医生职业既然涉及“人命攸关”的大事,医生必须医术精湛、医德高尚,集医术和医德于一身。而现代医学技术知识体系又相当复杂,不仅需要掌握生物科学知识,而且还需要掌握分科众多的医学科学知识,这就需要有相当长的技术训练和足够多的实习机会,从而使医学教育的时间比别的专业教育的时间长,即使在学制较短的中国,医学生的学习年限也是5年、6年甚至8年。在美国要取得医学博士学位需8年以上。医生职业培训的时间长,教育投资多,这本身也就有力地说明医学技术的复杂性和重要性。

(4) 诊断的独立性。医学科学的性质决定了医学极强的专业性。各种行为规则、对疾病的诊断与治疗,都由医生独立决定。医学科学和医疗技术越是发展,医生的这种对疾病的独立判断的现象也就越明显。医生一般具有诊断权和处方权,他们可以不受外界干扰地行使自己的权利。

(5) 情感的中立性。由于医生服务的对象是人,人与人之间都有一定的情感因素。医生对病人应一视同仁,这是起码的医学伦理道德要求。但是,医生对病人的感情应持中立态度,否则就会影响治疗,影响正常的医患关系。如对女性病人和精神病病人,医生不能滥用感情。有些医生因与病人有亲属关系,也会影响治疗的客观性。如有些外科医生不敢替自己的孩子做手术,有的妇产科医生不大相信自

① 辞海.上海:上海人民出版社,1980.

己对女儿所做的产前检查诊断等。

(6) 责任的重大性。医生服务的对象是人，这就决定了医生职业的责任重大，不仅要求医生有高超的医术、高尚的品德，还要求医生有健全的体魄和顽强的毅力。同时，医生既是人道主义的体现者，又是医学科学的探索者。特别是我国刑法中增加了“医疗责任事故罪”以后，从医生的角度，又多了一份特殊的责任要求。这种多重使命对医生的知识、能力、品德、身心素质都提出了很高的要求。因此，医生工作的职业特点既是医生角色的社会规范，又是社会对医生角色的期望，同时，也是规范医生角色的重要动力因素。

## 三、医生的义务和权利

### 1. 医生的义务

医生作为一种社会职业和社会角色，具有特殊的义务和责任。在传统医学的义务概念中，医生应无条件地忠实于病人的利益，在力所能及的范围内去做每一件事来增进病人的健康。现代医生的义务概念的内涵已经有所发展，在强调对病人尽义务的同时，也强调了医生对社会的责任。但是不管是传统医学还是现代医学，均把有利于病人和不伤害病人作为医生的基本义务，即尽可能地对病人进行及时正确、全面有效的治疗。具体可以归纳为如下几点。

(1) 诊断治疗的义务。医生必须根据自己所掌握的医学知识和治疗手段，尽最大努力为病人服务。任何人只要选择了从医这门职业，就承担了任何理由都无法推托的为病人治病的义务。任何政治的、社会的等非医疗理由，都不应限制或中断医生对病人的治疗。

(2) 解除病人痛苦的义务。病人的痛苦有躯体性的和精神性的。躯体性痛苦一般可通过药物等医疗手段加以控制，精神性痛苦则需要医生从心理学、社会学角度耐心加以安抚和疏导。特别是现代社会，心身疾病病人日益增多，作为医生尤其要注意从心理上、精神上去解除病人的苦恼和负担。

(3) 解释说明的义务。医生有义务向病人说明病情，说明诊断、治疗、预后等有关医疗情况。这不仅仅是为了争取病人的合作治疗，更重要的是尊重病人的自主权利。特别是在诊断措施存在或可能带来不利后果时，医生更应讲究方法给以恰当的说明。医生的说明，应以病人能够理解为前提，语言尽可能通俗、简短、准确。必要时，为了避免给病人带来精神上的负担，说明可以有所保留。

(4) 善于保密的义务。医生有为病人保密的义务。保密是医务人员的一种传统道德。这里保密有两重含义：一层意思是病人对有些病情(包括病人的隐私)要求医生保密，不到时候不对其家人和亲朋好友说出；另一层意思是医生暂时对病人保密其病情(如绝症)，以避免给病人带来心理上的负担，只嘱咐其家属，使病人配合治疗，以延长生命。

**2. 医生的权利**

医生在从事医疗活动中,有其义务,也有某些权利。权利是医生实施义务的保证。医生的权利归纳起来有以下两类。

(1) 独立诊断的权利。医生除了享有社会公民的权利外,在整个医疗过程中,医生还有自己的诊断权和处方权。也就是说,医生有权决定一个人是否有疾病,有权决定治疗方案,有权决定病人是否需要住院或隔离,有权宣布病人是否死亡,有权拒绝病人及其家属的不合理要求等。医生这些权利的独立性是医疗职业特点和某些立法所决定的,应当受到病人及其家属的尊重。当然,医生也不能滥用自己的职业权利。例如,滥用诊断权,在根据不足的情况下随意给“病人”戴上一些严重疾病(如癌症、冠心病等)和有严重社会后果疾病(如性病、精神病等)的帽子,必然会给“病人”带来恶劣影响。又如滥用处方权,随意开不必要的贵重药品和短缺药品,都是违反职业道德和社会道德的行为,必将受到谴责和抵制,严重的违法乱纪者还会受到法律的制裁。

(2) 干涉性质的权利。干涉性质的权利是医生的一些特殊权利。医生的特殊权利是指在一些特定的情况下,用来限制病人的自主权利,以达到完成医生对病人应尽义务的目的。医生限制病人自主权,是为了病人自己的利益,如:限制疼痛病人用过量的吗啡是为防止药物成瘾;隔离麻风病人和对发作期间的精神病人或因外界刺激导致一系列过度性精神失常的病人采取合理的、有效的、暂时的措施控制其行为,都是为了避免对病人自己、对他人和社会可能造成伤害的行为。

# 第三节　护 士 角 色

在医疗卫生事业中,护士同医生一样,也是一支重要的医疗卫生技术力量,是一个重要的社会角色,也是医学社会学研究的重要内容。

## 一、护士的概念

关于护士的概念,《辞海》中是这样概括的:“受过护理专业教育或由护理员升任,掌握护理、病房管理的知识和技术,并具有一般卫生预防工作能力的中级卫生人员。主要在医院、门诊部和其他医疗预防机构内担任各种护理工作,在医师指导下执行治疗或在负责地段内担任一般医疗处理和卫生防疫等工作。掌握营养、保健、儿童保育等专门知识和技术的护士,在医疗预防机构、保健机构以及托幼机构内担任营养、保健和婴儿卫生保健、教养等工作,分别称为营养护士、保健护士和保育护士。按职责分工有护士、护士长、护士主任之分。”①

## 二、护士工作的职业特点

随着医学科学的发展和医学模式的转变，护理工作的技术性、科学性要求更高，护理工作已由以往的单纯护理疾患转向以人为中心的全面护理，护理工作不再是仅仅帮助病人解除病痛，还要帮助人们维持健康。护理学已不再是属于治疗学的一部分，而是对人的全部生命过程中不同阶段的健康问题给予护理上的关怀和照顾。护理工作对社会的贡献，已不能局限于以“慈母”、“亲人”般照料的狭小范围，而是对整个社会人群的健康提供有效的保健服务。总之，综观当今护士职业的发展，护士已不再是“医生的侍女”，护理工作的内容日趋完善，护理职业已经专业化，护理教育也越来越高层次化。护理工作的职业特点归纳起来有以下几个方面。

（1）严密细致观察病情。护士是观察病情的“哨兵”，对病人病情的变化要觉察得比医生早。护士 1 天 3 班 24 小时巡回在病人身边，最了解病人，最先掌握第一手资料，可早期发现病人某些危象或并发症，及时向主管医生反映，以减少或避免医疗事故的发生。尤其是对夜班护士来说，责任更为重大。因为在夜深人静的时候，有些情况不易发觉，有些工作又无人监督。这时，护士的职业道德观念起着重要作用，完全靠主动的、自觉的主人翁精神去尽自己的义务。

（2）严格遵守操作规则。审慎是护士工作的重要职业特点之一。护士工作必须认真负责，一丝不苟，谨慎查对，不得有误，以保证护理工作的质量。质量意识是护士角色取得病人信任的关键因素。如果工作稍有不慎，同样也会引起医疗事故。如：有的护士由于查对不严，错把亚硝酸钠当做氯化钠使用；有的护士由于弄错床号而引起病人青霉素过敏；有的护士把 10％的氯化钠当成 50％的葡萄糖给病人注射；还有的护士错把碘酊当止咳剂给肺心病人服用；也有护士因给病人错误注射吗啡而导致病人死亡。这些都是因为有的护士没有严格遵守操作规则造成的。因此，护士工作操作程序的科学化、规范化已成为保证医疗质量的重要环节。

（3）熟练掌握护理技术。护理学是医学科学中的一门独立学科，有着自己完整的理论体系，是护士职业专业化的科学根据。如果一个护理人员缺乏护理学的专业知识和技术，纵然有良好的愿望，也是不能胜任护理工作的。例如，对于呼吸困难病人的给氧吸入，对肾功能有严重损害病人的饮食管理和躯体保暖，对昏迷病人的体位调节等，都必须要精通有关的护理知识，同时，还必须掌握一定的生理、病理、生化、物理等知识，懂得有关的疾病特点、疗程及病情变化的规律，了解药物的主要适应证、剂量、副作用及药物医疗实践的发展。护理技术日趋复杂化，显微外

---

① 辞海.上海：上海人民出版社，1980.

科的发展,心血管疾病的监护,器官移植等许多新技术及专科护理技术的发展等,都需要专门训练高水平的护士承担。进入20世纪80年代以来,我国已经试办了一些高级护理班,培养了一批高级护理人才。可见护士工作知识化、技术化的职业特点较之以往有所发展。

(4) 善于进行心理安慰。一个人生病后,往往在性格上会有所变化,心理上也有新的需求。因此,作为护士工作的职业特点之一,就是要讲究护理艺术,善于进行心理安慰。心理安慰是护士获得病人信任的重要途径。护士进行心理安慰,重要的方式是言谈。俗话说"良言一句三冬暖,恶语伤人六月寒",说明语言在心理治疗中的重要性。根据护士的职业特点,要求护士语言要有情感性和治疗性。情感性要求护士语言温和,态度和蔼,还要配合手势与面部表情,这样可以显示出护士的端庄文雅和对病人的关怀与体贴。治疗性语言包括解释性、鼓励性、暗示性三种内容。为了发挥语言的重要作用,护士一定要重视语言交往的技巧。第一,对病人的诉说要耐心听完,以示尊重;第二,要善于引导病人交谈与治疗和护理有关的问题;第三,针对不同的病人善于进行不同内容的谈话;第四,中断谈话要恰到好处。总之,借助美好的语言,进行心理治疗,是护士职业特点的重要表现之一。

综上所述,护士的职业特点实质上是对护士角色的一种职业规定。这种职业规定既是护士的基本行为准则,同时也是社会对护士角色期望的主要内容。

## 三、护士工作的意义

### 1. 护士工作是医疗活动的重要组成部分

在医疗过程中,人们越来越认识到"三分治疗,七分护理"的道理。护士既是医嘱的执行者,又是医生的合作者。只有将正确的诊断和治疗与优质的护理相结合,才能取得最佳的医疗效果。例如,日常大量的体温、脉搏、呼吸、血压的检测,是判断病情转归的可靠资料,在危重病人抢救时,又是生命体征动态变化的重要信息。护士为医生提供这些信息资料,同时采取护理措施,可以使病人处于接受治疗的最佳生理状态。又如,恰当的卧位对许多疾病有着重要的治疗意义,当护士发现心源性哮喘病人发作的先兆时,只要立即帮助病人采取端正坐位或较高的卧位就可以增加肺活量,使哮喘缓解,避免引起缺氧或减轻缺氧的程度。这样,通过一个卧位的改变,就可以改善病人接受治疗所需要的生理状态。反之,如果对病人漠不关心,缺乏责任感,工作马虎,作风不好,护理质量就会下降,势必影响医疗效果,甚至出现差错和发生事故。如某医院给一位14岁的学生做小手术,当用可卡因止痛时,因护士疏忽大意,以20%的溶液注射(比常用2%溶液超过10倍),孩子当即中毒死亡。这种不负责任的行为对自己、对病人都造成了严重的后果,在社会上也产生了十分恶劣的影响。因此,在整个医疗实践活动中,医疗和护理两者的关系密不可分,即医疗中必须有护理,护理中又已经包含着医疗。尤其是在一些发达国家,如美国，大约有75%的护士在小型私立医院或公立医院工作，在那里越来越多的护士已经取得了管理者的地位，她们安排体检，安排实验室化验，安排治疗的训练，能够承担一些由医生完成的其他日常任务，被人们称为“护士医生”。这充分说明护士工作的范围扩大了，护理工作的深度增加了，护士已经是医疗主体的一部分。

**2. 护士工作是实现医学模式转变的重要条件**

医学模式的转变要求医学科学从系统思想的高度来看待疾病的产生和治疗问题。人具有自然属性、社会属性和思维属性，是自然、社会、思维的统一体。其中，社会性是人的根本属性，制约着人的自然属性和思维属性。因此，人的这种本质决定了考察人的疾病发生原因也必须如实地把它放到自然、社会、思维的统一体中，才能取得全面、正确的认识。当代医学科学已由生物医学模式向生物心理社会医学模式转变，十分重视对社会因素、精神心理因素的致病因子的探讨。医学知识已经揭示出社会的、精神的、心理的因素对人的机体健康和疾病关系极大。社会因素主要指经济条件、劳动条件、居住条件、风俗习惯、文化水平、生活方式等；精神因素主要指心理紧张、情绪波动，以及喜、怒、忧、思、悲、恐、惊等。当人体承受不了社会因素、精神因素的某些方面时，疾病便会发生。它不仅会引起原发性高血压、溃疡病、甲状腺功能亢进症、神经性头痛等疾病，而且还会引起某些免疫性疾病、恶性肿瘤的产生，甚至引起负性精神反应，造成吞噬细胞的吞噬作用减弱、抗体和干扰素生成减少、免疫识别功能降低等。因此，必须充分重视社会、精神因素的作用，把心理治疗放在药物治疗同等重要的地位。而被人们称为“白衣天使”的护士是精神治疗的重要力量，她们与病人接触多、交谈多，对病人心理有较多的了解。每位护士在进行躯体护理的同时自觉地、积极地、主动地开展心理护理，这不仅是促进医学模式转变的基本条件，而且也是实现医学模式转变的重要前提。

**3. 护士是一支重要的医疗卫生技术队伍**

在我国，护士角色除了照顾、护理，以及参与检查、诊断、治疗等医疗活动外，还必须参与各种卫生防疫工作和社会保健工作，参与优生优育、计划生育工作，参与医疗卫生系统内部的各种管理，进行卫生宣传教育、普及卫生知识等工作。可以预计，随着医学科学的发展，护士将在医疗、卫生、保健等各个方面发挥越来越重要的作用。

## 第四节　医护角色社会化

医生、护士等都是社会所需要的特定的重要的社会角色。他们是医疗实践的主体，担负着预防、卫生、医疗、保健等重要工作。然而，一个普通人要成为一名具有优良的职业道德、精湛的专业技能、良好的职业心态和高超的服务技巧的合格的医护人员，必须经过系统严格的医护角色的社会化过程。研究医护角色社会化的特殊性、主要途径及医护角色的继续社会化、再社会化等问题，对于了解如何按社会的期望培养社会所满意的医护人员的途径及其规律具有重要意义。

## 一、角色社会化概述

**1. 角色社会化的含义**

社会是人们生活的共同体，要使它存在并且发展下去，就要求在社会各种角色发生缺位时有新一代个体顺利接替。作为每一代中的个体，要能完成这一接替，在社会活动和社会关系中占据特定的角色位置，就必须进行角色社会化。

所谓角色社会化，是指个人学习知识、技能和社会规范，在发展自己的同时与社会达成一定程度的一致性，从而取得社会成员的资格、扮演合格的社会角色的过程。从社会的角度看，角色社会化是指社会要求个人通过学习、训练，由一个普通人转化为一个能够适应一定的社会群体文化、参与一定的社会生活、担任特定社会角色的人的过程。

**2. 医护角色社会化的特殊性**

医护角色社会化的主要任务就是要使一个普通人转变成一个合格的医护人员，和其他社会角色的社会化过程一样，它必须遵循角色社会化的一般规律。但是，医护角色社会化过程中又有其特殊的要求。

(1) 系统、正规的医学教育是医护角色社会化的主要途径。近代，随着生产力的发展和医学科学的进步，许多国家出现了高等医学院校，这些院校用系统的科学的方法培养医护人员。特别是20世纪以来，医学已发展成为一个包括生命科学、保健科学和医学人文社会科学相互联系的学科群。医学科学内部的专业分科程度越来越高，现代医疗手段也越来越向高新技术发展。古代仅靠父子相继、师徒相承的培养医护角色的方法已被推到历史后台，严格的、系统的、科学的医学教育已成为现代医护角色社会化的主要途径(这一点本节第二部分有专门论述)。

(2) 继续社会化是医护角色完善的必要环节。经过正规的、系统的专业学习和临床实习，医护角色的素质结构虽说已初步形成，但还不稳定。或者说，刚走上岗位的医学院校毕业生尽管获取了一个医护角色位置，但还不是一个完全合格的符合社会期望的医护角色，面对医学科学、医学技术日新月异的发展，要想有完善的医护角色的表演，就必须进行不断的角色实践，进行医护角色的继续社会化。

(3) 精湛的专业知识技能与优良的职业道德品质的高度统一。由于医护人员所承担的工作是与人的健康和生命相联系的，所以，在医护角色社会化过程中，既要进行医学知识与技术的教导、训练，例如，关于人体的正常与异常、疾病的表征和诊治、手术的操作和药物的用法、医疗器械的使用等做到技术上精益求精，同时，也要进行医护职业道德的教育，使他们懂得如何遵循职业道德、维护职业价值，做一个社会满意的医护人员。中国古代就有“无恒德者，不可作医”之说，就是社会对医生的职业道德的要求。精湛的医术和优良的医德是不可替代的，一个能把手术做得很好的医生，并不一定就是能很好地为病人服务的医生；一个对病人服务态度很好的医生，也不一定能用药得当、手术成功。所以在医护角色社会化过程中，必须将二者高度统一起来。

（4）医护角色社会化要不断适应医学模式的转变。在传统的生物医学模式影响下，以往的医护角色社会化往往只注重医学的自然科学特征，而忽视了医学的人文社会科学特征；只强调专业理论的教学，而轻视了人文社会科学的知识。致使相当一部分医护人员出现“人文科学缺乏症”，这种畸形的、残缺的知识结构，无法满足病人在社会和心理方面多层次的要求，也难以适应现代医学的发展和医学模式的转变。

新的医学模式要求把人看做一个整体，并且看做是包括自然环境和社会环境在内的生态系统的组成部分。只有从生物的、心理的和社会的高度加以综合考察，才能更深入地了解人类健康与疾病的变化规律，才能更好地提高医疗服务质量。一个好的、受病人认同的医护人员不仅要有精湛的医术、高尚的医德，还要有高超的为病人服务的技巧，并掌握与病人沟通的艺术。医学模式的这种转变，要求对传统的医护角色社会化从方法到内容进行相应的改革。世界上许多国家的医学院校早已将社会学、心理学等人文科学课程作为医学学生的必读课程，以完善现代医护角色的知识结构。我国的大部分医学院校也纷纷开设了与医学相关的人文科学课程，以改善医护角色的知识结构，适应新的医学模式的要求。

（5）中国国情对医护角色社会化的要求。按照社会学的一般理论，通过特定的角色社会化过程，社会和个人都愿意有更多的向上流动的机会。然而，中国人口的大多数居住在农村、小城镇，历史的原因又使这些地方的医药卫生事业发展比较薄弱。这种实际情况，迫切需要医护人员中的多数应面向农村、山区和基层。因此，在医护角色社会化过程中，要加强思想教育，把为人民服务的思想贯穿整个角色社会化的始终。当然，医疗卫生部门也应与社会一道，为保证医护角色的这种流动方向制定出合理的政策，创造良好的软、硬环境。

## 二、医护角色社会化的主要途径——医学教育

### 1. 医学教育的含义及目标

医学教育是一种建立在普通教育基础上的以培养医药卫生技术专门人才为目标的专业教育系统。它按照社会的期望来指导和造就医师、护师、医士、护士等医药卫生工作者。医学教育的过程，也即是医生、护士的培养过程，要求医学教育必须按照社会的期望、需求来安排课程、训练学生，使培养出来的毕业生确实能够满足社会对这些角色所期望的要求。

医学教育以培养专门人才为目的,具有明确的角色培养目标。这显然规定了医学教育与培养目标的一致性,然而,在实际运作中,教学过程与培养目标相互脱节的现象并不鲜见。例如,有许多发展中国家,在本国医学教育中,采用发达国家的医学教育模式培养学生,结果事与愿违,培养出的人才往往不能为本国所用。有些国家由于规定了各种严格的考试制度,使许多医学院校偏离了角色培养目标,纷纷被动地引导学生去适应国家各种考试的要求,结果,培养出的学生不能满足社会的需要。

医学教育是为医疗卫生事业服务的,因此,医学教育的目标必然要从研究医疗卫生服务的需要中抽象出来。显然,这种社会需要在不同的国家是不完全相同的,即使同一国家,在其不同的发展时期也存在着较大的差异。这就直接决定了不同国家、不同地区的医学教育有着不同的培养目标。不过,在坚持医学教育目标与社会及人民群众需求相一致这点上,是相同的。基于这一点,每一个医科院校都必须认真研究社会,研究社会需求。一方面,要关心社会上的各种医疗卫生问题,了解本国、本地区的常见病和多发病。例如,某些传染病是健康的主要危害,制定培养目标时必须考虑这一实际情况;又如,我国农村的医疗卫生事业是在初级保健基础上发展起来的,为了培养农村卫生保健工作人员,应当将发展初级保健与培养目标联系起来。另一方面,制定培养目标时,还要了解、分析社会各方面对医疗卫生保健服务的意见。

此外,医学院校还应注意研究其他一些与医学教育目标相关联的社会情况。应全面了解卫生系统各类卫生人员所承担的任务;应全面考虑本地区及其他地区对本校毕业生的使用情况,以免造成学用分离,例如,对医学生实行早期专业化,造成医学生专业面较窄,适应性较差,在社会中不能适应时难以去做与他的专业不相应的工作;同时,还应注意到社会经济发展不平衡给卫生事业和卫生人力部署造成的影响,比如,在我国东南沿海经济发达、人口集中的地区的卫生人力资源规划,与“老、少、边、穷”及尚待开发的地区相比较,会有较大的不同。

**2. 医学教育结构**

所谓医学教育结构是指医学教育系统的构成要素及要素之间的相互关系。由于各个国家的社会发展程度及社会制度不同,其医学教育结构也就大相径庭。一些发达国家,医学教育门类齐全,医疗卫生人员具有较高的教育水准,医学教育形成了一套完整的、复杂的结构体系;而在发展中国家,其教育系统发育还处在稚嫩时期,尚不完善,医学教育规模小,结构也不完整;甚至有些国家的医学教育基本上还是一种以培训中、初级医疗卫生人员为重点的职业教育机构,完整的医学教育结构还未形成。

从我国医学教育结构的现状来看,各种类型的医疗卫生人员的角色培养是在不同水平上分级进行的。从结构的横向层次上看,医学教育结构呈现出初级卫生人员培训、中等医学教育和高等医学教育三个层次；从结构的纵向过程来看，医学教育结构又呈现出在校教育、毕业后教育和在职进修教育三个阶段。这种层次与过程的纵横交织，构成了整个医学教育的总体结构。下面对其中的中等医学教育、高等医学教育及进修医学教育进行简要论述。

(1) 中等医学教育。中等医学教育主要是由中等卫生学校或同等机构承担，目标在于培养中级医疗卫生人员，通过培养使他们能识别最常见的疾病，能处理较简单的常见病，能把比较复杂的医疗问题和病例转到邻近的医院，能贯彻预防措施和推进本地区卫生状况的改善。在我国医疗卫生事业中，具有长期使用中级卫生人员的历史，中等医学教育已成为医学教育中结构较完整的一个系统。我国的医士教育及其他同等水平的卫生人员的培养都属于这一范围。专业包括医士、中医士、卫生医士、妇幼医士、口腔医士、放射医士、助产士、护士、药剂士和检验士等，学习期限医士类专业为四年，其他专业为三年。

(2) 高等医学教育。高等医学教育主要是由高等医药院校或医学科学研究机关承担，目标在于培养高级医药卫生人才。从一般职能上讲，高等医药院校同时负有医学教育、医学科研和向社会提供高水准医疗卫生服务的三重任务。从教学任务方面来讲，高等医药院校除提供大学生时期的本科教育外，还负有毕业后教育和进修教育的任务。大学生毕业后教育主要是按专业定向进行的专门化训练或研究生教育；进修教育则是进一步提高从事实际工作的卫生人员的能力。

高等医学教育的办学体制随着各国的教育结构不同而有所区别，从我国及多数国家的办学体制来看，主要有以下几种形式。

① 隶属于大学的医学教育。世界上多数国家采用这种方式，许多大学中，除了医学院外，还建立了牙科学院、护理学院、公共卫生学院等。为便于集中使用医学教育的各种资源，通常把同医疗卫生教育有关的系和医院集中起来，以大学医学中心或大学卫生中心的形式开展综合性的医学教育活动。我国 1952 年 7 月进行院系调整前的武汉大学医学院、震旦大学医学院、圣约翰大学医学院、国立中山大学医学院以及岭南大学医学院等都属于这一类型。直至 20 世纪末，我国仅个别综合性大学设有医学院，绝大多数医学院校均不隶属于大学。到 21 世纪初，由于我国高校之间又掀起合并的热潮，一些独立的高等医药院校纷纷合并进入综合性大学。

② 独立的高等医药院校。这种独立建制的医药院校在 20 世纪 30 年代前并不很多。我国从 1952 年院系调整以后，把一些原隶属于大学的高等医学院分离出来，成为独立的高等医学教育机构。这种方式有利于大量培养急需的专业医护人才，有利于医疗、教学、科研的统一协调。但是，这种方式使医药院校难以取得大学的支持，特别是在现代科学技术高度发展的今天，对建立多学科协作尤为不利。所以，许多医药院校都积极与大学建立一定的关系。

③ 附属于医院的医学院。这种方式发端于英国，目前，医院办的医学院仍是英国培养医生的重要途径之一。美国形式上虽没有医院办的医学院，但因为临床教学按照英国模式，在医院中进行轮转见习，从这个角度上看，甚至可以说美国的医院办学在规模上比英国更大一些。我国也有类似的教学医院。

④ 高等医药专科学校。这种方式在我国20世纪40年代就出现，从20世纪50年代至今，高等医药专科学校得到了较快的发展，已成为我国高等医学教育的一支重要力量。第二次世界大战后，迫于高等医药院校入学需求剧增，许多国家，如法国、美国、加拿大、日本和英国等也纷纷建立了高等医药专科学校，以便更快地培养大批从事实际工作的医疗卫生技术人员。

此外，许多国家还从本国实际情况出发，充分利用本国的教育卫生资源，进行了各种形式的医学教育。在我国，利用电视广播，成功地举办了电视大学医学专业班。同时，还通过业余大学、夜大、函授教育、网络教育等方式，使我国的高等医学教育向多维化方向发展。

(3) 进修医学教育。这是医学教育系统中的一个专门领域，主要是为那些已经完成基础医学教育，并正在从事实际工作的医生、药师、卫生技术管理干部、护士、医助及其他在职卫生人员提供继续教育(继续社会化)。通过这种继续社会化，使各类医疗、卫生人员跟上科学技术飞速发展的脚步，并满足社会对医护角色不断提出的新的期望。具体来说，进修医学教育的主要任务包括以下两方面。第一，对进修人员进行基本知识、基本理论和基本技能的教育，这是因为一些人在基础医学教育过程中没有得到充分的教育(这里有教或学两方面原因)，需要根据工作中的要求进行基础医学教育的加强和完善。第二，由于医学科学和技术发展的日新月异，加速了原有知识的老化，知识的"半衰期"越来越短。要保证医疗卫生工作人员能跟上新的科学技术的发展，满足社会对医疗、卫生工作不断提出的新的要求，就必须对在职人员不断实施进修医学教育。这种方式是对基础医学教育的必要补充，对于医护角色的社会化过程来说，这是个人持续终身的继续社会化阶段。

**3. 中国医学教育的特点与改革**

我国的医学教育，是在比较薄弱的基础上发展起来的，尽管经历了种种困难，到目前，仍建立了自己的具有相当规模的医学教育体系，并且根据中国实际，积累了丰富的经验，形成了自己的特色。

(1) 中国大多数人群生活在农村、小城镇。毫无疑问，医学生毕业之后，多数应当奔赴医药卫生事业比较薄弱而又迫切需要医护人员的农村、山区和基层，为生活在这些地区的占全国人口80%以上的人群服务。我国的医学教育从指导思想到具体措施上，都要求必须坚持面向农村，为大多数人服务的宗旨。我国国民经济和社会发展十年规划和五年计划纲要中指出:要把医疗卫生工作的重点放在农村。卫生部也把为"农村培养适宜的卫生技术人才，全面提高现有农村卫生技术人员的水平”作为“医学教育的重点”，以保证包括广大农村“人人享有医疗卫生保健”目标的实现。从 1983 年起，招生制度中更加注意到这一方面。比如，要求打开通向农村的道路，农、林、医、师范院校部分实行定向招生，对于毕业后定向去农村的考生给予一定的政策倾斜；要求招生工作的改革要从农村经济发展的实际需要出发，解决农村人才开发问题。

目前农村仍然还缺乏医疗技术骨干，农民解决温饱后还存在“看病难、住院难”的问题。所以，医学教育还需要关注农村医疗、卫生工作的种种问题。应该认真考虑医学教育中培养农村医生的数量，以及保证农村医生真正能分配到农村并扎根于农村、为农村很好地服务的措施，等等。

(2) 国家非常重视卫生防疫工作，预防为主是我国卫生工作的总方针，预防医学教育在整个医学教育中的地位也日益重要。我国基本上消灭了天花、霍乱、鼠疫等烈性传染病，丝虫病、疟疾、白喉、麻疹、乙型脑炎和脊髓灰质炎等也得到了控制。同时，预防医学教育也有相当大的发展。当然，存在的问题仍然不少，比如还有不少像肝炎一类的传染病需要防治，一些非传染性疾病如恶性肿瘤、心脑血管疾病的预防问题，已经摆在我们面前，城乡的卫生状况也需要进一步改善。但是卫生防疫队伍，不管在数量还是质量方面，都还比较薄弱。所以，在医学教育中，必须注意加速培养卫生防疫人员，同时也要加强在职医药卫生人员和在校学生的预防医学教育。

(3) 从教育体系上看，我国的医学教育更具有自己的特色。中医教育事业受到高度重视，得到了迅速的发展。到目前为止，全国高等中医学院发展到了 31 所，另有许多高等医药院校开办了中医和中药专业。中医教育事业为国家培养了大量的中医高级人才，其中有不少已成为医疗、教学、科研的骨干力量。在中医学院中目前设有中医、中药、针灸等专业，中医学院的教师队伍也在不断迅速成长。

但是，在中医教育的培养目标上，中医院校长期以来比较重视中医大内科通才型人才的培养，忽视了中医专科人才的培养，导致中医专科人才严重缺乏，人才结构比例严重失调。因此，有必要注意专业设置的调整，加强短线专科人才的培养。

(4) 我国的医学教育中，普遍注意对少数民族医药卫生人员的培养。1980 年 5 月，卫生部、国家民委、教育部联合发出《关于加强少数民族地区医学教育工作的意见》，指出要改变少数民族地区的医疗卫生面貌，其根本措施是培养一支少数民族医药卫生技术队伍。卫生部还指定一些高等医药院校自 1984 年起，每年定向从内蒙古、广西、宁夏、新疆、西藏五个自治区各招收一定数量的少数民族学生。

十一届三中全会以来，民族医学教育(如蒙医、藏医、维医教育)获得了很大的进展，壮医、彝医、瑶医、黎医和傣医教育也开始得到发展。内蒙古民族医学院、西藏大学藏医系、维吾尔医学专科学校等都相继建立。

目前，我国社会的政治、经济结构正在发生深刻的变化，面对社会主义市场经济的需要,医学教育要加快改革和发展的步伐。我国医学教育的改革,一方面要借鉴外国的成熟经验,引进对我国有用的东西,另一方面要从我国实际情况出发,与整个经济体制改革协调起来,跟上国民经济的发展,使医学教育在训练医护角色的过程中更好地发挥作用。在新的形势下,应加快、加大高等教育体制改革的步伐与力度。首先,要改革高等教育的办学体制,理顺教育、社会和学校三者之间的关系,扩大学校的办学自主权。其次,要改革高等教育的管理体制,实行中央与省两级管理、两级负责为主的管理体制。再次,要逐步推行学校内部管理体制改革和进一步改革招生和毕业生就业制度。要改革高校毕业生"包当干部"和由国家"统包统分"的就业制度,逐步实行在国家政策指导下,毕业生自主择业的新的就业制度。深化改革的目的,是要全面提高教学质量,提高办学效益。

## 三、医护角色的继续社会化和再社会化

**1. 医护角色的继续社会化**

一个人完成了正规的医学院校的教育,步入社会,获得了一定的社会职位,仅仅标志其医护角色的基本社会化过程的完成,并不意味着整个角色社会化的终结。为了有更完善的医护角色表演,还必须进行继续社会化,使角色表演日臻完善。这一过程也是一个与角色规范不断调适的过程,它包括心理调适、规范和价值观的调适以及知识、技能的调适。具体来讲,有如下几方面的内容。

(1) 尽快适应新的学习、工作和生活环境,才能更好地履行角色的权利和义务。从学校到单位,有一个角色转变过程,每个医护人员都将面临一个全新的角色行为模式、角色关系网络及角色环境,必须参与新的角色互动,使刚走上工作岗位的新角色逐步适应新的角色环境。首先,在互动中可使新的医护角色与其他医务人员和病人及病人家属不断接触交往,建立起感情和工作上的联系,形成良好的医际关系和医患关系;其次,新角色还可以通过互动进一步学习医疗卫生部门的规章制度、医德、医风,了解医务人员的行为模式,努力使自己的行为与整个医疗卫生系统的运行保持协调一致;再次,在这种适应过程中,医护角色可以更深刻地体验到社会的角色期望,认识到医护角色的地位、作用,从而使领悟角色和实践角色不断接近社会的期望角色。

(2) 必须将学到的理论知识与医疗实践相结合,在临床上加以灵活运用,才能培养和提高实际的角色能力。这是医护角色继续社会化中关键的一环,它可以使医护人员全面地掌握和应用已学的理论知识,并加以创造性地发挥。它包括以下三个方面:第一,将在学校里学到的医学专业知识和其他医学人文科学知识应用于医疗实践,指导医疗实践;第二,在医疗实践中检查并丰富已有的理论,积极向他人学习,吸取他人的临床经验来充实自己;第三,在医疗实践中,努力发现新问题,并在理论与实践的结合中不断解决新问题,使自己的角色能力随继续社会化过程逐

渐得到提高。

(3) 知识的不断更新也是医护角色继续社会化的重要内容。社会在不断发展,医学也在飞速前进,新的医学模式、新的医学理论、新的治疗技术和手段、新的药物、新的医疗器械令人目不暇接。学校教育远远跟不上知识的更新和发展,社会也会对各类角色提出新的期望。这就要求即使是已获得了正式医护角色位置的人,也必须在担任角色的同时继续不断地学习新的知识,了解学科前沿的新动态,这样才有可能使自己的实践角色与社会的期望角色趋向动态的一致。

继续社会化是医护角色社会化过程中的一个重要阶段,这里既可以充分发挥人的主观能动性,也可以表现出个体之间的种种差异。大部分人可望在一段时间内顺利地达到目的,成功地进行角色表演,一部分人可能需要更多时间的磨炼,少数人可能出现角色的失调,这就需要对其进行再社会化。

**2. 医护角色的再社会化**

医护角色的再社会化是社会化的一种特殊方式,它的目的在于对角色失调进行调整。在所扮演的医护角色发生严重失调时,必须中断角色扮演进行再社会化。主要有以下几种情况。

(1) 医护规范失调的调整。这种失调一般发生在医护角色扮演时发生医疗违规行为,例如,利用职业之便进行人身报复,强奸病妇,伪造出生证、疾病诊断书、死亡诊断书,工作不负责,造成误诊、漏诊,给病人生命健康带来危害等。其原因可能有两方面:一是学校期间规范教育的失调;二是医护角色继续社会化阶段规范理论与实践的冲突。

对于医疗规范失调者的再社会化,从内容上看,主要包括医疗规范的再教育和矫正违规行为两部分。从方式上看,一般采用强制再社会化。被再社会化的对象的消极因素是突出的,因此强制再社会化有着特殊的困难,任务是艰巨的。

(2) 医学知识技能教育失调的调整。这种失调也有两方面的原因:一是学校的医学教育的缺陷,也就是说,因为种种原因,存在着少数基本社会化未完成就进入到角色岗位的人;二是医学教育与医疗实践的不适应,专业不对口或不完全对口也是一种特殊的情况。一般来说,这种知识技能方面的再社会化不必强制,因为人们知识技能方面的失调,严重影响着自身的生存和发展,为了自身的前途,人们不能不自觉地接受再教育,重新到学校(如医师进修学院等)进行知识、技能的再学习。

(3) 社会和医学新发展带来的角色失调的调整。在现代社会中,科学技术的日新月异,无论人们在基本社会化过程中积聚了多少现代的知识和技能,也不能完全克服社会和医学科学飞速发展带来的医护角色的失调。这就要求医护角色必须适时地、有计划地中断角色行为,主动进行再社会化,去补充新的知识,汲取新的养料,以常新的面貌塑造出新型的医护角色模式,适应社会和卫生事业发展的需要。

# 第四章　病 人 角 色

病人是医疗卫生活动的主要对象，病人角色是医疗卫生领域中特殊的重要的角色，医生、护士角色与病人角色处于相互依存的特定的统一体中，他们之间的关系是密不可分的。一般的社会成员一旦进入病人角色，其情感、需要、社会关系和社会行为等心理或社会方面都会发生相应的变化。医学社会学也要把病人作为特定的社会角色进行研究。

## 第一节　病人角色概述

### 一、病人角色含义的社会学讨论

病人角色是一种特殊的社会角色，病人由于患病事件的出现，其心理过程、社会关系和社会行为都会发生变化，所扮演的社会角色也必然发生变化。

**1. 帕森斯对病人角色概念的界定**

把病人作为一种社会角色，最早是美国著名社会学家 T. 帕森斯（T. Parsons，1902—1979 年）1951 年在他的著作《社会制度》中提出的，他认为病人角色的概念包括四个要点，也就是从四个方面来界定病人角色。

(1) 病人可从其常态时的社会角色中解脱出来。一个人如果患病，可以免于执行其平时的角色行为、免于承担其平时要承担的社会义务。这种解脱，与所患疾病的种类以及疾病的严重程度相关。越是严重的疾病，越是可以更多地解除原有的角色行为和社会责任。一个职员如果感冒，可以请假暂时不去上班；如果是癌症晚期、长期卧床，则需要办理“病休”或者“病退”手续。

(2) 病人对其呈疾病状态没有责任。一个人得病通常是自己不能控制的，社会不能因此责怪病人患病。例如，一个人因天气酷热而中暑，对于这种疾病状态的出现，病人是无法负责的。社会所能够要求病人的，是要求病人应该尽可能快地设法从疾病状态中恢复。

(3) 病人应努力使自己痊愈。这是说病人应该认识到生病是不符合社会对个人的期望的。社会希望它的成员健康，能承担社会角色、社会责任。至于从常态的社会角色和社会责任中解脱出来，只是暂时的，作为病人应该力图重新恢复健康。换句话说，病人有努力恢复健康的义务。

（4）病人应寻求在技术方面的可靠帮助，应找医生诊治且应与医生合作。

总之，帕森斯的病人角色概念，既强调了病人有从常态社会角色中解脱出来的权利，又认为病人有寻求医疗，早日康复，从而恢复其社会职责的义务。

帕森斯第一次用社会学的眼光来审视普通的常见的病人和病人角色是非常有意义的。但他对病人角色这种较为简单化的提法又使人们从不同方面对此提出了批评和补充。例如，患病较轻或患慢性病的病人就不一定能够并且也不一定应该解除其常态的社会角色和社会责任。又如，一个故意违反交通规则或者故意违反操作规程而导致自己受伤的病人就不能不对自己导致伤残的行为负责。另外，一个病人想治病、想康复，但在客观上未必能办得到，因为这一点往往要受到社会经济条件、医疗技术水平等多种社会因素的制约。

**2. 登顿关于病人角色的讨论**

美国社会学家 J. A. 登顿(J. A. Denton)也曾归纳出能对病人角色的期望产生影响并使之发生变化的八种原因，这种讨论对从社会视角观察病人角色是很有帮助的。

（1）因人而异，因病而异。同样的发热出现在母亲身上，这位母亲可能觉得不太要紧，但是，她的婴儿出现同样的发热，母亲就会十分重视。另外，对于一种可以治好的疾病和不治之症的期望是完全不一样的，甚至对同一种疾病在其不同严重程度、不同发展阶段的期望也是不一样的。

（2）因治疗某疾病的可能性而异。例如，一个人患了重感冒，一般情况下，可能被要求去医院就医诊治，但是，如果在流行性感冒大流行时，医院人满为患，那么同样的感冒状况可能只希望病人在家休息。

（3）因对某种社会人口状态的看法不同而异。例如，社会上经常存在着一种看法：老人总是有病的，常常不论老人是否真的有病，总把他们当成病人看待。

（4）因期望者与被期望者之间的关系不同而异。例如，同一个病人，他的配偶就常常强调该病人应减少其他社会角色义务；他的雇主则常常强调该病人应尽量减少对工作能力的丧失；而医院的医生则是强调该病人要听从医务人员的劝告，等等。

（5）有关人员对某种疾病的信念不同导致态度也就不同。例如，怀孕、分娩、酗酒等，社会有人将此看成是病患，有人则不看成是病患。

（6）患病个体的社会价值不同，人们的看法也就不同。例如，老人、穷人、酗酒者、自杀未遂者等情况可能会被认为社会价值下降。

（7）根据病程的长短和与有关人员的利弊关系不同，有关人员的期望也就不同。

（8）有关人员离病人所在地的远近不同，期望也不一样。例如，陪病人住在医院的有关人员和在外地的有关人员，他们对病人的期望是不一样的。

**3. 社会学视野中的病人角色**

随着医学模式的转变和医学社会学的发展,人们对病人角色的社会层面的意义越来越关注,学者们也提出了一些不同的界定。一种观点认为,病人一词指的是一个求医的人或正在被医治的人。也有学者认为,病人的概念实质上乃是一个社会性的概念,病人是需要用求医行为来加以定义的,因此把病人角色定义为"有求医行为或正处在医疗护理中的人"。这个定义的特点是:病人角色必须以医生承认为前提;病人并不一定都要患病,只要医生认定需要医疗服务,就可以称为医学上的"病人";即使患病,但没有受到医疗服务,也算不得病人。显然,这种界定强调了求医行为这一社会现象,然而却离开了患病这一客观事实,最终,也很难对病人角色的概念自圆其说。它既不能区分出那些有求医行为的"病人"中哪些是"诈病者",也很可能会漏掉一批因种种原因没有求医的患病者。

我们认为,看起来似乎简单的病人角色概念,实际上有它的较为复杂的内涵和外延。对它既要从医学、生物学的角度进行考察,又要从社会学的角度进行考察;既要对社会上各类病人求医状况进行横向的分析,又要对病人角色的自我认知、医学认知、社会认知的发展过程进行纵向的考量。首先,"病人角色"的内涵应包括:生理或心理异常,出现医学意义上的阳性体征,患病这一客观事实规定着病人角色的本质;以医学标准为前提,病人得到社会和其他社会成员的承认,病人因此享有特定的权利和履行相应的义务;病人应该有相应的行为模式。其次,从病人求医状况进行横向的分析,病人有预防求医行为、门诊求医行为、住院求医行为和康复求医行为四类,与此相对应,就有预防病人、门诊病人、住院病人和康复病人等外延的规定。再次,从对病人角色的自我认知、医学认知、社会认知的发展过程进行纵向的考量,病人的认知经过非病人、潜在病人、知晓病人、行为病人(也可称为角色病人或求医病人)的过程,所以,从这个意义上说,病人应包括潜在病人(talent patient)、知晓病人(aware patient)、行为病人(active patient)和假病人(foules patient)即"诈病者"。

## 二、病人角色的确认

综上所述,患有疾病是确认病人角色的前提和客观基础,至于是否求医或得到医疗帮助,则会受到种种社会因素的影响和制约。因此,仅仅以求医行为作为确认病人角色的标准是不够的,也是不准确的。作为一种事实判断,病人角色的概念需要一个客观标准支撑,但是,作为一种判断又必然伴有人们的认知过程,受主观因素的影响。这种复杂的社会心理过程也就是病人角色的自我确认或社会确认的过程。

**1. 病人角色的自我确认**

病人角色自我确认是一种病人对自身患有疾病的自我发现、感觉或认定的社会心理过程，常见的表现形式有以下三种：①病人发现或感觉到自己患有疾病，并且承认患病，愿意放弃原有社会角色的权利和责任、义务，进入病人角色接受医疗照顾，对于住院病人而言，尤其如此；②尽管病人发现或感觉到自己患有疾病，但不承认患病(如“隐病者”)或承认患病但不愿放弃当前社会角色的权利和责任、义务；③由于怀疑或担心自己患有疾病，或由于某种原因诈病，主动要求解除当前社会角色的责任，享受病人角色的待遇。

**2. 病人角色的社会确认**

病人角色社会确认是指社会认定某个人已经患有疾病，应当得到医疗服务或相应的社会照顾，它主要以医疗服务部门根据医学理论、方法或技术手段作出的诊断为依据，具有较大的权威性。另有一种情形常见于就医不方便的地区，通过社会成员根据已有的医学常识或患病体验来进行确认，其中医疗部门的确认意义更为重要，对病人角色的确认起着决定性的作用。当然，医疗部门也可以根据医学理论、方法或技术手段作出的诊断为依据，确认某人没有患病或者已经痊愈，即已经从“病人角色”中脱离出来，可以重新履行原来的社会角色的权利和责任、义务。

可见，自我确认与社会确认都是以事实判断为依据，它也反映了社会对人的生命价值的看法和对健康与疾病的认识。总之，患病是确认的前提，求医行为提供了确认的可能性，而医疗部门的确认起了决定性的作用。如果自我确认与社会确认结论一致，病人可以享受这一特殊角色的一定权利，受到社会照顾和医疗护理。如果两者结论不一致，当社会确认而自我不确认，就有可能出现被动求医或强制性求医而解除或部分解除原有社会角色的权利和责任、义务；反之，自我确认而社会不确认，就可能被当做“诈病者”或多疑者而难以得到社会照顾和医疗支持。

## 第二节　病人角色的权利和义务

作为一种特定的社会角色，病人角色也与其他社会角色一样，有其相应的权利和义务。

### 一、病人角色的权利

以前，病人角色的权利很少被考虑到，似乎病人只是听命于医生、护士的求助者。在传统的生物医学模式下，医疗活动所重视的对象是疾病而不是病人，重视人的生物特征而不是社会、心理特征。在这种模式的影响下，医患之间容易形成支配与被支配的关系，病人的权利不仅有限，而且也难以保障。尊重和维护病人的权利是社会进步的产物，它不仅取决于医务人员自身的道德水准，还要受到一个社会的政治、经济、文化等多种因素的影响。

19世纪以来,一些国家、国际组织及学术机构开始致力于争取和维护病人权利的工作,有些国家还通过法规的形式对病人的权利作了规定。特别是近几十年来,争取病人权利的运动有了很大发展,对病人权力有了较明确的规定,1980年美国召开的第一届全美病人权利会议提出:病人作为人要受到尊重,有权享受足够的相应医疗和护理;有权保守个人秘密;有权了解诊断、处理、治疗、预后等确切的内容和结果并能得到通俗易懂的说明;在治疗处理之前,有权要求对其内容和选择进行说明并决定同意与否;尤其作为临床实验研究时,要强调说明,病人有权了解其副作用;有权拒绝非诊断治疗活动;有权拒绝医疗处理并有权知道由此所引起的后果;没有正当的医学理由,医院方面无权中止医疗活动;等等。

我国学者对病人的权利也进行了广泛的讨论,邓国祥将病人的权利概括为"三权",即医疗享有权、病人认知权和自由选择权,并指出任何病人都有平等权利享有必要合理的医疗照顾,有权知道诊断及治疗内容,有权选择治疗方案和服务措施等。邱仁宗认为,首先要尊重病人的自主权,就是要尊重由病人来选择是否同意医生所建议的治疗方案。同时,病人应享有认真的、受到尊重的医疗护理权利、知情同意的权利、隐私保密的权利,提出有关医护意见并得到答复以及要求医院解释医疗费用等权利。可见,维护病人的权利,首先是要打破在传统生物医学模式下医患之间常易形成的支配与被支配的关系,保证病人享有平等医疗照顾的权利和人格受到尊重的权利。这是一个有特殊意义的社会问题,不仅仅需要医疗领域内部,更需要整个社会的共同努力。

## 二、病人角色的义务

病人角色也和其他任何社会角色一样,不仅有角色权利的规定,还有角色义务的规定。权利和义务是相辅相成的,没有无权利的义务,也没有无义务的权利。病人的义务必须以必要的权利为前提和保障,但是,如果只讲权利,不讲义务,那么这种权利也就得不到社会的认可。

病人应尽的义务是:尽可能及时就医,积极配合治疗,促进疾病康复;遵守医嘱,遵守医院的有关规章制度;在医疗过程中尊重医务人员及其他人的劳动,如诊断、治疗、家庭随访等;所患疾病具有传染性时主动自我隔离,保护他人及周围环境,防止疾病传播;不提出超过实际情况的要求,避免转嫁经济和精神负担。

总之,就医院、医务人员和医疗卫生管理人员来说,需要认真研究和贯彻关于病人的权利的各项要求;就病人、病人家属来说,需要认真研究和贯彻关于病人的义务的各项要求。这两种要求相辅相成,相得益彰。

# 第三节　病人角色的扮演与角色关系的调适

人的一生都扮演着各种各样的社会角色，包括病人角色。承担病人角色，就意味着要放弃或部分放弃原有角色的行为模式，如权利、义务及社会地位等，同时还要学习和掌握病人角色的行为模式。这就需要有一个认同和扮演、失调和调适的过程。

## 一、病人角色的认同和扮演

**1. 病人角色的认同和扮演经历的四个阶段**

我们将病人对病人角色的认识和接受过程称为病人角色的认同和扮演过程。这一过程的实现一般经历以下四个阶段。

(1) 感受与怀疑阶段。病人常常感到身体不适或发现有异常，但不愿承认或无法确认患病这一事实。

(2) 求医与不安阶段。面对患病事实，开始自己用药和求医，希望早日恢复健康但又不知疾病预后而惶恐不安，心烦意乱。

(3) 治疗与认同阶段。病人完全投入病人角色，一方面接受正规治疗，一方面安于接受社会、家人各方面的照护。

(4) 康复与解脱阶段。经过积极的治疗、护理，病愈康复，从病人角色中解脱，恢复原有社会角色。

**2. 影响病人角色的认同和扮演的因素**

影响病人角色认同和扮演过程的因素很多，主要有以下三个方面。

(1) 个人情况。包括病人的年龄、性别、文化程度、职业、医学常识水平等。

(2) 疾病情况。包括所患疾病的性质、严重程度、病程发展、疗效等。

(3) 医疗机构情况。包括医务人员的水平、态度、医疗环境等。

了解影响角色认同和扮演过程的因素，有助于缩短病人角色的认同过程，有助于个人以积极的心理状态和行为方式配合治疗，有助于医疗服务部门顺利地开展医疗卫生保健服务，控制和减少疾病对社会的影响。

## 二、病人角色的失调和调适

由于个体和环境的差异，病人实际进入角色状态与社会期望角色并非完全吻合，从而出现角色认同和扮演的失调，主要表现为以下几种类型。

**1. 角色行为缺无**

角色行为缺无是指病人未能进入角色。虽然医学或社会认同，但病人本人不承认或没有意识到或不愿意识到自己是个病人,故不愿对病人角色进行认同。这种情况较复杂,一种情况是在某些社会环境下,患病意味着入学、就业、婚姻等会受影响,使人不愿承担病人角色;另一种情况是由于医学卫生常识缺乏,对疾病的严重性认识不足,无所谓;还有一种情况是由于社会文化的原因,某些病人,如性病、传染病病人等不愿承认自己患病,不愿按病人角色的规范行事。

**2. 角色行为冲突**

角色行为冲突是指病人角色与其他角色发生冲突。这是由于在角色认同过程中病人对某种需要的迫切要求或强烈程度超过了求医治病的动机,故不愿放弃原有的角色行为。因为一个人在不同的社会环境条件下担负着不同的社会角色,次要角色从属于主要角色,如在单位可能是教师或医生,在家中可能是父母或子女。一个人在长期的社会生活中已经形成与所扮演角色相适应的思维方式、行为模式及情感和追求等。当患病时,需要从原有的社会角色转化为病人角色,这样就使病人产生了某种失落感而焦虑不安,无所适从。

**3. 角色行为减退**

角色行为减退是指进入病人角色的病人在患病期间,由于突发事件或更强烈的情感需要,引出新的角色行为,使病人角色行为受到冲击而减退。如家属突发更重的疾病或出现意外,这时病人会放弃休息或治疗去照顾家属。

**4. 角色行为强化**

角色行为强化是指已经认同病人角色的病人,由于依赖性增强和自信心减弱,对疾病的自我感觉过强,从而安于患病现状,对疾病治愈后重新承担原社会角色感到恐惧不安,希望继续获得病人角色的利益。常见于疾病治疗的后期,家庭关系不和、人际关系紧张等不良社会因素均可能造成病人角色的强化。

**5. 角色行为异常**

角色行为异常是指受不良环境影响或受疾病折磨,使病人感到悲观失望,导致病人行为异常。如病态固执,对医务人员的攻击性行为,抑郁厌世甚至自杀等。

## 三、病人角色利益的失与得

扮演病人角色,必然解除或部分解除常态社会角色的权利和义务。由于不能进行正常的社会生活和社会工作,也就意味着要失去一部分作为正常人的利益和享受,家庭的欢乐或多或少也要受到影响。如:扣发奖金、津贴甚至工资;承担全部或部分医疗费用。当然,病人也不会因此而失去全部的利益。有一部分病人会因为患病而获得原有社会角色所不可能获得的利益,即病人角色利益。这些包括:得到一定的困难补助,得到同事、亲友在精神上和经济上的照顾和支持,得到社会的资助,等等。病人因为患病而获得角色利益,从积极方面看,可以减轻病人在患病治疗期间经济上、社会上、心理上的负担,顺利进入病人角色的认同与扮演,积极配合治疗，争取早日康复。从消极方面看，这种病人角色利益也可能使病人利用患病这一事实，提出不合理的要求。少数病人还可能利用休息的权利，从事第二职业，这就与病人角色的行为模式相违背，也不利于治疗和康复，应该予以制止。

# 第五章　病人角色行为

社会行为也就是社会角色的动态表现，是指人为了维持个体的生存和发展，在适应不断变化的复杂环境时所作出的反应的动态表现。病人角色行为则是指病人在求诊、治疗、休息、康复期间，对自身疾病和外在环境所作出反应的动态表现。在通常情况下，病人角色行为主要表现为疾病行为、求医行为(包括求巫行为、求神行为及其他特异行为)和遵医行为等。病人角色行为根据其表现方式又可分为内隐与外显两种。内隐行为是指思维、想象、记忆等心理过程，外显行为是指一些可被直接观察到的动作过程。研究病人角色行为对提高临床诊断、治疗以及医疗服务的质量和效果有着重要意义。

## 第一节　疾病行为

### 一、疾病行为的概念和类型

所谓疾病行为是指当一个人自觉疼痛、不舒服或出现由于器质性病变及其他原因引起的功能障碍时，会产生病感体验，这种体验往往会引起具有特定社会意义的行为反应，这种行为反应称为疾病行为。

行为主义认为，行为是生命有机体对内、外环境刺激的反应。从这个意义上讲，疾病行为是人对自身内部不良刺激或外部不良刺激的反应。

(1) 对外部不良刺激的行为反应。如住院期间，由于不适应新的环境和新的交往对象而产生的行为反应，主要有焦虑不安、孤独感、烦躁等。

(2) 对内部不良刺激的行为反应。主要指由于疾病而引起的不适的行为反应，如恐慌、痛苦、抑郁、焦虑等。这种行为反应的强烈程度、表达方式、持续时间与病人的心理素质、年龄、文化程度、社会地位等因素有关，而起决定性作用的是不良刺激的性质与强度。

疾病行为根据其表达的临床意义和性质的不同，通常可以分为以下三类。

**1. 病理行为**

这种行为本身直接表达了病人躯体生物学改变所呈现的某种病理状态。例如，震颤麻痹者所特有的四肢震颤，脑出血病人所特有的对侧肢体的交叉性偏瘫，小儿麻痹症病人的跛行，肩周炎病人的肩部运动障碍等，这些特定行为都是病人对躯体内部不良刺激的一种比较单一的、直接的行为反应,其意义也是比较明确的。临床上常常被视为具有病理意义和诊断价值的阳性体征。

**2. 病患行为**

这种行为以认知、情感、过去的经验等心理过程为中介,用于表达一定的躯体或心理疾病。这类行为主要发生在诊治前、诊治过程中以及康复时,是一种以主观感受为中介的行为反应,主要表现有痛苦、焦虑、恐怖等情绪体验和相应的语言、行为表达。例如,依赖性增强,自尊心增强,猜疑心加重,情绪不稳定,孤独感加重,主观感受异常,习惯性心理,适应性降低,等等。由于存在着心理活动这一中介机制,这类行为反应的方式比较复杂,一般易受主观意念、认知结构、性格、气质和角色地位等多种因素的影响。有调查表明,在患病过程中,女性比男性有更多的心理行为反应。

**3. 病态行为**

这一类行为其本身就是病态的,是一种偏离正常行为模式或社会标准的行为,其后果对本人或社会都是不适宜的。如洁癖者的反复洗手、性变态病人的异常性行为、癔症病人的歇斯底里等。产生这类行为的原因,可能是病人原有的疾病,也可能是一种继发的心理功能紊乱。对这类行为的判定受到社会文化等多种因素的影响。

疾病行为具有医学和社会学双重含义,医学社会学更关心那些与医学有关的社会行为,关心疾病行为所产生的特定社会意义。

## 二、疾病行为的确认

疾病和疾病行为是两个既密切相关又完全不同的概念。疾病行为的确认有时很容易,有时却很难,这里提出两条确认的依据:第一,要确认是否患病,其目的是为了了解有无异常的刺激源存在;第二,要确认与疾病(刺激)相关的异常行为(疾病行为)的存在,并且要确认异常行为(疾病行为)与某种疾病的特定关系或联系的存在。在实际生活中,人们可能先发现异常行为(疾病行为),然后才进一步发现或确诊其疾病;也可能先确诊其疾病,然后进一步发现其行为的异常。因此,刺激(疾病)与行为反应的因果关系并不总是非常清晰明白地展示给我们,而需要运用一定的手段和方法才有可能真正了解。

**1. 确认行为者是否患病**

确认疾病行为的首要依据就是看引起疾病行为的那种刺激是否存在。疾病在发生、发展、变化过程中,作为一种特定的信息必然对病人的大脑中枢神经系统和周围神经系统产生各种刺激,从而引起不同的行为反应。但是对于体内不良刺激的信息,并不是人人都能感受到或者意识到它所具有的疾病意义。对于这种信息的觉察和认识受病人认知水平、经验、卫生保健知识以及健康价值观等多种因素的影响。一般来说,人们在出现某些症状时,是否意识到这是疾病信号而采取就诊行为,与其社会地位有关。如腹部肿块,社会地位高的人,就诊率偏高;而社会地位低的人就诊率则偏低。美国学者 D. R. 麦肯尼克(D. R. Mechnic)认为人们判断自己是否有病,与下列因素有关:①症状的数量和持续时间的长短;②个体认知症状的能力;③能感受到的症状的严重程度;④此种症状所致的社会能力和体力的丧失程度;⑤文化背景,如某人、某群体、某社会机构对于耐受病痛的强烈程度等;⑥可以得到的信息和医学知识。[①] 当然,确诊疾病的最重要途径是临床体检和运用特殊仪器设备的检查等。另外,外部的不良刺激又同时可能引起身心两方面的变化,既损害了人体的生物学特性,又引起异常的行为反应,如车祸、溺水等意外事故,对受害者身心两方面的影响都是严重的,而且,身心的变化还可能进入一种新的互为因果的不良循环之中,这样就使对始发刺激因素的确认变得格外重要。

**2. 确认与疾病相关的疾病行为的存在**

确认疾病行为的第二个依据是看行为本身是否具有临床意义,即确认疾病行为与某种疾病的特定关系或联系的存在。这可以通过以下三个途径来实现。

(1) 观察。大部分疾病行为都是可以被直接观察到的,如行动迟缓、怪癖、呼吸急促、表情痛苦、烦躁不安、焦虑等,这些行为与一般健康人的社会行为是不一样的。

(2) 通过检查而获得。这些检查包括一般的体检、问询和行为测量等。有些行为异常,如肢体运动障碍、思维障碍、语言障碍、情感异常等,只有通过特定的检查才能被确定。

(3) 病人的陈述。患病时的孤独、恐惧、焦虑、绝望、痛苦并非都能直接被观察到,这类属于隐性行为的异常情况往往需要通过病人的陈述才能被全面了解。当然,这种陈述常常受制于病人的自我感受、心理卫生常识等因素。

疾病行为的确认还必须注意以下两点。第一,社会文化标准在一定程度上影响着人们对疾病行为的判断和关注。有些国家把病人住院期间的行为反应(异常)视为“正常”而不加关注,但在另一些国家,这种行为反应则会受到经治医生、护士的重视,甚至可能得到心理医生或精神病专家的会诊和治疗。第二,病人的主诉也有真假之分,在确定疾病行为时必须加以鉴别。

## 第二节 求医行为

按正常情况,求医行为是指发现自己正处于疾病状态的人去医院就诊寻求治

---

① Readingsin D Mechnic. Medical Sociology[M]. New York: The Free Press, 1980.

疗的行为。一般认为,求医行为分为两类,一类属于一种医学性求助行为,它可以使病人得到医务人员的帮助;另一类是非医学性求助行为,主要是指病人寻找各种非医学专业人员,如亲属、朋友、同事等,获得某种帮助或劝导,这种行为常常构成求医行为的中间阶段,最终可能导致病人与医生的直接接触。因种种原因有病不求医而被迫求医者以及诈病者的"求医行为"更是有着复杂的个人和社会的各种原因,需要通过医学社会学的研究来加以甄别与区分。

## 一、求医动机与求医行为的类型

所谓动机是心理学家们对个体行为的原因及其表现形式的一种推理性的解释,是指引起个体活动、维持已引起的活动并促使该活动朝某一目标进行的一种内在感受过程。如饥饿就会引起个体求食的行动。人在患病后,病人通过自我感觉、过去患病的经验、对疾病发展的预后及安全的需要而产生求医动机,进而产生求医行为。一般情况下,患病并有自我体验是产生求医动机的基础,求医动机是求医行为的始发因素。但并不是所有有求医行为的人都具有求医动机,有一部分人是被迫或出于其他动机求医的。因此,根据求医行为是否源于病人自身的求医动机,可以把求医行为分为两大类。

**1. 主动求医行为**

这是正常情况下的求医方式。病人由于觉察到了自身躯体或心理上的不良刺激信息,在权衡轻重及考虑有关条件后,产生求医动机,最后转化为相应的求医行为。主动求医的行为基础是病人求医动机的存在,而求医动机则是病人的病感、过去经验、安全的需求、对健康与疾病关系的认识以及对疾病发展的预见等诸因素综合作用的产物。

有求医动机是主动求医的前提,没有求医动机就不会有主动求医行为。但是,有求医动机并不一定就有求医行为,因为在由动机转化为行为的过程中还要受到很多因素的影响,如个人的经济条件(对医药费用的支付能力)、社会医疗卫生福利状况等。

**2. 被动求医行为**

被动求医行为可分为两种情况,一种是病人本人没有求医动机,但在他人的劝说、要求或督促甚至强制下去求医,这里配偶或父母的建议有着重要的影响作用。这类病人的求医行为是不稳定的,在求医过程中如遇到某种不便,很可能会放弃求医或出现不遵医嘱的情况。另一种是病人由于处于休克、昏迷或严重精神异常之中,自主意识丧失,是在家属或他人的帮助下去求医的。病人的求医动机的内部构成是相当复杂的,在很多情况下,病人的求医行为直接取决于几种与动机构成有关的因素,而不同的病人求医动机也可能不同,如同其他社会行为一样,在其背后往往存在着许多与动机构成有关的复杂因素。我们把这些与动机产生和动机构成有

关的因素,称为动力因素或始动因素,它包括以下几种:

(1) 自我感觉不良或经他人提示发现自身机能异常而求医,其目的是为了对疾病进行检查、诊断、治疗和恢复健康,身体不适、疼痛、活动障碍以致难以忍受是促使病人就诊的直接动因;

(2) 出于预防、保健需要而求医,如接种疫苗、健康检查、流行病普查等,目的是为了预防疾病和全面了解身体的健康状况;

(3) 为非医疗目的求医,如为了请“病”假,为了调换工作,或逃避某些社会责任、义务等而诈病求医;

(4) 法律原因的求医,如为了法律纠纷而求助于医疗部门进行裁定等。

在上述四种动因中,既有个人原因,也有社会原因,求医行为主要取决于上述动因作用的大小。有人对肝炎病人求医行为的动因做过调查,其结果如下:求医的肝炎病人中,为彻底治疗的占42.35%,为减轻症状的占30.16%,为防止传染的占12.94%,因家属或单位要求的占9.94%,为进一步确诊的占2.35%,因医生要求而求医的占1.18%,其他动因占1.08%。调查表明,约半数以上的病人求医动因都是从治疗疾病、消除症状考虑的。

## 二、影响求医行为的因素

影响求医行为的因素很多,大致可分为两个方面:影响构成求医动机的因素和影响动机向行为转变的因素。前者有的是自我感觉不良,为了对疾病进行检查、诊断、治疗;有的是自我保健需要,全面了解身体状况;有的是为了逃避工作和现实,达到请假目的等,这些都是与动机的产生和构成有关的因素。这些始动因素的强弱对于是否有求医行为有很大影响。因为人们有求医动机不一定产生求医行为,由求医动机产生或转化为求医行为的过程还受很多因素影响。后者虽然不能决定或构成求医动机和求医行为,但对动机向行为的转变仍起着重要的作用,常见的有以下几种因素。

**1. 经济方面的因素**

个人及家庭的经济状况决定着人们对医疗费用的支付能力。目前,世界各国的医疗保健福利制度有所不同。有不少国家,病人完全靠自己来支付医生和医院的各项费用,因此,经济收入就有可能影响病人的就诊率。在中国,国家工作人员和企事业单位的职工都享受免费医疗保健(公费医疗),个人经济收入状况一般对求医行为影响不大。但在农村,由于农民不享受公费医疗,医疗费用主要靠自己支付,因此,经济收入状况就有可能影响就诊情况。多项调查结果都表明,就诊率与经济状况呈正相关关系。

**2. 认知因素**

对健康与疾病认知水平高的人,患病时求医的可能性增大,这是因为掌握一定的卫生保健知识有助于人们较早地觉察到疾病的某些症状，并且对疾病的发展变化有一定的预见性，对疾病的严重性和危害性一般也比较重视，这就增加了就诊的可能性。反之，那些对卫生健康认识不足或缺少卫生常识的人对疾病的敏感性就差，有时即使感到不适或发现某些体征也不一定及时就医。

**3. 心理因素**

病人对疾病过于恐惧或对医院、医务人员和某种诊疗手段有恐惧心理，或对某些疾病有耻辱感，都会使求医行为相应减少。有人调查儿童不愿就诊的原因，其中主要是对医院、医生或治疗的恐惧心理。又如，中国性病病人的就诊率非常低，主要原因就是病人因患病而产生的强烈耻辱感。

**4. 文化价值观**

人们对患病与否的判断常常受到社会文化因素的影响，如人类学家的调查发现，在某些原始部落，一些患有精神病的人被当做“通神”的人而请为祭司，而美国西南部的奇卡诺人把腹泻、发汗、咳嗽看成是正常的，这就使相当一部分病人在特定的文化环境中过着“正常人”的生活而不去求医。

**5. 地理环境因素**

就医地点的远近、交通是否方便都会影响病人的求医行为。有人曾调查农村病人的就医情况，从不同医疗点服务半径看，乡与村距离在 4 km 以上的，病人去乡卫生院就诊人数占诊疗总人数的 19.98%，乡与村距离在 2.5 km 以内的，病人去乡卫生院就诊人数占诊疗总人数的 30.6%，县与乡距离在 20 km 以上的，病人到县医院就诊人数占诊疗总人数的 4.69%，县与乡距离在 20 km 以内的，病人到县医院就诊人数占诊疗总人数的 12.6%。可见，病人的求医行为与就医地点远近有一定关系。一般来说，就医地点越近，就诊率就越高。

**6. 医疗服务条件**

医疗服务条件好、质量高，病人就诊率就高。从一般意义上讲，病人更愿意到条件好的医院就诊。当然，病人关心的绝不只是医疗仪器设备如何，还关心医务人员的医德、医技、医风以及就诊方便与否等与医疗服务质量有关的问题。雷卡特和霍夫曼的研究发现，病人在诊所内候诊 85 min，不就诊率为 27%，当候诊时间减少到 33 min，不就诊率下降到 13%。有些病人不愿求医的原因之一就是看病不方便或嫌某些医院的服务质量太差。

**7. 所患疾病的性质**

这里涉及两个方面内容：一是疾病发展的情况，二是对疾病性质的认识。当疾病在短时间内加重，往往能引起病人及家属的关注，但这还要看病人及家属所掌握的健康卫生常识是否足以认识到这一点。对疾病性质的认识包括理性和感性两个层面，理性层面是指对某一疾病发展变化的了解以及对结局的预测；而感性层面是指病人能否直接感受到疾病带来的痛苦和不适。一般来说，能给人感官以强烈刺激的剧痛、大量出血、严重外伤等,都能促使病人前去就诊。班克斯(Banks)等人对头痛等6种症状的就医率做了统计,结果表明:头痛的就医率为0.54%,背痛的为1.92%,情绪问题的为2.17%,腹痛的为3.44%,咽喉痛的为5.5%,胸痛的为7.14%。显而易见,急性病人的就医率远远高过慢性病人。可见,病程的缓急、症状的不同都会影响人们的求医行为。

**8. 其他因素**

工作忙,没有时间,担心经济上的损失,怕麻烦,掉以轻心等,都有可能成为一些人有病不去就医的因素。

病人的求医行为有一个复杂的心理准备过程,上述因素有时单独发生作用,有时通过相互整合产生综合影响。其实,要提高病人的就诊率,减少有病不求医的现象,仅考虑强化求医动机是不够的,应当从个人与社会两方面着手。个人方面主要包括:学习卫生保健常识,培养卫生观念,改善经济条件等;社会方面包括:建立和健全医疗卫生保健制度,改善医疗服务质量,广泛进行卫生健康与防病、治病的宣传教育,增加社会医疗卫生事业投资,增加社会成员的经济收入,为病人就医提供社会、经济、时间等方面的便利,妥善处理好病人就医后可能出现的社会、家庭、个人问题等。

## 三、病人与求医行为

病人是医疗活动的对象。过去认为病人就是患有疾病的人,但从医学上讲,几乎每个人身上都可以找到一种至几种医学上称为疾病的毛病,例如近视、痔疮、疣、龋齿、扁平足、足癣、口吃、失眠、肥胖等,这些“毛病”的拥有者以及其他各种体征指标偏离正常者,往往没有被称为病人。而进行正常分娩的产妇虽称为病人,但实际上她们并非患有疾病。现代对病人的定义则是有求医行为或正接受医治的人。显然,患病通常使人主动去寻求医治,但从以上分析可见,并不是所有病人都可能去寻求医治而成为受到医疗照顾的病人。同时,也不是所有寻求医疗服务的人都是有病的人。

在现实生活中,伪造发热等诈病者以及仅仅为了开张病假条而来求医的无病者并不罕见,还有为了逃避各种现实而住进医院寻求医疗帮助的人,他们并非是真正的病人,但他们却具有病人的身份。他们的求医行为多是出自社会的或心理的原因。

还有许多真正患有疾病、甚至严重疾病的人,往往由于经济困难、交通不便、工作太忙,或者由于对疾病的严重性认识不足,或者由于其他各种心理及社会原因对健康持冷淡、听之任之的态度,而未去求医,这种情况比较普遍,即使在享受公费医疗的人群中,也有的因为医疗服务不便,看病时挂号、候诊、取药时间长,不如自行用药等原因而拒绝求医。

可见，在社会现实生活中的人并不一定都是健康人，而住院治疗的人也并非都是有病的人。由于并不是所有的病人在患病后都会主动去寻求医疗帮助，因此，医疗卫生服务不仅要注意那些有求医行为或正在接受医治的人，还应关心那些由于种种原因而未去求医的人。现代的医学模式也要求医务人员应从生物的、心理的、社会的三方面对其主动开展医疗保健服务。

## 第三节　遵医行为

病人的遵医行为是指病人遵照医嘱进行预防、治疗疾病的行为。它体现病人在求医、治疗的过程中和医嘱保持一致的行为。反之则是不遵医行为。医生对病人的诊断、治疗原则，甚至具体方案，基本上要让病人及其家属做到心中有数。如医生在医嘱中要将治疗手段、药物及其剂量、次数、用法告诉病人及其家属。有时候，病人家属及单位也可参加协商，提出建议。病人能否遵守医嘱是由病人的遵医行为决定的。如果医生对病人所患疾病的诊治及时、合理，而病人不遵照或不完全遵照医嘱配合治疗，医疗效果肯定不会满意，甚至无效，并且会造成医药资源的浪费。为了提高医疗效果，减少医药资源的浪费，必须高度重视对病人遵医行为的研究。

遵医行为可从如下两方面进行分析。

（1）从医务人员和医疗组织的角度来看，如果医务人员缺乏医德修养，对病人服务态度不好，有冷、硬、顶、推行为，再加上医务人员业务水平低，工作不负责任，医疗上很容易发生差错或事故，必然使病人对医院和医生产生不好的印象，感到没有安全感、信任感、亲切感，就会丧失治疗的信心，或产生种种疑虑，这样就很难出现满意的遵医行为。如果医院环境条件差，到处加床，设备陈旧，规章制度脱离实际，管理不善，使病人治疗、生活很不方便，也很难使病人安心住院治疗，从而会影响病人的遵医行为。

（2）从病人角度看，遵医行为的程度更取决于病人本身，病人本身是内因，是决定因素，外因只是次要因素。病人求医治疗的目的和态度，决定遵医行为的程度。一般而言，病人的求医行为、治疗行为、遵医行为应该是一致的。但是，在医疗过程中，常遇到不遵医或不完全遵医的行为。例如，在门诊病人中，有的病人在同一时间、同一个疗程，找了数个医生看病，开了许多药，而拿什么药和服什么药则由病人自己最后决定。尤其是实行公费医疗和劳保医疗的部分病人中，由于自己看病、用药不花钱，就容易造成求医行为、治疗行为、遵医行为分离，既浪费医药资源，又影响治疗效果。

还有一类假病人求医的目的是通过看“病”索取“病假条”或其他有关证明，以达到自己的目的。这种人就更无从谈什么遵医行为了。

由此可见,端正病人的遵医行为,首先取决于病人的求医和治疗行为,其次医务人员的技术水平、工作作风、服务态度、医德医风也是影响遵医行为的重要因素。

因此,研究病人的遵医行为,不仅有助于提高病人的遵医率,改善治疗效果,而且有助于推动医疗保健制度的改革,减少不必要的浪费。

## 一、影响病人遵医行为的因素

影响病人遵医行为的因素有哪些,为什么有些病人会出现不遵医行为,这是医学社会学一直在研究的课题。研究发现,很多因素都有可能影响病人的遵医行为,例如,医疗机构的形象,医疗服务条件,疾病因素,治疗措施,治疗时间的长短,治疗方案的复杂程度,治疗成本的高低,病人的个性特征,病人对疾病与治疗的信念,家庭是否支持治疗,病人与医生的关系,等等。

从临床治疗的角度看,人们更关心对病人不遵医行为原因的研究,以便找出问题,对症下"药",提高病人的遵医率。一般认为临床病人产生不遵医行为的原因是:①病人对自身疾病的看法与医生不同;②治疗措施要求病人改变工作习惯、生活习惯等,而病人不愿意;③慢性病病人服用过多种药物,且疗效欠佳;④医生对服药方法的指导语不明确,或病人未能正确理解(有调查表明,80%的人不能正确理解医生、药师认为很容易理解的标签);⑤老年病人健忘,年轻病人不在乎;等等。

病人的行为能否与医嘱保持一致,有一个复杂的心理过程,在病人意识清醒的情况下,无论内部因素还是外部因素都必须通过病人心理活动这一中介机制,才能对病人行为产生影响。根据病人行为的后果,可以把影响病人心理活动、行为动机、行为方式的因素分成正强化因素与负强化因素。

**1. 正强化因素**

正强化因素主要指那些有助于病人产生遵医行为的因素,包括:①病人对医生的信任和满意;②病人具有一定的医药卫生知识,对疾病的发展变化有一定的认识;③病人积极参与医疗活动,并取得与医务人员一致的意见;④病人对治疗疾病充满信心;⑤病人对医嘱有正确的理解和记忆;⑥医患间在治疗过程中都考虑到最优化原则;⑦家庭的积极支持和督促;⑧严格、科学的医嘱执行、监督系统;⑨治疗方案正确,有一定的疗效;⑩医生的医嘱明确、一致、易懂、易记。

**2. 负强化因素**

负强化因素主要指那些可能引起病人不遵医行为的因素,包括:①医患关系不良、病人对医生不信任;②病人与医嘱有不同意见或未正确理解医嘱(有调查表明,30%~60%的病人是由于对医生传递的信息不满意或对医嘱不满意而产生不遵医行为的);③病人与家庭成员不和也是产生不遵医行为的重要原因;④医嘱不明确或过于复杂,使病人因误解了药物标签上的文字说明而产生不遵医行为;⑤病人理解力差或记忆力不佳也会造成不遵医行为;⑥治疗效果不好;⑦病人缺少医药卫生知识;⑧病人有意拒绝合作(有意拒绝合作的具体原因很多,如对治疗已经绝望,或者为谋取病人角色利益等),对治疗方案做主动修改;⑨对以往治疗的不良经验造成不遵医行为,如儿童因怕痛而拒绝打针。

一般来看,神经官能症病人、慢性病病人、轻症病人、门诊病人更容易出现不遵医嘱的情况,遵医率较低;而器质性疾病病人、急性病病人、重症病病人、住院病人自行对医嘱做改变的情况较少,遵医率较高。

判断病人的行为是否与医嘱保持一致,有时非常困难。调查表明,用询问的方式,只有30%左右的病人会承认其有不遵医行为。医务人员通常用于判别病人是否遵医的方法主要有:①根据疗效或副作用进行判断,有一部分病人在服用药物后即会出现疗效或某些不良反应;②监视就诊情况,此法主要适用于门诊病人;③药片计数或测量血药水平,计算药片的方法简便易行,但一般只适用于临床或病人家属的配合,且不能告诉病人计数的目的,否则其可靠性就会下降;④临床观察,此法只适用于住院病人,而且要花费一定的人力和时间,有些医院采取病人服药时短期监视,有一定效果。

在医疗过程中,不遵医行为的原因是复杂的。不同的疾病、不同的病人,遵医行为不一样;求医的目的不同,遵医行为也有差别。因此,医务人员不仅要正确地诊断疾病,准确、及时地治疗,还必须高度重视病人的遵医行为。充分调动病人配合治疗的积极性和主动性是提高遵医率的关键,是取得满意的医疗效果和社会效果的重要措施。

## 二、强化病人遵医行为的方法

提高遵医程度是取得良好的医疗效果和社会效果的关键。因而有必要采用一定的方法和措施,强化病人的遵医行为,以保证诊断、治疗的顺利进行。强化病人的遵医行为主要应从以下几个方面着手。

首先,要提高医生的业务能力、技术水平和服务质量,使病人信任、尊重医生。如果病人觉得医务人员业务水平不高,服务态度不好,便会直接影响病人对医嘱的遵循,甚至完全拒绝医嘱内容。只有使病人对医务人员建立高度信任感,对医务人员的服务感到高度满意,才会产生较高的遵医率。同时,要加强医院的管理和服务,努力改善医患关系;医嘱应简明、扼要、清楚,在制订治疗方案时应尽可能让病人参与或取得病人的支持;对难懂的医嘱应做耐心细致的解释工作,最后还应对医嘱的执行情况进行检查、监督。

其次,在病人方面,主要应通过适当的卫生教育和劝说、解释,促使病人提高对健康与疾病的认识,增强尊重医嘱、治疗疾病的社会责任感。病人行为是受不同的心理活动层次决定的,浅层次的心理活动是行为直接动因,往往容易受外部环境、情境及他人影响,如医务人员的服务态度,医嘱是否明确等。而深层次的心理结构影响,主要包括对人生的信念、对健康与疾病的基本认知与态度、对生与死的基本看法等,这些一般不易受到外部环境的影响,但对病人的行为起着稳定的、持续的决定作用。因此,通过卫生宣传教育和其他积极的社会教育,增强卫生健康观,是强化病人遵医行为的根本性措施。有人应用"健康信念模型"研究健康信念与遵医行为的关系。健康信念模型的假设是,如果:①病人认为病情严重;②病人自我感觉不遵从医嘱,病情就会恶化;③他们能克服躯体、精神和经济上的困难而坚持治疗。抱有以上信念的人就容易遵从医嘱,积极配合治疗。

再次,在治疗过程中,要注意运用一些提高病人对医嘱的理解、记忆和执行程度的具体方法。如:①在与病人互动过程中,要突出强调有关诊断、治疗的关键内容,不要将这些关键内容夹杂在一般的谈话中,使病人不得要领,以致降低遵医率。②医嘱内容要具体,不能只是一些空泛无边的劝告。要根据不同的对象(不同年龄、不同文化程度、不同方言),尽可能使用病人易懂的词句。③重要内容、不易记忆的内容最好使用书面语言,并且要做到字迹清楚,容易识别。④关键地方要反复强调,特别对老年病人、文化程度低的病人,最好要他们将医嘱复述一遍,以促使他们听懂、记住。⑤医嘱内容要做到主次分明、突出重点,不能主次不分,甚至"喧宾夺主"。

最后,根据病人的具体情况(如文化程度高的病人、久病病人等),尽可能按照"共同参与型"和"指导-合作型"(见下一章论述)的医患关系模式,让病人与医生一起讨论治疗方案,使病人在讨论过程中,能逐渐理解并记住医嘱中的种种具体要求,并在医患双方相互沟通和理解中,调动病人的主动性和积极性,实现医患关系的最佳模式,从而提高遵医率,保证医疗全过程顺利进行,促使病人早日康复。

总之,只有采用综合措施,多方努力,才能真正提高遵医率。

# 第六章　医疗人际关系

医疗人际关系是指人们在医疗活动过程中结成的一种特殊社会关系，它包括三大类型。一是医疗系统中的医务人员（包括医疗卫生管理人员与卫生组织）与前来就医的社会成员之间的关系，如医患关系、护患关系等。二是医疗系统内部个人之间、个人与群体之间、群体与群体之间的关系，如医际关系、护际关系、医护关系、医护人员与医疗管理人员之间的关系等。三是病人与病人之间关系，即患际关系。

医疗人际关系的一个重要特征，就是它是以医疗活动为基础，既包含着一般人际关系的丰富内容，又对医疗实践活动产生重要的影响。在生物、心理、社会因素相统一的现代医学模式下，构建和谐的医疗人际关系是医学社会学研究的重要课题之一。

## 第一节　医患关系

医患关系是医疗卫生活动中最基本、最重要的人际关系，全面认识医患关系的社会文化内容，对于建立和优化医患关系，促进医患关系健康发展，提高医疗卫生服务质量具有重要意义。

### 一、医患关系的含义和特点

#### （一）医患关系的含义

在医疗活动中，“医”和“患”是两个内涵丰富的概念。“医”包括医务人员（医生、护士、医技科室人员、行政管理人员、后勤人员）和医疗组织；“患”包括病人及其家属或监护人、照顾人等。医患关系就是指医务人员和医疗组织与病人及有关人群在医疗活动中结成的特定的人际关系。主要表现为医患之间的非技术性关系和技术性关系两个方面。

**1. 医患之间的非技术性关系**

医患之间的非技术性关系是指在医疗过程中，医患之间受社会政治、经济、文化（信仰、道德、风俗）、心理、伦理、法律等诸多非技术性因素影响而形成的人际关系。主要有以下关系。

（1）道德关系。在医疗活动中，尽管医患双方的目的是共同的，但由于医患之间的信息不对称,双方所处的地位、利益、文化教养、思想道德修养不同,对待医疗活动及其行为的方式、效果的理解也不同,从而导致医患双方时有矛盾发生。因此协调医患双方的关系需要道德原则和规范的约束,需要双方特别是医务人员在更高水平上对道德要求的遵守。诊疗的效果如何,医疗工作完成好坏并不完全取决于医务人员的技术水平,医患双方特别是医务人员的道德品质状况有时对医疗结果和医患关系的和谐起决定性作用。所以说,医患之间的关系是道德关系。

(2) 价值关系。在医疗活动中,医患双方相互作用、相互影响,都在实现着各自价值。对医生而言,他们运用自己的医学知识和技能给病人提供高质量的医疗服务,解除病痛,以期病人恢复健康,实现医生对病人的责任和对社会的贡献,即体现了医生的价值;而病人病痛解除或恢复健康重返社会工作,价值也得到实现。所以,医患关系建立的同时也奠基了医患之间的价值关系。

(3) 利益关系。医疗活动本身为医患双方满足各自的物质利益和精神利益需要提供了可能。对医生而言,通过医疗行为为病人提供医疗服务,消耗了脑力和体力劳动,也从病人处获得报酬和得到自身价值实现的满足,实现了利益需要;对病人来说,支付了医疗费用又满足了解除病痛、恢复健康就是实现了病人的利益需要。

(4) 文化关系。在医疗活动中,医疗行为总是在一定的社会文化条件下发生。医患双方是一定文化中的个体,存在信仰、宗教、风俗、生活习惯、文化背景等方面的差异,彼此之间都有一个相互作用和相互影响的过程。当医患关系建立时,必然形成一种文化关系,并影响着医患关系的进一步展开和医疗行为活动的结果。

(5) 法律关系。之所以说医患关系同时也是法律关系,是因为现代的医患关系不仅依靠道德调节,更要受法律的规范。医生行医和病人就医都是在法律的约束和保护下进行,医患双方在法律框架允许的范围内行使各自的权利与义务,形成了法律关系。这一点是现代医学与传统医学不同的方面,虽然在传统医学中也存在着对医疗活动的法律形式制约情况,但是这种现象并不普遍,而在现代的医疗实践中医患关系法制化已是普遍现象。

**2. 医患之间的技术性关系**

医患之间的技术性关系是指医疗过程中,医务人员提供医疗技术、病人接受医疗诊治的互为纽带的医患之间的交往关系。1956 年美国学者萨斯和荷伦德在《医患关系的基本模式》一文中,根据医患双方在诊疗中的主动性不同,提出医患关系的三种基本模式,即主动-被动型;指导-合作型和共同参与型。这三种模式分别适用于不同的病人、不同的疾病、不同的病情发展阶段。我们不必照搬,但可以作为参考和借鉴。

(1) 主动-被动型。这是传统而又普遍的医患关系模式。在这种模式中,医生是主动的,病人是被动的,病人完全听从医生的安排。目前,这种模式的医患关系仍然相当普遍。古今中外，大多数医生都用这种观点来认识和对待医患关系，尤其是在对待危重病人、抢救病人、某些精神分裂症病人、呆痴病人及婴儿时更明显。这种模式可能会影响医疗质量的提高，也可能使许多可以避免的差错得不到避免。因此，这也是引起医患矛盾、发生医疗纠纷的原因之一。当然，在特定的范围内，这种模式也是必需而有效的。例如，对一个昏迷的病人，不可能让其参与什么意见，只能采取这种模式。

(2) 指导-合作型。在这种模式中，医生是主动的，有一定的权威性。同时，病人也有一定的主动性，他们求医心切，愿意主动与医务人员交往，提供病情，主动接受和配合医生诊治，提出一些与自己病情相关的问题，并希望得到耐心、满意的解释。这种指导、合作型医患关系，有利于提高治疗效果，有利于避免医疗中的某些差错与事故的发生，有利于建立正常、友好、融洽、和谐的医患关系。但就其实质来说，这种模式与前者没有根本区别。因为，医生在这种关系中还是起决定作用，病人的合作，都是以执行医生的意志为前提的。目前这种模式比较常见。

(3) 共同参与型。在这种模式的医患关系中，医生和病人共同参与医疗活动，医生和病人都具有大体同等的主动性和权利，相互依存。医生接受病人的意见，病人在治疗过程中，不只是合作，更不是被动地接受医生的安排，而是主动参与。医生尊重病人的意见，因为在医疗过程中，病人的意见有很高的参考价值；病人主动向医生提供在治疗过程中的体验和效果，并提出建议；医生针对病人的意见，结合体检、实验室功能检查进一步诊断和调整治疗方案。这种模式的医患关系可以调动医患双方的主动性和积极性，特别能调动慢性病、反复住院的病人和有一定文化水平并对医学知识较熟悉的病人的主动性和积极性。这种模式的医患关系比较融洽、友好，对提高诊断的准确性和治疗效果是有利的，也有利于建立良好的医患心理、精神状态，有利于减少医患双方的某些矛盾，是一种理想的模式。

除此之外，还有的学者将医患关系概括为：医生既是病人的老师，也是病人的学生；既是病人的亲人，又是病人的知音。医生是病人的老师，是指医务人员运用所学过的专业知识和临床经验指导病人同疾病作斗争。他们教给病人防病、治病、护理、保健等知识，并进行心理治疗和康复。医生是病人的学生，是指医务人员通过了解病人以及对疾病诊断治疗的体验、效果，学习到更多的感性知识。医务人员在医疗活动中，把医学理论与临床实践紧密结合，才能不断积累丰富的临床经验。在这种“理论—实践”、“再理论—再实践”的过程中，病人起了重要作用。

### （二）医患关系的特点

医患关系是医生与病人之间的互动关系，这种互动也就是人的心理交往和行为交往的过程。医患之间的互动主要表现为求医行为、施医行为和遵医行为。患病过程不仅仅是躯体上的疾病状态的感受，而且应是一种社会角色。病人不能自己解决病痛，他们必须寻求医学咨询，与医学专家合作，从而将医患双方带入社会角色、社会态度和社会行动的情景框架中。因此,医患之间是一种互动的关系,但是这种关系不是一种自发的社会互动形式,而是一种明确的由两个或两个以上的人为了病人的健康而建立起来的面对关系。美国社会学家帕森斯和福克斯认为,医患关系和父母与子女的关系有相似性,因此,他们将医患之间的互动关系归纳为四个特点:支持、宽容、巧妙地利用奖励和拒绝互惠。

**1. 支持**

在医患关系中,由于接受了对病人提供保健照顾的义务,医护人员变成了病人在生病期间依靠的支柱。也就是说,支持是医护人员使自己可以被病人利用,并且尽力为处于依赖状态的病人提高所需要的保健照顾。

**2. 宽容**

在医患关系中,病人被允许有某种方式的行为举止,而这些举止在正常情况下是不允许的。病人的某些行为和举止之所以得到宽容,是因为生病期间病人对他的疾病无需负责任,只需要他继续承担病人角色并承担尽力恢复健康的义务。

**3. 巧妙地利用奖励**

在医患关系中,为了在获得病人的服从时提供另外的支持,医生有能力建立并巧妙地利用一种奖励结构。通过控制病人非常重视的奖励,就可以增加医生的权威和病人的依赖性。例如,语言的鼓励就可以作为医生对病人的最大奖赏。

**4. 拒绝互惠**

在医患关系中,尽管医生给病人以支持,并且比较宽容病人的偏离常规的行为,但医生通过在人际反应中保持一定的距离来保证医患关系的不对称性。也就是说,医生了解病人的真实感情,但不以允许病人了解自己的真实感情作为回报。

## 二、医患关系的历史演变

几千年来,虽然医患双方“施医”、“就医”的基本关系始终未变,但由于社会发展阶段和医学发展水平的不同,不同时代、不同社会背景的医患关系具有不同的特征。

中世纪以前,医学处于经验阶段。由于医院没有形成,医学分科不细,医疗器械简陋,医生从了解病情、体检、诊断到治疗,都是自己直接进行的,没有他人介入。病人把自己的生命和健康完全托付给医生,医生也主动接近、关心病人,这样,就建立了密切的、主动的医患关系。此时的医患关系具有直接性、单纯性、主动性等特点。

中世纪晚期以后,实验医学诞生了。特别是近代以来,医学得到了迅速的发展。到今天,随着电子技术、纤维化学、超声、激光、核物理、电子计算机技术的应用,人们对人体和疾病的认识,在层次上已从整体、细胞水平深入到分子和量子水平。不但做到定性、定量,还能定位。医务人员对疾病的诊断治疗日益依赖于这些检查仪器的测定数据，医务人员与病人直接接触的机会少了，医患关系在感情联系上变得淡薄了，医患关系具有物化的特征。另外，医学分科越来越细，医务人员分工也越来越专业化，一个医生只对某一种疾病或诊疗过程中的某一个环节负责。病人的生命与健康，不再是只依赖某一个医生，而是依赖众多医务工作人员；而一个医生也要同时与多个病人发生关系，医患之间呈现多线性的特征。同时，医患双方接触的时间有限，使医务人员或医学科研工作者，容易忽略系统地、全面地诊治病人，从而出现病人与疾病脱节的情况。再者，不少医务人员只是从生物学的观点去诊治病人，忽略了影响健康和疾病的心理、社会因素，这也是医患双方感情联系减少的因素之一。

随着现代医学突飞猛进地向前发展，医学水平不断提高。1977 年，美国精神病学和内科学教授恩格尔首次提出了新的医学模式，即生物—心理—社会医学模式。这一模式对医学观、人体观和疾病观都有了新的认识，很快被各国医学界接受，成为医学发展的一种趋势，也是现代医患关系的发展趋势。这种趋势主要表现为以下四个方面。

**1. 尊重病人的生命价值**

现代医学的发展，强化了病人的地位，医学需要重新确认希波克拉底的爱护、关心病人的人道主义医学传统。当今社会对人的认识和理解越来越深刻，人的权利意识和参与意识不断增强，人类社会历史总的趋势是越来越尊重人。体现在医疗关系中，就是要尊重人的生命和医疗权利，尊重人的尊严。依据新的医学模式，把病人看做是一个完整的人，既重视生理健康，也重视心理健康。

**2. 确立双向作用的医患关系**

传统的生物医学模式，医患关系是单向型的，只讲医者的权利与义务。当今社会的生物医学模式同时也强调病人的权利和义务，使单向医患关系转为双向医患关系。医疗活动已不仅仅是医生向病人实施社会道德义务，而是病人应该享受和保证的一种基本权利。如今人们对自身健康越重视，对医疗保健服务要求就越高，这种双向作用的医患关系，有利于医疗质量的提高。

**3. 建立平等互惠的医患关系**

医患关系实质上也是一种利益关系，这种利益关系应以互惠互利作为交往的基本原则。医患理念也会随着现代医学科技的进步、伦理观念的更新以及人们参与意识的增强而发生质的变化。从古至今，百姓对治病救人的大夫不乏“悬壶济世”、“再生父母”、“救命恩人”等众多溢美之词，也习惯将找医生看病说成是求医或求救。把医生放在了一个如此特殊尊贵的地位，对病人来说本身就形成了先天的不平等。随着医德医风的不断改善，新型的医患关系，将会彻底改变过去千百年来形成的那种充满封建色彩的传统医患理念，建立起平等互惠的医患关系。

**4. 扩大医疗服务的范围**

医学科学的发展,一方面向微观深入,也就是向亚细胞、分子、量子等层次生命活动和疾病过程的内在机制深入;另一方面,从宏观来看,医学又在更高的层次上把人当做一个整体来认识,把人看做包括自然在内的生态系统的一个组成部分,从心理学、社会学、伦理学等不同层次来观察人类的健康和疾病,运用科学的综合措施来防治疾病,增进人体健康。

## 三、医患关系中的人际交往

### (一) 医患人际交往的形式

医患人际交往主要表现为言语性交往和非言语性交往两种形式。

**1. 言语性交往**

言语性交往是医患之间互传信息、进行沟通的重要方式。言语性交往包括口头语言交流和书面语言交流。主要体现在医患双方在询问病史和躯体症状、查体、开具辅助检查、对检查结果的解释、制订治疗方案的过程。在这些过程中,医生通过对话、告知、磋商或命令等方式与病人沟通。例如:对初诊病人,医生一般用询问的语言与病人对话:“你什么时候开始感到肚子疼痛?”“你说肚子痛,具体是在哪个部位?指给我看看。”当医生已经收集掌握了病人的信息资料并对病人症状做出诊断时,一般用告知的语言(口头或书面告知)通知病人疾病诊断的结果和拟采取的治疗方案。当病人对自己的疾病情况、治疗方案、疾病发展或治疗中可能发生的问题等医疗信息充分了解后,一般情况下,医生就会以磋商的语言与病人选择或制订治疗方案。

2010年正式实施的《中华人民共和国侵权责任法》规定:“医务人员在诊疗活动中应当向病人说明病情和医疗措施。需要实施手术、特殊检查、特殊治疗的,医务人员应当及时向病人说明医疗风险、替代医疗方案等情况,并取得其书面同意……医务人员未尽到前款义务,造成病人损害的,医疗机构应当承担赔偿责任。”这意味着在现代医疗实践中,医务人员必须学会“说话”,履行告知义务,让病人获得足以做出合理判断的医疗信息,已不单是道德要求,而是法律要求。一个不会“说话”的医生,很可能会官司缠身,付出沉重的代价。

**2. 非言语性交往**

医患之间的非言语交往主要包括面部表情、目光接触、肢体语言和辅助性语言。面部表情是人在面临各种情境时,最快的可见性情感反应。无论是喜、怒、哀、乐、恐、惊,医患双方都可以从对方的面部表情获得最直接的信息。如病人眉头紧锁、紧张焦虑的表情表示对疾病的担心,医生皱眉可能代表病情有点棘手,面无表情说明对病人冷淡或对职业的倦怠。人的眼神传递的更是人最细微的感情,人们通过目光接触来传情、交流思想和愿望，并推知对方对人、对物、对事的态度和判断。如在诊疗中，当病人看着医生诉说病情和自己的感受时，医生却在低头写病历或看其他东西，是表示对病人“不屑一顾”，病人就会感到医生不重视或轻视自己的病情。肢体语言主要指手势、姿势和动作。肢体语言会经常自发地表达人的情绪状态。在现实生活中，肢体语言其实比面部表情更容易“出卖”自己的真实想法。如急腹症的病人常常是时有呻吟，手捂着腹部，弯着腰，表情痛苦，焦虑惊恐不安。辅助性语言主要是指人们交谈中的音量、节奏、声调的变化。音量、节奏、声调变化等表达的更多是情绪，而不是语言本身的内容。如人在愤怒时音量会提高，声音会变调；在同情时声音会柔和。当医生以平和的语气、中等的语速向病人解释、概述病情、提出治疗方案时，病人会感觉到医生的稳重、自信、可靠等。

非语言交流是医患人际交往的另一重要方式。社会心理学的研究发现，人的语言所直接表达的并不一定是每个人内心的真实世界。因为语言是理性思维的表现，人们谈话时所处的环境、气氛及谈话对象的背景都会影响语言表达的真实性。语言交流是可控的，谈话者可以主动控制谈话的方向、内容，“见什么人，说什么话”，“在什么地方说怎样的话”，在生活中是常见的现象。但非语言交流大多是在非意识层面进行，它可能向接受者“泄露”一些自己没有意识到的自发的线索，比经过慎重考虑过的语言表达更能体现人们的真实情感。而人的身体本身是众多信号的载体，这些信号自发地提供许多语言不能直接提供的信息，甚至是有声语言想要回避或隐瞒的内容。因此，在医患交往中，医生借助病人的非语言行为，可以更全面、准确地了解病人的心理活动和真实感受。同时，医生也可以通过自己的非语言行为的自然流露来补充、扩大或者否定口语所表达的意思，以得到病人的支持和理解。如对重危病人，医务人员通过勤巡房，与病人密切接触，从病人的非言语性的表达状况观察、分析病情变化，从而全面、正确地掌握疾病的发生、发展变化的过程，以便及时、正确地诊断与治疗。当然，病人从医生查房检查病人的部位、表情，开的各种检查申请单，治疗的方式和内容，谈话的语调、动作中也能或多或少地猜想自己的病情。

### （二）与病人交往的艺术与技巧

由于病人所处的社会环境、文化背景以及心理状态等不同，对信息的接受和对语言的感受、理解也有所不同。因此，医者在与病人交往时必须要学会交流的艺术和技巧，取得病人理解、配合，实现有效沟通，以提高医疗服务水平。

**1. 有真情感投入**

古希腊医学家希波克拉底有一句名言：“知道什么样的人得了病，比知道一个人得了什么病更重要。”对于病人来说，治疗是否有效果，很大程度也是个带有情感及认识色彩的自我评价和自我体验过程。在临床实践中，医患沟通需要情感的投入，信息的互通，医者要认真地倾听、适宜地提问、恰当地引导，要允许病人宣泄，要善于运用暗示及心理疏导,以减轻病人的心理压力。

**2. 学会宽容**

由于医学信息的不对称和人患病时的特殊心理,病人可能会提出一些莫名其妙的问题或无理要求,甚至将自己的过错迁怒于医者。此时,医者一定要有宽容心、有耐心,当病人明白事理后定会感激医者的宽容大度,信服医者的诊治。

**3. 学会换位思考**

将心比心,尊重病人的权利与人格,对诊治的必要性、安全性、合理性要尽量解释清楚,尽可能为病人提供更多的选择,使病人真正感受到医院是为他的健康和利益出发施行诊治。

**4. 保持敏锐的观察力**

注意病人的情绪反应和表达方式,对诊疗顾虑重重者,应耐心"调"之,使其充分宣泄,积极开导,帮助其树立战胜疾病的信心;对治疗焦虑、恐惧而产生激烈情绪者,应酌情"宽"之,以科学、客观、负责态度,耐心疏导,增强其心理适应能力;而对治疗风险不重视,盲目乐观者,就要适可"慎"之,客观公正地分析诊疗的利弊和预后,避免期望值过高或缺少心理准备。

**5. 妥善处理好知情同意权和保护性医疗措施的关系**

根据不同的文化背景、现实国情和个人自觉的程度,结合病人的心理类型,对恶性疾病或风险大的手术,选择适当的方式、恰当的时机,酌情向病人提供必要的信息或向其委托人提供所有的医疗信息,以完善知情过程,尊重其同意权。

**6. 掌握与病人沟通的语言技巧**

语言是人类特有的、用来表达思想、进行人际交往的主要方式。语言表达的内容、时机、形式、场合都可能直接影响到人际关系。所以,要使医患关系良性运行、健康发展,作为医务人员应掌握与病人沟通的语言技巧。

(1) 礼貌性语言。医患双方在人格上是平等的。因此,在与病人接触中,要用尊重病人人格的礼貌性语言,切忌用凶狠、严厉、带刺激的语言侮辱病人。对病人使用文明礼貌的语言,是对医务人员最基本的要求。

(2) 保护性语言。保守"医密"是对医务人员道德的特殊要求,因为病人的精神状态,对能否战胜疾病有很大关系。如何使病人,特别是某些危重病人在接受治疗时充满信心,这是生理、心理精神综合治疗的重要措施。保守"医密"有两方面的内容:一是保守病人的秘密,二是对病人保密。另外,还包括医务人员不能把同行的差错、缺点及诊治的不当告诉病人,避免病人产生不信任、不安全感,顾虑重重,从而影响治疗,甚至引起医疗上的纠纷。

(3) 解释性语言。在医疗活动中,病人及其家属等会向医务人员提出一些与自身疾病有关的问题,希望得到耐心的解释。医务人员在不影响医疗保护制度的前提下,应向病人及其家属、单位的同事做耐心的解释,并做到语言简洁明白,使人听起来确定无疑,并对医生的诊断治疗信服、满意,从而增强战胜疾病的信心。

(4)灵活性语言。在医患交往中,医务人员应是心理学家,时时刻刻能观察到病人的心理状态,从而用灵活、谨慎、积极的语言使病人振作精神、充满信心,消除顾虑,与疾病作斗争。“良言一句三冬暖”,医务人员用亲切、美好、温和、文雅、同情的语言与病人交流,会给病人以心理上的帮助和安慰,使病人早日康复。

## 四、影响医患关系不良的社会因素

医患之间是服务与被服务的关系。使病人早日康复是医患双方的共同愿望和目的,良好的医患关系是实现这一愿望和目的的重要条件。但是,在实际交往过程中,医患之间存在着一些矛盾、冲突。这是因为,医患关系不是孤立存在的,它不仅与医疗活动本身有关,而且还要受到社会中多种因素的影响。

**1. 医疗卫生领域改革的方向出现偏差**

始于20世纪80年代的医疗卫生领域改革,为了减轻政府财政负担,简单地将医疗卫生事业推入市场。在市场经济条件下,政府的卫生政策取向发生了变化,对经济效益的关注胜于对医疗服务的公平和质量的关注。使得“过度医疗”、“看病贵看病难”等问题成为引发医患双方信任危机的主要诱因。

**2. 政府对医疗卫生事业的投入不足,公立医院的公益性被弱化**

目前我国公立医院的收入主要来自三个方面:一是由国家财政拨款,即政府投资;二是医院的医疗服务项目收入,如住院费、手术费、化验费等;三是药品的批零差价及回扣。政府对国有公立医院的财政拨款,一般仅占到医院总收入的10%。公立医院本不应以营利为目的,因为公立医院是由国家投资,有充足的国家资金支持来解决人民群众的基本医疗需求。但在现实中,由于政府减少了对医疗机构的投入,医院不得不进行自我补偿,实行企业化管理,以药养医,以追求经济利益为主要目标,使公立医院的公益性被弱化,非盈利性医疗机构与盈利性医疗机构没有区别,都在追逐高利润回报,导致不规范医疗行为的出现,使病人对医院产生不信任感。

**3. 卫生资源配置不合理,医疗服务满足不了群众日益增长的医疗需求**

由于优势医疗资源过分集中在城市大医院,使得农村或基层社区医院无论在硬件还是在软件水平上都与大医院有天壤之别。群众过分依赖大医院,不相信基层医院和社区医院的医疗水平,造成了大医院人满为患,不能满足病人的需求,引起病人的不满,同时医生也会因为工作繁忙而疏忽和病人之间的有效沟通,一旦出现纠纷就会因为互相的不理解而导致医患之间的矛盾加深。

**4. 社会医疗保障制度不完善,弱势群体所承受的压力不容忽视**

随着社会的转型,社会竞争加剧,我国的企事业单位出现了下岗、待业、提前退休等社会现象;在农村,有一部分农民刚刚解决温饱问题,有的还没有脱贫。这些人群往往缺乏有效的医疗保障,而他们往往又是疾病的高发人群。经济收入的压力和社会医疗保障制度的不完善,使弱势群体极容易将医疗过程作为排解社会不公与减轻压力的突破口,从而导致医患关系紧张与冲突。

**5. 媒体的不适当介入**

医学科学需要在生命领域中不断摸索、研究和发展,医疗行业是国际上公认的高风险行业。但实践中有的媒体对医疗纠纷的报道却忽视了医疗活动的未知性和风险性,往往在事实未弄清楚之前就提前介入或不适当的介入,草率发表带有倾向性意见的报道,甚至为了制造新闻效应,做出不客观的报道,误导读者,刺激医患双方的对立情绪,加重了双方的不信任感,使本来就已紧张的医患关系更加复杂化。

## 五、深化医疗卫生体制改革,构建和谐医患关系

医药卫生事业关系亿万人民健康,关系千家万户幸福,关系经济发展和社会和谐,关系国家前途和民族未来,是一个十分重大的民生问题。建立健全覆盖城乡居民的基本医疗卫生制度,为群众提供安全、有效、方便、价廉的医疗卫生服务,是党和政府义不容辞的责任,是保障和改善民生、促进全面发展的必然要求,是建成小康社会、加快推进社会主义现代化建设的重要任务。2009 年 3 月,党中央、国务院全面分析我国医药卫生事业发展面临的新形势新任务,发布了“关于深化医药卫生体制改革的意见”。2010 年 5 月 28 日,胡锦涛在第十七届中央政治局第二十次集体学习会上强调:深化医药卫生体制改革,要以邓小平理论和“三个代表”重要思想为指导,深入贯彻落实科学发展观,着眼于实现人人享有基本医疗卫生服务的目标,着力解决人民最关心最直接最现实的利益问题,坚持公共医疗卫生的公益性质,强化政府责任和投入,完善国民健康政策,健全制度体系,加强监督管理,建设覆盖城乡居民的基本医疗卫生制度,把基本医疗卫生制度作为公共产品向全民提供,不断提高全民健康水平。因此,中央明确提出,这次的医药卫生体制改革,要重点抓好以下五项工作。

(1) 加快推进基本医疗保障制度建设,逐步扩大基本医疗保障制度覆盖面,将全体城乡居民纳入基本医疗保障范围;

(2) 初步建立国家基本药物制度,确保基本药物价格合理和质量安全;

(3) 健全基层医疗卫生服务体系,把更多财力、物力投向基层,把更多人力、技术引向基层,切实增强基层公共医疗卫生服务能力;

(4) 促进基本公共卫生服务逐步均等化,最大限度地预防疾病;

(5) 推进公立医院改革试点,优化公立医院布局结构,让广大人民群众放心满意。

总之,新的医药卫生体制改革,就是要通过落实好以上 5 项重点改革任务,有效解决当前医药卫生领域存在的突出问题,明显提高基本医疗卫生服务的可及性,

使群众看得上病、看得起病、看得好病，切实做到病有所医，有效保障人民健康，构建和谐医患关系。

# 第二节　医际关系

医学是一门博大精深的学科群，在现代医院，分科越来越细、专业化越来越强，医务人员的分工也越来越细。因此，在医疗活动中，医际关系是最频繁、最密切的人际关系。医院中的医务人员是由高级、中级和初级卫生技术人员组成的一个知识密集型群体。他们大多受过高等或中等教育，一般都有较高的道德修养和较高的认识问题的水平，处理问题也比较讲究方法。这些特点，有利于思想感情的交流、学术问题的讨论，有利于他们之间互相学习、互相帮助、互相促进、互相支持。但是，旧的传统习俗、知识分子具有的某些弱点以及社会其他诸多因素等，也影响他们之间关系的正常发展。如工作时间长短，技术水平高低，医德修养程度，科研成果的多少，以及职称晋升过程的竞争，科主任的选拔，选派出国学习的机会等都可能影响医务人员之间的关系。有的甚至互不服气，互相贬低，钩心斗角，内耗不断。所以，正确认识和处理医际关系，是做好医疗工作的又一重要研究课题。

## 一、医生之间的关系

医生之间的人际关系，从年资来分，可以分为高年资医生与低年资医生之间的关系及同年资医生之间的关系；从工作联系上，可以分为科内（同科室）和科外（不同科室）医生之间的关系。正确认识和协调医生之间的关系，有利于医院各项医疗工作的开展。

### （一）高年资医生和低年资医生的人际关系

高年资与低年资医生之间的人际关系实际上是一种师徒关系。但由于医疗工作的特殊性，又不完全像工厂学徒那样一种关系。因为医疗质量管理是通过“主任医师——主治医师——医师”三级医师负责制来体现，“三级医师”在临床工作中是逐级负责的关系，“三级医师”负责制是医疗质量的重要保证。临床医学中的临床经验非常重要。为了病人的利益和对病人诊治负责，下级医师对上级医师的医疗诊治意见，虽然可以提出不同的看法，但一般要严格执行。这种师徒关系的结成，是传授医学知识，继承临床经验的需要。通过师徒传承，把前辈的知识、临床技能和长期临床实践中积累的丰富经验继承下来，承前启后，推动医学科学不断向前发展。但是，由于种种复杂原因，高年资老医生与低年资年轻医生之间的关系也会出现不协调的现象。最突出的表现就是渴望学技和保守传艺的矛盾，但也存在老师认真传授而徒弟并不领情的问题。因此认识和研究医际间各自交往的心理特点,恰当地处理好他们之间的关系具有十分重要的意义。

**1. 高年资医生交往的心理特点**

(1) 希望受到尊重心理。一般来说,一些高年资医师(尤其是一些大医院的专家、教授)年龄都比较大,具有丰富的临床经验,救治了无数的病人,在医疗、教学、科研上有成就,得到病人由衷的尊敬和爱戴,在社会上也有较高的地位。因而他们的自尊心理普遍表现强烈,希望受到同级或下级医生的尊敬,才乐于向你传授技能和经验,否则,便会影响他们的积极性。

(2) 希望出高徒心理。几乎每一个老师都希望自己的学生成为高材生,有出息,青出于蓝而胜于蓝,为自己争面子、添光。高年资医生长期刻苦钻研业务,对医疗技术精益求精,对病人认真负责,在医疗工作中已经取得了成绩。他们出于责任感和事业心,也对自己的学生、低年资医生要求严格,希望他们也认真学习和工作,多出成果,有所作为,一代比一代强,使医学科学不断向前发展。

(3) 矛盾戒备心理。在实际工作中,有一些高年资医生对徒弟存在一种矛盾戒备心理,既想把自己的临床经验、精湛的技术传授给低年资医生,使其功成名就为自己增光,又担心低年资医生比自己强,而影响到自己的地位和利益。因此,对低年资医生有保守、戒备的矛盾心理。

**2. 低年资医生交往的心理特点**

(1) 希望高年资医生早日把医学技术毫无保留地传给自己,把技术早日学到手,有时甚至急于求成,不耐烦老师一招一式地反复操练。

(2) 希望高年资医生对自己传授"绝招"。

(3) 希望高年资医生能和气相待,一视同仁。

**3. 高年资医生与低年资医生相处的要求**

高年资医生要尊重低年资医生的人格,关心、爱护他们,在政治上热情帮助,在生活上关心体贴,在技术上认真传授;要敢于对下级医生负责,对工作负责;要为人师表,因材施教;要尊重和鼓励低年资医生创新。

低年资医生要尊重师长,学习技术要诚心,不怕苦和累;讲话要有礼貌,求教要虚心;不可自作聪明,不可以偏概全,不能满足于一知半解。如果浅薄而轻浮,老师不会喜欢;如果有成就,一定不要忘记老师的栽培。

### (二) 同年资医生之间的人际关系

同年资医生之间的人际关系,实际上是平行的人际关系,由于彼此之间的年龄、学历、地位、辈分、生活经历基本相似,观察和思考问题的角度基本相近,相互之间比较容易理解和沟通,容易产生"同龄人效应"。因此对事物的认识态度以及处理问题的方法接近,常常容易找到共同点,思想上容易产生共鸣,这就使得相互之间关系好处理。但也因此而容易产生竞争心理、不服输、不甘落后的心理,而且相互间容易挑剔。希望自己比同事强，同时又怕同事强于自己。正是这种嫉妒心理容易导致他们之间的关系不好处理。

要处理好这种平行的人际关系，就要认识他们在人际交往中的心理特点，分析和掌握它的规律，利用有利因素，寻找友谊的共鸣点，与人为善，以诚相待，谦虚相让，相互信任、相互支持、相互帮助，克服嫉妒心理，及时消除误解隔阂，加强合作。

（三）不同科室医生之间的人际关系

不同科室医生之间接触的频度因医院规模大小而不同。一般来讲，规模较小的医院，分科不细，人员不多，不同科室医生间接触的机会较多；而规模较大的医院，不但分科较细，而且人员较多，科室之间的医生多是通过学术活动或医疗工作，如会诊、协助手术等来接触。由于彼此之间不在一个科室中，因此，直接交往的机会和利益冲突较同科室医生少。但在医疗活动过程中，各科室又紧密相连，各科室医生往往要协同完成任务，这就要求他们在工作中必须真诚相待，对工作认真负责，帮助对方解决实际问题；要相互尊重，团结协作，发扬协作精神，共同完成医疗任务。

## 二、护士之间的人际关系

护理是医疗工作不可缺少的重要组成部分。自古以来，医家都很注重对病人的护理。19 世纪中叶，护理知识已发展成为一门独立的护理学科。1860 年，近代护理学的创始人，英国的南丁格尔在伦敦创办世界上第一所护士学校，标志着护理学已从临床医学中分离出来，成为一门独立的学科。我国于 1884 年在苏州教会医院办起了第一个护训班，1888 年在福州创办第一所护士学校。随后北京协和医院、长沙湘雅医院也先后办起了护士学校。特别是新中国成立以后，无论是护校的教学还是招生规模都有了很大的发展，从事护理工作的队伍不断发展壮大。目前在一般的医院，护士的数量要占医务人员总数的二分之一。三级医院基本标准规定医师与护士的比例为 1∶2。护士承担着繁重的护理工作任务。在工作中，护士之间存在着相互合作和工作衔接的问题。由于每个护士的职务、职称、年资、年龄不同，她们之间存在着领导与被领导的上下级关系、分工上合作的同级关系、教与学的关系等多重关系。正确处理好这些关系，高质量地完成护理工作，对医疗质量的提高也具有重要意义。

**1. 上下级护际关系**

护士间的上下级关系，也是领导与被领导的关系，例如，护理副院长、护理部主任与护士的关系，护士长与护士的关系，等等。作为领导要以身作则，严于律己，关怀下级，对下级一视同仁。下级则要尊重上级，服从安排。上下级之间要信息畅通，及时反馈，团结协调一致，使护理工作沿着科学化、制度化、规范化的轨道进行。

**2. 同级护际关系**

护理工作是整体性的,同时分工又很明确,时间性强,如工作内容可分为治疗护士、服药护士、护理护士、办公室护士等,工作时间有白班、中班、夜班,有主班等。这就形成了护士之间的分工协作关系。一般来说,分担这些护理工作的基本都是同一级别护士,相互之间是一种平行的协作关系。协调与处理这种关系,必须坚持以病人为重的原则。这就要求每一个护士要以严肃、认真、诚恳、热情的态度,尽职尽责地完成自己所分担的工作,同时,也要主动积极配合他人工作,使得整个护理工作能够准确、及时、高质量地完成。

**3. 教与学的护际关系**

护士长、护士和实习护士之间,主任护师、副主任护师、主管护师、护师、护士之间除了同事关系之外,更重要的是还存在教与学的关系。护理学已经发展成为一门独立的学科,学科的发展不但需要积极创新和不断进行理论知识更新,更离不开扎扎实实的临床实践。因此,在职学习是做好护理工作的必需。年轻护士要着重把学过的理论与护理实践相结合,向年资高的护士学习,加强护理的基础理论、基本知识、基本操作的学习和培训。年资高的护士需要不断地更新知识或外出参观学习,参加护理学术会议,学习新知识。护士同级之间或上下级之间都要互相学习、相互尊重,协调好相互间的各种关系,把病人的生命、健康和利益放在第一位。只有这样,正常、健康的护际关系才会得到发展,才能保证医疗护理工作顺利进行。

## 三、医护之间的人际关系

治疗和护理是医疗工作中不可缺少的两个重要组成部分。在古代,或者是护理工作从属于医疗;或者是医生对病人既进行治疗,又进行护理,医护合一;或者是在医生指导下,由病人亲属进行护理。因此,一般不存在医护关系问题。但在现代医疗实践活动中,护理已经发展成为一门独立的学科。医疗和护理对临床工作同等重要,医生做出一项正确的治疗措施,要靠护士来执行。因此,医护配合问题,或者说医生与护士之间的人际关系问题,不仅越来越受到人们的关注,而且已成为医院人际关系中很值得深入研究的重要课题之一。

### (一)传统医护关系的主从型模式

长期以来,医护关系主要是主从型模式。护士从属于医生,机械地执行医嘱,护理工作被看成是医疗工作的附属品。这种医护关系模式长期存在,既有人们对护士地位的旧传统等级观念的影响;也有对护理工作的专业性和科学性缺乏了解,认为护理工作简单,无非是做些打针、发药、饮食起居和日常生活护理的琐事,无需专业培养和严格训练;再有就是我国的护理教育结构体系的不尽合理,长期以来基本上是以中等教育为主,没有形成一个完整的、多层次的、多规格的护理教育体系。

这就是造成主从型医护关系长期存在的原因之一。

### （二）现代医护关系的理想模式

随着现代社会的发展，人们生活水平不断提高，对临床治疗中的护理工作要求越来越高，护理工作对临床治疗的重要性突显。同时，近年来护理教育结构不断完善，护理人才培养涵盖了博士、硕士、大本、大专和中专等不同层次，护理专业的地位和护理工作的重要性越来越受到重视。有很多学者提出，主从型的医护关系模式已经不适应时代要求，医护关系的理想模式应是“并列-互补”型。

“并列”即并排平列，指医疗和护理无主次、从属之分。它们同等并列地贯穿于治疗疾病的全过程，发挥着同等重要的作用，两者缺一不可。“互补”，即医护之间交流信息，互相协作，互为补充。从一定意义上说，医疗过程是医护工作互补的过程。医生的主要责任是及时做出正确的诊断和使用正确的治疗手段，护士的主要责任是能动地执行医嘱，提高躯体和心理护理质量。两者工作的对象和目的相同，但工作的侧重面和使用的技术手段不相同。为了使病人早日恢复健康，在治疗疾病过程中，医生和护士都希望在工作中互相交流信息，互相补充，互相协作，医学社会学称之为医护间的“角色期望”。归纳起来，内容如下。

**1. 医生对护士的角色期望**

（1）严格而认真地执行医嘱，并能理解医嘱的意图和意义；

（2）及时而详细地报告有关病人的病情变化、对疾病的态度和有关的心理社会情况，以及对治疗的反应等信息；

（3）若执行医嘱中有什么问题，及时和医生商议，以求更好解决问题；

（4）具备一定的医学基础知识和护理知识，具有特定的护理操作技术及相关的人文社会科学知识。作好躯体、心理护理工作，同时做好病人家属的工作，以保证医疗工作过程的顺利进行和取得治疗的预期效果。

**2. 护士对医生的角色期望**

（1）诊断正确，治疗处置得当，医嘱明确具体，便于执行，如病人不合作，能给予协助；

（2）工作计划性强。尽可能按照护理工作时间表的规定开医嘱，作各种临床处置工作不要拖泥带水；

（3）医嘱执行过程中遇有问题给予适当的帮助，有必要和可能时，对医嘱作出修改；

（4）在病人面前注意维护和树立护士的权威，充分尊重护士的劳动；

（5）具备较高的医学专业知识和一定的医学心理学、医学社会学、医学伦理学等人文社会科学知识，能为躯体护理和心理护理提出意见和建议；

（6）主动关心病人的各种情况，协助护士做好病人的心理疏导，做好病人、家属、病人所在单位的必要的解释工作；

(7) 帮助护士提高医学知识水平。

(三)“并列-互补”型医护模式的功能

**1. 有助于医护工作的协调,保证医疗过程顺利完成**

医疗过程(病人从入院到出院的治疗护理全过程)是医护间不断交流信息的过程。如病人入院时,首先由护士测量体温、血压、脉搏、呼吸等,了解病人的个性特征和心理状况,并将这些信息传递给医生;然后由医生询问病史、查体、作出诊断、下医嘱,护士做医嘱;最后病人对治疗、护理的反应以信息的方式反馈到医生、护士,医生再根据治疗效果考虑维持或调整医嘱,以不断提高治疗效果。医生、护士在治疗过程中要密切联系,互通医疗、护理信息,保证医疗工作顺利完成。

**2. 适应医疗过程的复杂性**

由于病人所患疾病的病种不同、轻重不同、急缓程度不同、病人心理状况不同,治疗护理的方式、方法、程度必然有所不同。如抢救危重病人,医护必须主动积极配合,分秒必争,行动迅速,抢救治疗及时、准确、果断,对病人家属及单位同事解释的口径应一致,共同完成抢救工作。总之,医护关系是动态的,需要根据不同场合、不同情况进行调整和互补。

**3. 保持医疗过程的“非偏性”**

由于医生和护士业务水平和修养水平不同,在工作中可能出现“角色偏差”(如对病人不一视同仁,受病人职务、地位等影响而出现的偏向)。在这种“并列-互补”型模式下的医护人员的每一方,都可以对角色偏差作出判断,互相监督、互相制约,保持医疗过程的“非偏性”,减少出现角色偏差。

# 第三节 患际关系

在医疗人际关系中,病人与病人之间的关系,也会影响到医疗和康复过程。因此,也有必要加以关注。

## 一、医院内的患际关系

一个人生病后,既会关心自己,也会关心就诊的这所医院、这个科室、这间病房,尤其关心对他治疗的主管医生的业务水平、工作责任心、对自己的态度。入住医院后还要关心病房内其他病人的情况。其他病人与医生密切配合、积极与疾病作斗争、积极乐观的精神状态,或者消极悲观、濒死、绝望等状态都会影响每个病人的情绪。因此,病房环境的影响可能是积极的,也可能是消极的。病人来自四面八方,来自社会各个阶层,尽管他们所患的疾病不同,年龄不同,社会地位、经济状况、生活习惯不同，但他们到医院治疗有着共同目的，那就是治愈疾病，早日恢复健康。即使是患了癌症等不治之症的病人，也希望减少痛苦，尽可能地延长寿命。尽管他们原来互不相识，但现在住在同一医院、同一病区或同一病室，由于他们“患难与共”或“同病相怜”，相互之间的共同处境和共同目的，使他们在医院这个特殊环境中，有着密切的联系。他们互相帮助、互相安慰、互相关心、互相鼓励，共同与疾病抗争。因此研究病人与病人之间的关系，有利于正确认识和处理患际关系、医患关系，有利于加强医院管理，提高医护质量。

**1. 新病人与老病人的关系**

新病人与老病人是以住院时间长短来划分的。一般来说，老病人多半是患慢性病或病情较为严重，住院时间较长，对医院和科室环境、医院有关规章制度、人际关系等情况比较熟悉，对自己的病情也比较了解，在诊治上也积累了一些经验。新病人刚入院或住院时间较短，对医院的一切都很陌生，他们想尽早知道自己疾病的情况和疾病的诊治方案，想知道经治医生和护士是谁，技术水平如何，服务态度怎样，也想知道医院的院规和医院周围的环境如何。这种心情促使他们主动地询问和请教老病人，老病人也愿意主动介绍情况，并帮助出点子。这样，他们之间很快形成了互相关心、互相帮助的关系。这种关系，起到了协助医务人员工作的效果。

除此之外，新老病人之间还会交流关于疾病诊断治疗的情况，新病人会主动询问一些检查处置的体验，药物疗效，老病人会主动介绍一些偏方验方，还会根据自己的观察或体会向新病人评价医生护士的工作情况，甚至评价医务人员之间的人际关系。新老病人的这种关系对医疗工作所产生的影响也是不可忽略的。因此，医务人员应对这种关系进行了解并加以重视和协调，正确引导，使新老病人之间保持良好的关系。

**2. 轻病人与重病人的关系**

一般情况下，轻病人和重病人不住在同一病室内。但病情轻重是相对而言，即使在一个病室内，病情也有轻重之分。而由于有些医院的病人较多或医院条件不是很好等其他原因，不同病情的病人也可能住在一起，因此医院内轻、重病人之间的接触会很密切，互相影响也会很大，特别是在疾病的转归上影响更大。如危重病人突然病情恶化、死亡，这对轻病人无疑是一种较强的恶性刺激，甚至可以导致轻病人或早期病人病情恶化。反之，轻病人康复出院或危重病人抢救成活，大手术、尖端手术治疗成功，恢复较快，也会增强他们战胜疾病的信心。由于疾病问题，轻重病人自然形成互相安慰、互相同情、互相关心、互相帮忙的关系，互相之间建立了友谊。轻病人往往主动帮助重病人做一些生活上的事情，如取东西、滴点滴药水、帮忙找医生护士等。重病人需要静养，轻病人要注意讲话、行动不要影响重病人。

**3. 老年病人和青年病人的关系**

老年病人由于社会阅历丰富，处理问题比较沉稳，看问题比较全面，他们希望自己健康长寿,喜欢有安静的环境养病,比较能正确对待疾病。青年病人工作经验、生活经验、社会经验少,自制力差,对疾病的预后更加关心,对疾病的诊治容易急于求成,甚至容易产生悲观失望情绪。因此,要正确引导同一病房中的老、中、青病人互相关心,互相鼓励,互相安慰,取长补短。在生活上青年病人要主动照顾老年病人,尊重老年病人;而老年病人则要爱护青年病人,鼓励青年病人坚定战胜疾病的信心,在疾病面前保持乐观主义的精神,促进机体早日康复。

**4. 城市病人与农村病人**

由于城市病人和农村病人的社会地位、经济条件、生活条件、文化素养、性格爱好有所差异,在医院他们交往的方式、内容、频率也不一样。有的互相看不起,来往不多,这种关系不利于医疗工作。因此,医务人员应协调他们之间的关系,以利于治疗和护理,使他们早日恢复健康。

## 二、社会上的患际关系

社会上的患际关系是指没有住院的病人之间的关系,他们交往的共同目的仍是希望早日恢复健康。交往的对象多半是亲戚、朋友、同事、熟人,也有的素不相识,但因患同样的病,往往会通过种种途径发生交往,互相交流治病经验。患际之间交往的内容一般是对疾病的诊断、治疗及其效果的看法和经验,互相询问,寻找医术高、态度好的医生以及疗效好的药物及其他治疗手段;谈论医院、科室、医生护士情况,互相介绍偏方、祖传秘方;互相介绍卫生知识,介绍与疾病有关的生活起居;谈论关于医院的管理、医疗质量、护理质量、服务质量及其效果,并对医生护士的技术和品德进行评价,等等。由于他们患难与共,同病相怜,相互关心、安慰、鼓励、帮助,共同与疾病作斗争,因此,他们之间是同情友爱的关系。研究他们的关系,对搞好医疗人际关系,提高医院的管理水平及医疗服务质量,有一定意义,应引起广泛的重视。

# 第三篇

# 医疗组织制度篇

# 第七章 医院组织

医院组织是整个医疗卫生系统的一个主要组成部分，它与社会其他各个部门、组织和社会群体有着密切的联系。医院组织的运行，除受组织自身内在因素制约外，还受社会经济、政治、科学技术、文化教育等外在客观条件的制约。研究医院组织的科学管理，对于更好地开展医院工作，提升医院整体功能有着重要意义。

## 第一节 医院概述

医院是运用当代医学技术和设备对广大群众或特定人群进行治病防病的场所，拥有一定数量的病床设施、必要的检测治疗设备和相当数量的医务人员。医院在对门诊和住院病人实施科学正确的诊疗的同时，负有指导和参与社区保健工作的责任。

### 一、医院的属性

近年来，许多学者对医院的属性进行了多方面的研究与探讨，概括起来有以下几点。

**1. 福利性**

医院是社会福利事业的一部分，具有福利性，这是由我国社会主义制度的性质以及医院劳务生产和消费的特点所决定的。社会主义国家医疗事业的基本目的是最大限度地满足人民群众的医疗需求，保障人民身心健康。不论是国有、集体还是个体医院都应坚持这个方向。医院应始终把社会效益作为自身行动的最高准则，在任何情况下，首先遵循救死扶伤、实行人道主义的宗旨。当前我国的国有医院大多数仍属非营利性质，以非营利方式为全体社会成员提供基本医疗保健服务，这一点是这些医院与其他营利医院和企业单位的重要区别。另外，非营利医院作为卫生事业单位，不向国家纳税，每年还得到国家财政部门的拨款，这表明它仍然是社会福利事业。

**2. 公益性**

公益性是指医院的兴办和运转的费用来自社会各个方面，其劳务活动的全部成果又使全体社会成员共同受益。目前我国国有医院建设和发展的资金，主渠道来自中央和地方政府的财政预算。在现在的经济发展阶段，全民的医疗保健费用全部都由国家包下来是办不到的,即便是在发达资本主义国家,也不可能全部做到。因此,全社会都要关心医疗卫生事业。一方面,医院为人民群众的健康提供免费或收费低廉的服务;另一方面,人民群众在享受医疗服务时,也要承担自己的社会责任和义务。根据谁受益谁负担,共同受益共同负担的原则,社会组织、团体、个人等都要在力所能及的前提下合理地承担一定的医疗卫生费用,以便多渠道增加医疗卫生事业的投入,这也正是医院公益性的具体体现。

**3. 生产经营性**

如前所述,医院是一个社会福利组织,强调社会效益和社会责任,但在市场经济条件下,医院仍须按等价交换的原则与社会进行物质交换。在公有制条件下,医院为社会提供医疗服务,保护和修复社会劳动力,不断满足人们防病治病的需要。作为补偿,除国家财政拨款外,医院还必须向被服务者收取一定的费用,即医院表现出有偿经营活动的经济特征。实际上,医院的福利性与生产经营性是辩证统一的,在强调福利性的基础上,加强医院的生产经营管理,部分地引入一些企业运行机制,将有助于提升医院的整体功能,使医院能够为社会提供更多更好的服务,更充分地体现出医院的社会价值。当然,医院必须正确处理生产经营性与福利性的关系。一般来说,医院应以福利性为前提,把社会效益放在首位,把经济效益放在第二位。

总之,在我国现阶段,医院是以公有制为主体,具有福利性、公益性和生产经营性特性的社会组织;它既属于精神文明建设,又属于物质文明建设;它保护、维护社会劳动力,提高劳动力的素质,对生产力和经济的发展有很大的促进作用。

## 二、医院的社会功能

随着医学模式的转变和疾病谱的变化,医院的社会功能也在发生着变化,许多潜在功能正在被逐渐发掘出来。现代医院已不再仅仅是承担单纯的医疗治病任务,而是逐渐转为对人类生活进行全面的指导和监督,其功能正由医院内扩大到医院外,由个体扩大到群体,由生理扩大到心理。《全国医院工作条例》指出,医院的任务是“以医疗为中心,在提高医疗质量的基础上,保证教学和科研任务的完成,并不断提高教学质量和科研水平,同时做好扩大预防、指导基层和计划生育的技术工作”。目前,我国医院的社会功能主要有以下几个方面。

**1. 医疗卫生服务**

这是医院经常性的中心任务,也是医院最主要的功能。医院为病人提供全面而连续的治疗、护理、预防、保健和康复服务,具体包括以下一些内容:

① 承担社区常见病、多发病的预防和治疗任务;

② 开展日常院前急救,承担社会意外灾害事故的现场急救;

③ 开展社区预防、保健、康复等多种形式的健康教育服务,掌握社区人口卫生

动态资料，如出生、死亡、疾病顺位等医学资料，开展社区慢性非传染性疾病的防治工作。

**2. 开展教学、科研工作**

不论是教学医院，还是其他医院和一般卫生院，都应根据医院的技术条件和业务能力，承担一定的教学任务。一方面是临床教学，主要包括医学院校不同层次、不同专业学生的临床教学和专业实习；另一方面是继续教育，即院内外医务人员的进修与培训。另外，医院不仅是医疗实践的场所，也是医学科研的重要阵地，医院科研以结合临床治疗的研究为主，县级以上医院应承担国家、省、市科研课题。医学科研是保证医院不断提高医疗质量和培养后继人才的重要手段，是实现医学技术现代化和医院管理现代化的必要措施。

**3. 对下级基层医院进行业务指导**

上级医院应与下级医院建立双向转诊和经常性技术指导的关系，帮助它们学习和掌握新技术，开展新项目，解决疑难问题，培训卫生技术和管理人才，提高它们的医疗管理水平和医疗服务能力。

全国医院种类众多，结构复杂。不同级别、不同规模、不同专业的医院，其功能和任务的侧重点也不尽相同。但医院的中心任务是医疗，其他工作都要服务和服从于这一中心任务。医院要正确处理主次关系，在保证医疗工作正常运转的前提下，同时完成好其他任务。

## 三、医院的历史发展

医院发展的历史过程，大体上经历了古代医院、近代医院和现代医院三个阶段。

**1. 古代医院的主要特征**

公元前 7 世纪，即我国春秋时期，齐国的政治家管仲在都城设立残废院；公元 2 年汉朝建立了最早的收容传染病的隔离院；东汉时建立了军医院，称“庵芦”；元代军医院叫“安乐堂”；宋代有为病残而设的“病坊”、“养病坊”等，这是我国古代医院的雏形。它的主要特征如下：

① 不是主要的医疗方式，医院数量少，规模小，条件简陋且不固定；

② 带有浓厚的宗教色彩，是对病残人员进行社会救济的“慈善”场所；

③ 具有时段性，它的建立常与军事活动或某种传染病的流行有关；

④ 主要是为了满足宫廷医疗的需要。

**2. 近代医院的主要特征**

近代医院创始于欧洲，大约从 19 世纪中叶开始。它是西方资本主义经济和科学文化高度发展，特别是近代医学科学高度发展的产物。尤其是 19 世纪末至 20 世纪初，基础医学得到全面发展，预防医学日趋成熟，临床医学已发展到多学科专

业化阶段,形成了以分科化、标准化、集体协作医疗为标志的近代医院。它的主要特征如下:

① 成为社会疾病诊断治疗的主要形式;

② 专科分工,医护分工,医技分工,集体协作医疗;

③ 医疗技术逐步上升到科学层次,以物理诊断、实践诊断、化学诊断及一般手术和药物治疗为主要手段;

④ 医院管理现代化,表现为医院的各项管理制度逐步建立和完善,各种组织逐步健全,各项技术操作逐步规范化。

**3. 现代医院的主要特征**

20世纪70年代,欧美资本主义经济、科技迅速发展,带来了医学科学技术的全面发展,使医院进入现代医院发展阶段。现代医院的主要特征如下:

① 医院病床设施、建筑具有一定的规模,相应配套设施日臻完善;

② 诊断手段先进,仪器设备数量多、质量高、更新快,并向精密化、细微化、无创伤化方向发展;

③ 医疗分科越来越细,出现了许多新型医学分支和专科,如急救医学、临床遗传学、老年医学、社会医学等;

④ 医院实行现代化科学管理,强调标准化管理和提高医院整体功能。系统论、控制论、信息论等科学理论普遍应用于医院管理。

## 四、现代医院的种类

现代医院种类较多,一般可按以下几种方法划分。

**1. 按医院的不同功能、不同任务划分**

(1) 三级医院。是面向几个地区或全省、全国范围提供高水平专科性医疗卫生服务,并同时承担高等医学院校教学、科研任务的医院,如省级医院、高等院校附属医院、计划单列市的中心医院、能形成完整三级医疗网络的省辖市中心医院等。

(2) 二级医院。是面向多个社区提供综合医疗、卫生服务并承担一定教学、科研任务的地区性医院,如县(县级市)医院,省会城市(单列市)的市、区级医院,省辖市(含地区)的地、市级医院,某些高等院校附属医院,厂矿企业中心医院等。

(3) 一级医院。是直接面向一定的社区提供预防、医疗、保健、康复服务的基层医院和卫生院,如乡、镇、城市街道卫生院,地级市的区医院,厂矿企业基层医院等。

我国卫生部颁布的《医院分级管理办法试行草案》规定,各级医院经过评审,按照医院分级管理标准确定为甲、乙、丙三等,三级医院增设特等,共三级十等。三级特等医院是我国最高水平的医院。

**2. 按医院的服务内容划分**

(1) 综合性医院。也称为通科医院，是指拥有一定数量的病床设施，分设内科、外科、妇产科、儿科、眼科、皮肤科、口腔科、耳鼻喉科等各种医疗专科，以及放射、检验、药剂、病理功能检查等各种医技部门，并有相应技术人员和医疗技术设备的医院。

(2) 专科医院。是指专门诊治某一疾病或只针对某一类人群的医院，如传染病医院、精神病院、老年医院、妇产医院、儿童医院、口腔医院、眼科医院、心脏病医院等。近年来，还出现了一些高技术的专科医院，如器官移植医院、胸科医院、肿瘤医院等。

**3. 按医院的隶属关系划分**

(1) 军队医院。是专门为部队提供医疗卫生服务的医院，其诊疗设备较为先进，专业分科也较精细。

(2) 企业医院。是指专门为工、矿、农垦等部门提供医疗卫生服务的医院。

(3) 卫生部门医院。是指由卫生部门管辖的医院。它向所有社会人群提供多学科的医疗服务，并承担医学教学、科研任务和相应的预防、保健服务。现阶段它们是我国医疗卫生系统的主要组成部分。

**4. 按医院的所有制划分**

(1) 全民所有制医院。是国家或企事业单位办的各类医院，由国家提供全部或部分经费，其设置规模和能力都与行政区域分布和行政级别相一致，是我国医院系统的主体部分。

(2) 集体所有制医院。属集体性质，国家不给或给予少量经费，实行自负盈亏，如城市的社区医院、街道卫生院，农村的乡镇卫生院、村卫生所等。

(3) 私立医院。是由社会团体或大公司赞助，或由个人筹资兴建的医院，包括个人开办的诊所、接生站和少数私立医院，外商独资的医疗机构也属此类。它们在卫生行政部门统一管理和监督下，依靠自身的医疗技术和资金，在政府规定的范围内从事医疗服务。它们的存在和适度发展，对方便病人就医、开发祖国医学宝库、安排就业、发挥离退休卫生技术人员的作用都有好处。当前我国私立医院数量较少，规模也不大，但展望未来，它们具有较大的发展潜力。

## 第二节　医院组织结构与管理

医院组织结构是指医院内部的机构设置和权力划分，它与医院的规模、性质、功能与任务相适应。医院组织管理的目标是运用有关管理理论和方法，使医院组织运转合理化，更好地发挥医务人员积极性以提高工作效能。其主要内容包括医院的领导体制、人员编制、组织机构、人才管理、思想政治工作及医德医风、医学伦理及领导艺术等。

## 一、医院的组织结构

**1. 医院科层制结构体系**

科层制的管理结构同家长制的管理结构完全不同,它建立在系统地划分管理权力以提高工作效率的基础之上。所谓科层制,就是管理上的分科执掌,分层负责。我国医院组织一般分为医疗专业系统和行政支持系统两大结构体系。

(1) 医疗专业系统。它由医院各级各类临床专业人员组成,包括医生、护士及医技人员。这一系统中往往依据个人医疗知识、技术、学历及资历把医护人员划分成不同专业和不同等级,以适应医学科学发展和现代医院管理的需要。如医生由上至下可划分为如下结构层次:主任医师、副主任医师、主治医师、住院医师、实习医师。护士由上至下可划分为:主任护师、副主任护师、主管护师、护师、护士、护理员。这样,医疗、护理部门就可按这种专业科层结构,对医院的医疗、护理工作实行管理。一般而言,医疗专业系统对整个医疗行为可独立地作出诊断和治疗方面的决定。上级专业人员对下级有明确的权威性,并对医疗行为负主要责任,下级专业人员应服从上级专业人员的业务指导。

在这一系统内,各级、各类专业医护人员,一方面要在其权限范围内认真履行自己的职责,另一方面要搞好跨部门、跨科室的横向联系和协作,尽可能增强个人工作的灵活性,发挥个人的主观能动性,更有效地开展医疗活动。

(2) 行政支持系统。它指为医疗活动提供职能服务的行政管理、后勤等非医疗部门所组成的非医疗系统,其科层设置一般分为院、科两级。通常可划分为以下结构层次:院长、副院长、各科主任、各科副主任。这一系统具有一般科层制的所有特点,如各层人员可根据其职务行使不同的权力,履行不同的职责。在其支持下,医院的行政管理工作按一定程序和规定正常运转,脱离了医院行政支持系统的任何一环,医院工作将不可能正常运行。

医院的两大系统虽然有区别,但也有内在的联系,有些工作既涉及医疗专业系统,也涉及行政管理系统。如医院的住院病人陪伴问题和饮食就餐问题,以及病案管理、护理管理等就属于这种情况,这些问题往往又是医院管理上的薄弱环节,如果处理不当,就容易出现冲突、对立或扯皮等现象。这就要求各系统工作人员必须从整体利益出发,促进医院整体功能的发挥。

**2. 医院的组织结构形式**

我国医院的组织结构一般有以下几种形式。

(1) 直线组织。这是一种最早、最简单的组织形式。它不设职能机构,医院的行政管理直接由行政负责人执行,或只有少数职能科室人员协助行政领导工作。

其特点是结构简单，责任与权限明确，指挥权集中，适应于基层卫生院。

(2) 直线参谋组织。这种组织形式把管理人员分为直接指挥人员和职能管理人员两大类。前者对下级直接行使指挥权，并对该组织的工作承担全部责任，后者对下级不能直接指挥，只进行业务指导，对行政负责人起参谋和助手作用。这种组织形式有利于统一指挥、管理和提高工作效率，避免发生多头指挥和无人管理现象，但也存在不足之处。如职能机构之间相互协作的问题，如配合不好，就会影响工作正常进行。因此，必须采取有效措施，提高认识，主动配合，完善有关协作制度。

参谋职能部门还可以分为综合性和专门性两种。综合性职能部门，如院长办公室、医务办公室，主要代表院长处理日常事务，协调各职能部门关系；专门性职能部门，如人事科、保卫科、设备科等，为全院提供专门服务。

(3) 矩阵组织。矩阵组织在直线参谋组织基础上，增加了按规划目标划分的横向的领导系统，即横向之间可以发生联系，使管理更具有灵活性。如临床各科室与中心化了的辅助诊疗部门，就是这种形式。

**3. 医院组织中的部门**

医院组织中一般可划分出如下部门：诊疗部门、医技部门、护理部门、行政后勤部门和党团群组织。

(1) 诊疗部门。它是医院组织的主要业务部门，一般包括内科、外科、妇产科、儿科、眼科、口腔科、急诊科等，主要任务是承担门诊、急诊、住院治疗和社区疾病的预防保健工作。

(2) 医技部门。它是现代医院组织的重要成分，包括检验科、病理科、放射科、药剂科、麻醉科、手术室等。它们借助专门的仪器和设备为诊疗部门提供技术支持。

(3) 护理部门。包括临床护理(又分为门诊护理和病房护理)、预防保健护理和医技部门护理。

(4) 行政后勤部门。它指医院各行政职能部门，包括院办公室、医务科、人事科、财务科、总务科、供应科、设备科、保卫科等科室。这些部门负责医院的行政管理事务、后勤物资保障供应等，对临床诊疗、医技、护理部门形成后勤支持，相互协调成为一个有机整体。这些部门直接对院长负责，发挥着参谋和助手作用。

(5) 党团群组织。我国医院系统一般设党、团、工会组织，有的还设有女工组织。党组织的主要职责是贯彻执行党在各个时期的路线、方针、政策，加强思想政治工作和医德医风建设，制定医院发展的大政方针；共青团组织的主要职责是组织开展适宜于青年特点的活动，培养造就"四有"新人；工会组织负责组织职工开展丰富多彩的文娱活动，对医院党政工作实行民主管理和民主监督，维护职工的合法权益；女工组织主要关心女职工生活，帮助她们解决工作、生活上的一些特殊困难。

## 二、医院管理的历史发展

医院管理随着医院的产生而产生，它作为一门学科建立于20世纪初期的英国。我国古代医院就十分重视管理。公元前1100至公元前770年的夏商周时期，就有医事制度的记载。《周礼》中记载的“医师掌医之政令，聚毒药以供医事”，就是指由医师掌管医药事务、负责文牍、分配医疗任务等。还有对医务人员考核的制度，如《周礼》中记载有“十全为上，十失一次之，十失二次之，十失三次之，十失四为下”，每年对医生进行一次考核，以确定俸禄的多寡。公元前2世纪，西汉初期著名医学家淳于意创立的“汾籍”，就是病历记录的规定。唐、宋时期医院管理逐步发展，如宋代医院有专职管理人员，有病历、病房、隔离制度和医师考绩表、对管理人员的奖惩条例等一套医院管理制度。

随着医学的发展，近代医院分科越来越细。19世纪60年代至20世纪初，外国列强在我国建立了大批教会医院。那时医院的管理，都是按照外国的管理方式和制度进行的。清朝末年以后，我国开始重视西方医学，如1927年我国自己投资建设的一所近代医院——北京中央医院(现为北京大学人民医院)，从组织结构、管理制度、人员培训等各方面都沿用了西方管理模式。

新中国成立初期，我国医院主要采用苏联的管理体制和方法，还未形成一套适合我国国情的管理方式，但医院仍得到较快的发展。1957年，第一次全国医院工作会议颁布了《综合医院工作制度》、《工作人员职责》等管理条例，提出了“扩大预防，以医院为中心，指导地方和厂矿的卫生预防工作”和“勤俭办医院，全心全意为人民服务”的指导方针，使医院管理工作上了一个新台阶。“大跃进”年代，医院工作受到“左”倾思潮的影响，医院管理违背了客观规律，一度造成管理秩序的混乱。20世纪60年代，在认真总结经验教训的基础上，国家制定了《全国医院工作条例》和各项规章制度，提出贯彻知识分子政策和以医疗工作为中心、不断提高医疗质量的指导思想，加强了“三基”(基础理论、基础知识、基本技能)和“三严”(严密组织、严格要求、严谨态度)训练，综合治理医院“脏、乱、差”，使医院迅速恢复正常的管理秩序。但在1966—1976年的十年动乱期间，这些管理制度遭到严厉批判，管理科学被全盘否定，医院管理工作受到了严重破坏。

1978年党的十一届三中全会后，随着党的工作重点转移到了社会主义经济建设上，管理科学越来越受到重视，医院管理也进入到一个新的历史时期。卫生部重新修订了《全国医院工作条例》，修订颁发了《医院工作制度及各级人员职责》，促进了医院的科学管理。进入20世纪80年代以后，全国医院系统地广泛地开展了创建文明医院的活动，医院内实行了多种形式的目标管理责任制，大大推动了医院的规范化、科学化管理进程。1987年，卫生部提出了实施医院分级管理与医院评审的设想，并派员考察了美国、澳大利亚等国家医院的评审方法。1988年上半年完成了"中国医院分级管理研究"课题设计。1989年，卫生部颁布了《医院分级管理办法(试行草案)》和《综合医院分级管理标准(试行草案)》，使我国的各级、各类医院有了统一的管理标准和评审制度，从而结束了我国医院管理无法可依的状况。实行医院分级管理与医院评审，是我国医院管理体制的一项重大改革，对于加强医院的宏观管理，健全和完善三级医疗网，加强医疗服务的整体性、层次性和合理性，完善各级医院的功能，充分合理地利用现有的卫生资源等发挥了重要作用。这一新体制的推行，标志着我国医院管理工作步入了一个新的阶段。

除此之外，这一时期我国医院管理在学术组织、教育培训、刊物出版等方面也有了长足的发展。在学术组织方面，1980年中华医学会成立了医院管理学会，同年11月中华医学会召开了全国第一届医院管理学术会议。此后，全国各省、市、自治区也相继成立了医院管理学会。医院管理学术研究逐渐活跃，研究领域不断拓宽，如对医院管理质量、标准化管理、经济管理、医德医风管理、护理管理、医疗安全管理、设备管理、医院改革等方面的研究都具有一定的广度和深度。在教育培训方面，我国从1982年开始有6所医科大学开办了卫生事业管理专业。近年来，又有不少医学院校也相继建立了管理专业，有的还建立了医药卫生管理学院。这些院校为全国培养了大批的医院管理专业人才。此外，全国各地举办了"医院院长培训班"、"医院管理研讨班"，对提高各级医院的管理水平起到了积极作用。在刊物出版方面，1981年，黑龙江省创办了我国第一个医院管理杂志《中国医院管理》；1986年，中华医学会医院管理学会创办了《中华医院管理杂志》；医院管理方面的专著、教材也陆续出版。这些刊物、著作对医院管理理论和实践的发展起到了推动作用。

## 三、社会转型期医院的宏观管理问题

当前我国医疗卫生事业正处在由计划经济体制向社会主义市场经济体制过渡的转型时期，为更好适应市场经济体制的需要，一方面必须深化全民所有制医院的产权制度改革，使公有制实现形式多样化，以制度创新带来医院发展的活力；另一方面必须继续鼓励个人和民间投资办医，以满足人民群众日益增长的卫生、保健需要。

医院在向社会主义市场经济体制转变的过程中，两种体制、两种运行环境并存将会在一定时期内存在，由此在管理上出现了一系列新情况、新问题。例如，全民所有制医院由于产权不明晰，所有权虚置，导致医院内部管理僵化、人浮于事、缺乏活力、效率低下的现象普遍存在；而伴随着个体所有制或其他所有制医院的纷纷出现和进入医疗市场，医疗宏观管理相对滞后，乱办医、办医乱，甚至非法行医现象也有上升的势头。因此，必须加强我国医院宏观和微观两方面的管理，建立起医院管理的法律体系，其中包括行业准入制度、宏观运行控制制度、微观运行控制制度、法律救助制度等。

行业准入制度包括医疗机构的准入、人员的准入及技术设备项目的准入等;宏观运行控制制度主要包括区域卫生规划制度、医疗保险制度、医疗卫生的全行业管理制度和医院分类管理制度等;微观运行控制制度包括医疗行为规范、行业标准、技术规范和工作制度操作规程、医疗质量控制及医疗广告管理等;法律救助制度是指保障病人权利和对病人实行立法救济、行政救济、司法救济的制度,如医疗事故处理、医疗纠纷调解、医疗服务投诉、病人权益保障等法律制度。

在宏观运行控制制度中,医院分类管理尤为重要。医院分类管理是国家对不同类型的医院实行不同的财政、税收、价格政策的制度。参照西方发达国家医疗卫生事业的发展过程,今后我国医院将主要划分为营利性医院和非营利性医院两大类。营利性与非营利性医院的划分不受所有制结构的束缚,应以其提供的医疗服务的属性为依据。在关系国家安全和社会安定的公共卫生领域和体现社会公平的基本医疗领域,如传染病防治、计划免疫、社会急救和提供基本的医疗服务方面,主要应由非营利性医院承担;某些关系国家安全和社会安定的医学高科技服务,如远程诊断、克隆技术、纳米技术等,在其研究和试验阶段,国家应扶持其发展,也可划归非营利性医院承担;而非基本医疗服务及某些特殊医疗服务则应划入营利性的医疗服务范围。营利性医院,个人、外资可以办,国家、集体也可以办,即不仅私人医院可以办成营利性医院,某些公有制医院也可办成营利性医院。

对这两类医院及医疗服务项目,应实行不同的投资、税收、价格政策。在投资方面,国家对国有非营利性医院应保证必要的资金投入,并让它们享受信贷优惠政策,以保证它们为最广大群众提供基本医疗服务,同时体现出社会主义医院的社会福利性质;对民办的非营利性医院所承担的基本医疗服务也应实行一定的经济补偿,民办非营利性医院与国有非营利性医院应享受同样的信贷优惠政策。在税收方面,营利性医院应按国家税法照章纳税,但考虑其医疗服务的特殊性,税率可稍低于一般服务行业;非营利性医疗机构则应实行税收优惠政策。在价格方面,国有非营利性医院应继续实行收费价格的政府管理,以适应广大群众的基本医疗需求;民营非营利性医院的价格实行政府指导价;对营利性医院则实行价格放开政策。在非营利性医院中开展的营利性医疗服务项目,政府对其实行营利性医院的财政、税收、价格政策;而对营利性医疗机构中开展的非营利性医疗服务项目,则实行非营利性医疗机构的财政、税收、价格政策,这可视为国家代病人购买基本医疗服务。

## 四、医院文化

现代医院管理离不开医院文化,医院文化的概念,目前尚无统一的定义,国内一般有广义和狭义两种解释。广义的医院文化属于种文化概念,包括医院的科学文化和人文文化两方面,即指医院存在方式的总和,包括医院的物质文化、精神文化、制度建设、医院管理等诸方面内容,涵盖医院所有的硬件与软件。狭义的医院文化属于文化概念，仅指医院的人文文化，是医院在长期的历史发展过程中所形成的具有医院自身特色的道德风尚、思想观念、价值观念以及全体职工所共同遵循的规范和行为准则，属于精神文化的范畴。

广义的医院文化的内容十分丰富，不仅包括医院的建筑、设备、环境等物质文化，而且包括医院的办院理念、管理方法、规章制度、各项技术操作常规等制度文化，还包括全体医务人员的思想观念、信仰及价值观、道德观等认知文化。社会学研究医院文化更侧重于医院的制度文化和认知文化，尤其是认知文化，因为它在医院文化建设及医院发展过程中起着极为重要的作用。首先，思想观念、价值观念作为医院文化的核心，能够引导医院职工把个人理想和目标与医院整体的理想和目标紧密联系起来，并通过自身的努力工作推动医院理想和目标的实现，从而达到个体与集体从观念到行动上的整合；其次，共同的理想和信念，能够把不同岗位、不同级别的人们紧密地联系在一起，形成一股巨大的合力，推动医院的工作不断跃上新台阶；再次，健康向上的医院认知文化，代表了不同时代医院的特色和精神风貌，反映出医院的优良传统，如“救死扶伤，实行革命的人道主义”、“院兴我荣，院衰我耻”这些言简意赅、含义丰富的格言，集中体现了“人民医院为人民”的根本宗旨及医院全体成员之间平等互助的关系和主人翁地位。医院文化中严谨的道德规范、行为准则能够形成良好的医院管理内部环境，对医务人员的心理和行为起着规范和约束作用，促使他们不断完善和塑造自我。

由此可见，医院文化是医院组织中不可缺少的重要组成部分，是医院在现代化建设过程中一个不容回避的问题。多年来，医院往往注重物质文化方面的建设，而制度文化和认知文化的建设未得到应有的重视，医院文化体系尚未健全。随着现代医院的发展和医院分级管理的实施，应不断地加强医院文化建设，主要包括以下几方面。

(1) 增强医务人员的向心力和凝聚力。主要是培养集体主义精神，增强群体意识和整体观念，让每位职工心往一处想，劲往一处使，激发职工的热情，调动职工的积极性，自觉为医院建设作出贡献。

(2) 确立新型的价值观、道德观。继承和发扬祖国医学的光荣传统，学习古代医学家的高尚医德，进一步树立为人民服务的价值观和道德观，克服各种腐朽价值观念的影响，大力弘扬医务人员救死扶伤的奉献精神，鞭挞不讲医德、以医谋私的腐败行为。

(3) 干部以身作则、为人表率。作为医院领导者，一方面要努力提高个人的文化素质，树立“领导形象”，包括理想、信念、性格、气质、行为举止等，并通过自身的影响力直接或间接地对职工起表率作用；另一方面，领导者要重视并亲自参与医院文化建设，采取有力措施，培育出具有本院特色的医院文化。

(4) 充分发挥医院群众组织的作用。建立由工会、共青团和其他群体组织组成的医院文化组织,并根据医院的实际情况和特点,逐步完善文化设施,促进医院文化的交流和创新,既能不断满足医务人员的文化需求,也在病人乃至整个社会面前展示出医院的形象。

# 第八章　医疗社会工作

从社会学的角度看，医疗、卫生、保健事业是一项社会事业。治疗疾病、恢复健康不仅包括一系列专业性的医生诊疗活动，还包括一系列与诊疗活动配套的社会工作过程。随着现代卫生、保健事业的不断发展，越来越多的人认识到了原先单纯的药物与手术的传统治疗模式的局限性。医疗活动中社会工作的地位和作用正在日益增大，已逐渐成为医疗活动的开展以及卫生保健计划和目标的确立、实施、评价、发展过程中的一个必不可少的环节。

## 第一节　医疗社会工作的概念

社会工作是指利用各种社会组织，包括政府官方组织、民间组织以及各种社会力量、社会资源来保证国家法律规定的国民各项社会保障条款的实现。具体地说，社会工作就是帮助那些在社会生活中受到损害的个人、家庭、群体和社区解决生存和发展问题，积极创造条件，促进他们的生活条件向好的方面改善，减轻他们因遭受各种自然或人为损害而产生的痛苦，使他们尽快恢复到正常的社会生活轨道上。社会工作的内容，从广义上可概括为社会指导、社会政策、社会教育、社会服务、社会预防、社会建设、社会促进等；从狭义上看，是专指社会福利工作，包括社会救济、社会救助、福利事业、福利生产、残疾抚恤等。

医疗社会工作是社会工作在医疗卫生领域内的延伸，其实质是帮助各类病病人解决在治疗疾病、恢复健康过程中的一系列社会问题。医疗社会工作可以界定为：在医疗卫生保健机构中，运用社会工作的专业知识和技术，为实现病人康复目的所进行的一系列包括与疾病的预防、治疗、康复有关的社会和心理方面的专业服务。20 世纪末以来，医学已由单纯生物内涵扩展到社会心理内涵，这种转变为社会工作开辟了广阔的工作领域。越来越多的社会工作专业人员进入到医疗保健系统，成为医疗社会工作的专业人员。医疗社会工作已成为现代医疗机构的必不可少的工作内容之一。医疗社会工作按其对不同层次医疗机构的隶属关系，又可分为医务社会工作、公共卫生社会工作、心理卫生社会工作及康复社会工作等。

### 一、医务社会工作

医务社会工作是指在医疗单位（主要是各类医院）内以临床病人及其家属为主

要工作对象的社会工作,又称临床社会工作。医务社会工作的主要职能是辅助医疗活动的开展,介入医疗管理,改善医疗服务质量以及独立进行社会心理诊疗活动。医务社会工作包括以下一些内容:

① 获取病人发病、诊治、康复过程中有关社会、行为和心理等方面的信息,并研究它们的相互关系;

② 把上述研究结果提交给医务人员,使他们能够有针对性地为病人制定更有效的医疗康复计划;

③ 把上述研究结果同时告知病人和病人家属,促使他们更好地配合医务人员开展治疗活动;

④ 应用所学专业知识直接对病人开展社会心理治疗;

⑤ 对医务人员、实习医生、护士等进行社会、人文科学的教育,营造人文精神氛围;

⑥ 从病人和病人家属处获取有关医疗服务质量的反馈信息,提供给医院管理者,促进医院服务质量的改进;

⑦ 向病人和病人家属介绍医院或社区的医疗设施并引导他们妥善利用这些设施;

⑧ 参与医院有关医疗服务质量的各项调查;

⑨ 开展与医疗有关的家庭及社区的调查研究。

医务社会工作因不同性质的医院、不同的科别或不同的工作对象而有各自的特点。例如,在儿童医院,医务社会工作很大一部分是针对病儿家长的。在儿童的疾病行为中,家长及家庭环境是十分重要的影响因素。儿童患病、求医及康复过程受到家庭结构、经济、教育方式、父母文化及心理素质、人格特征、饮食娱乐方式等因素的影响。儿童医院或综合医院的小儿科对病儿家长开展的社会工作包括:帮助家长分析与病儿患病有关的家庭社会文化因素;分析儿童患病后易产生的不良心理反应和行为倾向,并与家长共同帮助病儿加以克服;分析病儿家长在儿童生病时容易出现的焦虑、紧张或者冷漠等不良心理反应和行为倾向,使他们有意识地加以纠正,以避免对病儿产生不良影响。

又如,在康复医院或其他慢性病医院中,医务社会工作的重点则是给予病人积极有效的社会面及心理面的支持。慢性病病人或残疾病人有病程长、病情反复及内在心理障碍(如自卑、颓废)等特点,医务社会工作者应有针对性地做大量解释、开导及说服工作;同时分析和评估对慢性病及身体残障有重要影响的心理、社会动力因素,并把结论提供给医务人员、家属及病人本人参考;分析病人所患疾病或残障情况对病人本人、家庭及社会可能产生的影响;介绍并帮助病人了解各种可以利用的医疗资源和社区服务资源;鼓励并指导病人进行适宜的身体功能锻炼及心理素质训练,尽量避免病人在患病期间和之后可能产生的社会功能障碍和不良影响。

## 二、公共卫生社会工作

公共卫生社会工作是指卫生行政和公共卫生机构内的社会工作。公共卫生是现代卫生保健事业的重要组成部分，其工作对象是全体社会成员，目标是建立有益健康的生活环境，增进和维护全体社会成员的健康。公共卫生工作的顺利开展和目标的实现，要依靠大众的力量，有计划地组织和推进各项公共卫生措施的实施。虽然卫生行政和公共卫生机构的工作实质已经体现了社会工作的性质，但在这些机构中的专职社会工作者仍具有独立的角色。其主要工作包括以下一些内容：

① 参与各种公共卫生行政法规的制定或修订；

② 参与各项公共卫生教育训练计划的制订和实施（尤其重视卫生服务的家庭面与社会面）；

③ 从事社区心理卫生计划的制订与推行；

④ 开发和协调各种社会资源，以供社区卫生保健服务之用；

⑤ 调查与评价社会的卫生保健需求及卫生保健服务的效果；

⑥ 组织社区成员建立各种民间自助卫生保健服务组织。

## 三、心理卫生社会工作

心理卫生社会工作，又称精神病理社会工作，是指精神病防治和心理卫生机构内的社会工作。社区的精神病防治和心理卫生工作，除了在这些机构内的个案工作外，还大量运用团体工作、社区工作及调查咨询等社会工作专业方法。心理卫生社会工作人员的工作包括以下一些内容：

① 收集、分析病人的家庭心理动力影响因素的资料，提供给医务人员参考；

② 对病人家属进行心理辅导，使他们避免因家人患病而产生情绪焦虑和困扰，并启发他们表现出能对病人产生积极影响的心理和态度；

③ 对病情较轻的病人进行个案工作治疗，或以社会团体的工作方式进行心理和社会生活的再教育，以促进病人社会生活再适应能力的恢复及重建人格等；

④ 对与病人社会生活再适应有关的家庭、学校、工作单位等进行联系和调适，多方面促进病人对社会生活的再适应；

⑤ 参与社区的心理卫生宣传、推广、咨询等工作，预防心理疾病的发生。

## 四、康复社会工作

康复社会工作是把社会工作原理、方法和技巧运用到康复工作中去，协助需康复者恢复和发展他们的潜在能力，实现他们在现代生活中的社会适应功能的工作。广义的康复社会工作的服务对象主要是各种残疾人和行为上的残障者，它通过专业化的程序和技术对生理的、心理的、行为的残障者实施再教育和再塑造,增强他们适应社会的能力,使之介入正常的社会生活,乃至成为具有建设性的社会一员。对行为上的残障者,康复社会工作通过再造改变其动机和态度,促使其自觉接受社会规范和法律规章的约束。康复社会工作是一种讲目标的专门技术,必须借助各种特殊性质的专业技术,运用必要的社区资源,协助需康复者充分恢复或实现其生理功能、职业能力和情绪适应能力,顺利地参与社会生活。

康复社会工作的目标是广泛运用专业知识帮助需康复者这一特殊的社会群体,使他们的功能丧失减到最低程度,防止他们可能增加的损伤,最大限度地提高他们的生理功能,增进他们对于困难情境的自我处理和自我照顾能力以及向他人倾诉和沟通的能力。与此同时,康复社会工作还要使他们获得充分的情绪支持,并培养其社会适应能力,提高他们的职业技能,发挥其潜能,增强其社会生活能力,并最终使他们对社会也有所贡献。

具体而言,康复社会工作的工作计划通常必须包括以下五个方面的内容:

① 协助康复医师正确地诊断、有效地医治,以维持需康复者康复后的健康状况和自我照顾能力;

② 要考虑需康复者康复后应有的基本医疗设施,包括地方性的医疗单位及福利机构的设施;

③ 家庭照顾方案的实施,康复社会工作者要与康复医师、护士等定期到需康复者家庭探访,提供康复指导;

④ 要与有关机构协调,开展一切必要的和可能的社会服务项目,促使需康复者有效运用医疗设施,同时补充医疗服务的不足;

⑤ 提供社会工作的专业服务,解决需康复者的社会适应问题,满足他们的社会福利需求。

## 第二节　医院中的社会工作部门

在现代各类医院的组成中,社会工作部门正在成为不可缺少的部分,承担着与诊疗活动有关的大量医务社会工作。美国的各类医院很早就开始设立社会工作的专业部门,并已积累了丰富的经验。本节参照美国医院中社会工作部门的情况,阐述医院社会工作部门的属性、职能、工作内容和技术。

### 一、医院社会工作部门的属性

医院中的社会工作部门是隶属于医院行政领导层并参与以诊治病人为中心的医疗服务活动的一个专业性行政部门(科室)。医院中的社会工作部门的专业性表现在这些社会工作对现代诊疗活动的重要作用以及承担这项工作的人所必须具有的专业知识和技能上。强调其专业性而不将其视为一般的行政科室，将有利于社会工作部门介入医院整体医疗活动并充分发挥其作用和功能。医院中的社会工作部门在开展其专业活动过程中，直接对医院行政领导层负责，并以行政规范的形式界定自身的结构、功能、隶属及与医院其他部门的关系，同时明确界定其职能、工作范围以及服务的方式、方法等。

社会工作部门工作计划的制订、实施和评估，工作质量的检查和评价以及工作职责的正常履行，均为医院整体医疗服务活动的一部分。社会工作部门应有相对独立的符合社会工作专业性质的工作计划要求，以保证工作计划的专业取向。在工作计划确立的过程中，还必须对各个工作方案的范围、目标及组织实施方法等进行明确的界定，以便工作计划的有序实施以及进行定期检查和评估。

社会工作部门与医院其他医疗部门在医疗活动中是平行、互补的合作关系，它们拥有各自不同的专业基础。生物医学专业基础只能进行生物医学的医疗活动，不能包揽或取代社会心理的医疗活动；医疗社会工作也不可能承担生物医学的治疗内容。社会工作部门与医院其他医疗部门相辅相成，共同构成医院的整体医疗活动。在具体的各项医疗活动中，它们之间的合作方式、工作程序，各自的职责、权利和约束等都应有明确的界定。

## 二、医院社会工作部门的职能

医院社会工作部门的主要职能，包括开展医院内的社会个案工作、参与医院内专业教育训练工作、参与医院医疗服务政策的制定以及参与社区健康活动等。

**1. 开展医院内社会个案工作**

医院内的社会个案工作是指直接面对具体病人所进行的社会心理医疗和服务活动。社会工作部门通过个案工作，了解病人与发病有关的社会心理因素，除了提供给其他有关医务人员参考外，还能独立制定出相应的社会心理治疗方案，帮助病人克服患病、住院过程中可能出现或已经出现的不良心理反应。

**2. 参与医院内专业教育训练工作**

医院中的社会工作部门不仅是社会学系学生的实习场所之一，而且还肩负着对医院内医生、护士、实习医生、见习医生提供医疗社会工作方面的知识及工作技能训练的责任。此外，社会工作部门还组织各种形式的讨论会，并随时向各种人员解说疾病的社会文化因素。这种正式和非正式的教育、训练及宣传工作能促进医院内各部门的互相了解和有效合作。

**3. 参与医院医疗服务政策的制定**

在实施个案工作和参与辅助治疗的过程中，社会工作部门能够获得病人和病人家属对医院医疗服务质量的反馈信息。将这些信息传达给医院的管理层，将有利于医院及时调整医疗服务政策、措施,改进和提高医疗服务质量。

**4. 参与社区健康活动**

社会工作部门在实施个案工作过程中,能获得有关病人发病的社会因素及求医问药方面的信息,把这些信息提供给社区管理者,帮助推进社区预防疾病及康复计划的开展与实施。同时,因为医疗社会工作本身包括有效运用社区资源、配合病人治疗和康复的内容,积极介入社区的健康活动,就必然能使社会工作者及时了解社区内有关医疗服务资源的变动情况,从而能更好地为病人提供服务。

## 三、社会工作部门的工作内容和技术

个案工作方式是医院中社会工作部门的基本工作方式,其内容包括个案诊断、个案治疗、个案转介及个案记录等。

**1. 个案诊断**

社会工作者在与病人及病人家属的交谈中,以认真恳切的态度及运用谈话技巧获得病人及病人家属的信任,使他们认同社会工作者的能力,进而愿意与之讨论他们的困难,告知最真切的相关信息。在此基础上,结合生物医学对病因及疾病的诊断意见,作出社会个案诊断意见。由于病人出现问题的可能性伴随着医疗活动的全过程,社会个案诊断也是一个连续进行的过程。

**2. 个案治疗**

个案治疗通常以服务的形式与诊断过程同时进行。个案治疗的目标是消除病人对于疾病、手术及其他治疗方案的恐惧,消除他们对疾病可能引起残障的焦虑。个案治疗常用的方法是向病人和病人家属讲解对发病、治疗及康复有影响的社会心理因素,并从病人的现实条件及现有可利用的院内外医疗资源出发,帮助病人选择医疗或复健方案,制定住院或出院计划等。

**3. 个案转介**

社会工作者可以在门诊或病房直接接受个案病人,开展个案诊断和服务工作,并把病人有关情况转介给相关医疗科室。社会工作部门也接受其他医疗科室的转介。各科室的医生、护士在治疗过程中,发现病人及其家属可能存在有社会心理问题,可以向社会工作部门发出会诊、转诊的要求,或者提出咨询方面的要求。个案转介是整合医学生物治疗和社会心理治疗的重要环节之一。

**4. 个案工作记录**

社会个案工作是一种专业工作,像医疗个案工作一样,它也有标准的记录制度并形成规范的社会工作个案病历。这些病历不仅对当时的诊疗活动有帮助,而且对病人复诊或再入院时社会工作的开展非常有利。社会工作个案病历制度还对研究工作、教育训练工作以及社会工作质量的检查与评估有意义。社会个案病历的记录内容包括:与发病有关的家庭、社会心理动力因素分析;病人目前存在的问题;

病人及病人家属对问题的反应及治疗方案等。个案病历除以摘要形式附入医疗个案病历外，还应独立成册保存在社会工作部门。

从上述四项工作内容可以看出，从事医疗社会工作的人员最重要的能力是交谈沟通。交谈的对象千差万别，各有特点，他们可能是处于各种状况的病人、病人家属或者是相关团体。交谈技巧的正确、熟练运用是医疗社会工作成败的关键。成功的交谈通常以访问者是否受到被访问者的信任、欢迎，其能力是否被认同，以及获得的信息是否真实重要等为标志。为使交谈获得成功，制定可行有效的交谈计划是十分重要的。交谈计划要求有明确的目的性、可评估性以及能被规范地记录等。交谈技巧还包括人际交往中的一般性的交往技术和针对接触病人的特殊性交往技术。

## 第三节 医院中社会工作人员的角色地位

医院中的社会工作人员具有多重角色，他们既是临床工作者又是行政工作者，既是社会工作计划的制订者和指导者，又是社会工作计划的参与者和沟通者。分析其对病人、家庭、社区和医院的角色构成及专业贡献，将有利于医院中社会工作部门的建设和工作的开展。

### 一、对于病人的角色和贡献

医院中社会工作者对于病人扮演的是临床工作者的角色，其角色贡献在于对病人的社会心理支持和服务，包括入院许可、住院服务、出院计划及出院追踪等项服务。

**1. 入院许可**

入院许可一般在门诊服务中向病人提供。社会工作者在分析了求诊病人的情况后，帮助病人作出是否住院的决定，并与医院其他科室联系，准予接受住院，同时也向病人转告医院有关的工作程序及住院注意事项。

**2. 住院服务**

在病人住院期间，社会工作人员应病人要求，或者经医生、护士的转介，或者按照病人入院时商定的计划，开展社会个案工作或团体工作。社会个案工作的程序和内容如前所述。团体工作是指将同类病人编成小组，以小组的形式开展工作，如对那些接受胰岛素等特殊治疗的病人开展集体的社会心理支持工作。团体工作包括在病人中进一步建立某些兴趣性小组并开展相应的活动。

**3. 出院计划**

社会工作者在病人住院期间与其建立了相互了解和信赖关系后，可以在此基础上进一步帮助病人制订出院计划。出院计划的核心是帮助病人顺利康复,包括对家庭、社会心理动力因素的进一步探讨,介绍出院后可资利用的社区医疗资源及其他服务资源,甚至可以涉及出院病人的职业安排之类的问题。

**4. 出院追踪**

病人出院后,社会工作人员继续承担帮助其实施出院计划的责任。病人在离开医院环境后的开始阶段,易受社会环境压力的影响,容易发生各种心理问题,需要继续进行社会心理支持。社会工作人员对出院病人的追踪服务,既是医院整体医疗服务的延续,也是社会工作专业进一步研究的需要。

## 二、对于病人家庭、社区及医院的角色和贡献

对于病人家庭,社会工作人员扮演的是计划制定者和指导者的角色。社会工作人员通过与病人家属接触,了解病人的家庭环境,发现与发病有关的家庭、社会心理动力因素以及病人住院期间对其患病的态度和行为,帮助家庭制定病人完整的康复计划以及建立良好家庭环境的计划,纠正家庭对病人患病的不正确态度和行为,并帮助家庭实施这些计划的其他部分。

对于社区,社会工作人员扮演的是计划参与者和沟通者的角色。由于社会工作者十分了解病人的内在需求,因而对社区保健服务计划的制订和修正有足够的发言权。他们还对社区医疗保健服务资源起着联络、沟通和敦促改进的作用,使这些资源在满足病人需求中发挥更高的效率。

对于医院的整体医疗活动,社会工作人员既是临床工作者又是行政工作者。作为临床工作者,他们除了独立或配合其他科室进行社会心理治疗外,还把病人的心理态度、现实问题以及病人家属的情况等信息提供给其他相关科室,提高医院医疗活动的针对性和有效性;作为行政工作者,他们参与医院医疗政策的制定、医疗计划的实施以及服务质量的监督和控制等行政活动。由于社会工作人员特定的工作方式,使得他们与病人及家属有较多的接触机会,处于沟通服务与被服务的中介地位,他们的积极参与对提高和改进医院行政管理水平有重要作用。

## 三、医院中社会工作者的角色要求

由于社会工作的性质及社会工作者在医院整体医疗活动中所处的地位和作用,对于承担这一角色的从业人员就有着较高的道德和人格方面的要求,同时还有社会工作专业知识和能力的专门要求。

首先,社会工作者所从事的是关于人的疾病和健康的服务工作,是一种奉献助人的工作,这就要求从业者有较高的道德水准,如有献身精神、利他精神,富有同情心,乐于助人以及对病人和病人家属的高度责任感。社会工作者还应有健全而良

好的人格特征，如和蔼、诚恳、耐心、坚定、沉着、乐观和开朗等，这对从事这一工作是十分重要的。

其次，社会工作者要有专业知识和能力。医院社会工作者一般可分为部门（行政）负责人、技术负责人、社会工作员及社会工作助理员等层次，无论在哪个层次，要求均应受过良好的专业基础教育和训练。部门负责人应有较深的社会工作资历，其知识构成除了社会工作专业知识外，还必须有管理专业知识，只有这样才能胜任本部门的领导工作及介入医院的整体管理工作。技术负责人通常应具有相应专业硕士以上学位，才能胜任制定本部门的总体工作规划及各种服务和研究计划的审定、评估工作。社会工作员要求有社会工作专业的学士学位，以便能够独立地开展社会个案工作和团体工作。

最后，医院中的社会工作实践性很强，对从业人员的实践工作能力有较高的要求。工作能力既来自必需的专业教育，也有赖于实践中的培养。如同实习阶段是一个合格医生成长的必然过程一样，社会工作的临床实习也是一个医务社会工作人员成长必不可少的阶段。初到医院社会工作部门工作的新手和资历较浅的人员必须经过有计划的培训和实习过程。随着社会和医学的发展，临床社会工作的范围和功能呈现不断扩大和提高的趋势，这会给实践工作带来许多新问题，因而应该鼓励所有在职人员经常参加进修学习和提高。

## 第四节　医疗社会工作构想

医疗社会工作的产生和发展是医疗由单纯生物医学模式向生物心理社会医学模式转变趋势的现实表现。医疗社会工作作为现代卫生保健事业的重要组成部分，进入医疗卫生保健事业并占据一席之地是社会发展的必然。世界上许多发达国家已在各级医疗保健机构中建立了社会工作部门，有些已有了相当发展，它们对整体的医疗保健事业迈上新台阶起了积极作用。我国作为一个发展中国家，医疗卫生保健的任务极为艰巨，对医疗社会工作有着迫切的需要。我国的医疗卫生保健事业又有自己的特点，在原有的基础上借鉴世界各地经验，开展符合我国国情的医疗社会工作是摆在我们面前的一项十分紧迫和现实的任务。

### 一、我国卫生保健事业需要医疗社会工作

我国是人口众多的国家，然而卫生资源，包括医疗设施、人员和经费等都严重不足，两者极不相称。在这样的国情下，搞好卫生保健事业，达到维护和增进全民健康水平的目标是十分艰巨的。几十年来，我国卫生保健中的社会工作实际上由行政部门承担，没有专门的社会工作部门。虽然这种方式也起过积极作用，使有限

的卫生资源发挥出较高的效能,但没有行为科学专业基础的社会工作只能是经验性的,其职能和效益也非常有限。近年来随着我国社会改革的进展,由行政部门承担医疗社会工作显然已不适合现代卫生保健事业的需要,单纯由行政手段推动卫生保健事业的模式本身也已受到挑战。如果不进行改革,即便是维持原有水平也是困难的。在卫生保健事业中开展专业性的医疗社会工作,把由行政部门所承担的社会工作内容纳入行为科学的专业轨道,使医疗卫生资源发挥更大的效能,这无疑是我国目前卫生保健事业的一个发展方向。

我国卫生保健事业需要专业性医疗社会工作的紧迫性,还表现在社会保健需求与需求的满足程度之间的巨大反差上。一方面,由于近年来社会改革的推进和社会发展的加速,中国社会已开始明显出现社会紧张现象。这种社会紧张给人们造成的压力已表现为心理适应性不良甚至形成心理障碍,成为目前威胁国人健康的严重问题。无论是医疗机构内的病人,还是社区里的普通人群,精神心理疾病的发病率都比以往大大增加。另一方面,由于多年来对社会学、心理学等行为科学的偏见,且医疗保健又偏重生物医学方面,以至于社会心理方面的医疗服务资源近乎空白。社区中没有专门机构和专门人员对常见的精神心理问题提供专业服务。在各种医院里,对病人的服务也多限于生物医学诊疗,病人及家属的许多有关治疗和复健的社会心理问题得不到应有的帮助。

虽然目前我国卫生保健事业中的专业社会工作是个尚待开拓的新领域,但社会的需求必将成为推动改革的强大动力,这方面工作的开始已经为期不远了。实际上,在很多医院系统中,尽管还没有正式建立独立的社会工作部门,但医院的社会工作却已在广泛地开展。

我国台湾地区早在20世纪60年代末就开始在医院建立社会工作部门,几十年来发展迅速。到20世纪80年代中期,台湾地区已有50余所医院设有社会工作部门,约有工作人员150多人。1982年和1984年已举办过两届医疗社会工作研讨会,1984年还成立了全地区的医疗社会服务协会。社会工作部门的从业人员具有较强的专业性,他们大都受过大学的社会工作专业正规教育,而且有些人在大学还修过医疗社会工作的专业课程。他们按照社会工作的专业要求对医院及地区的实际情况开展工作,在医院的整体医疗活动和社区健康活动中起着积极作用。社会工作部门的工作情况受到有关部门的关注。例如,台湾东海大学于1984年完成了“台湾省立医院社会服务室现况调查及功能研究”工作,对改进医院中社会工作部门的组织、功能和运转等问题提出了专业建议和得出结论,引起了整个台湾地区各级卫生行政机构、大学院校及医院管理人士的重视。

台湾地区医疗社会工作产生和发展的动力来自社会医疗保健需求的变化和医疗社会工作专业化的取向。台湾地区医疗保健需求的变化,是由社会工业化的进程引起的。社会的工业化一方面使社会心理在健康问题中占据重要地位而迫切需要开展医疗社会工作；另一方面也带来社会福利水平的提高，使医疗社会工作得以开展。医疗社会工作专业化的取向，是台湾地区高等教育发展的结果。目前，台湾地区有十多所大学院校有社会学系或社会工作系，专门培养社会工作专业人才。有些大学已经开设医学社会学及医疗社会工作专业课程，要求有志于在医疗社会工作专业领域中工作的学生选修，这就进一步为保证医疗社会工作的专业取向创造了条件。

## 二、专业医疗社会工作部门的设立

在中国内地卫生保健系统内建立医疗社会工作专业部门这项工作，在目前情况下，只能因地制宜，从现有条件出发，逐步推动展开。由于在各级卫生行政和医疗机构中，大量的医疗社会工作由行政部门担负着，人力、物力都有一定的基础，因而实现其由行政性向专业性的转变是可能的。在原有基础上对人力、物力以及职责、工作范围进行合适的调整，就可形成专业社会工作部门的雏形。目前较为困难的问题，显然是缺少受过专业教育训练的专业人员，但这也并非完全不可解决。在初始阶段，对人员专业化的要求不可能太高，除可争取接受大学社会学和心理学等学科的毕业生外（一些大学已经设有社会工作专业），还可选派有志于从事医疗社会工作的医学院校、卫校和护校的毕业生及有一定资历的医务人员和原有行政管理工作人员等进修社会学、普通心理学、社会心理学等课程。此外，还可通过训练班、研讨会等形式培养和训练专业人员。刚开始应选取有条件的卫生机构搞试点，取得经验后再逐步扩大和推广。试点中的社会工作部门，也应有条不紊地发展人力、物力资源，逐步增加工作的职责范围及专业化程度，最终达到规范的医疗社会工作专业化标准。

**1. 医院社会工作部门的设立**

医院中的社会工作部门，依照内、外科等临床科室的称呼，可称为社会工作科。社会工作科可在省、市及县中心医院中设立，人数视医院规模及工作开展情况而定，一般为3～5人。社会工作科直接隶属于院长领导，有独立的财政预算支持和相应的硬件配套设施（如医护人员与病人、家属方便接触的空间、场地及相应的办公用品等），以便于工作开展。社会工作科的工作范围初期可包括社会心理工作、医院辅助管理工作、专业教育工作和社区健康工作。

（1）社会心理工作。由医护人员转介或接受病人及家属请求，以门诊的方式开展社会心理个案工作或团体工作，可开设心理咨询门诊，在门诊部接待病人。

（2）医院辅助管理工作。调查了解病人及家属对医院服务质量、政策法规、部门设立等方面的意见，直接反馈给医院管理层，并参与医院政策、法规的制定、修改以及医疗质量的控制等方面的工作。

（3）专业教育工作。为扩大影响和有效合作的目的，以医护人员为对象，开设社会学、心理学等行为科学知识的讲座。为提高工作能力和效率,以医院中行政部门如医务科、住院处及保卫、总务、财政等后勤部门的工作人员为对象,开展社会工作专业教育。

(4) 社区健康工作。开展病人出院追踪服务,设立社区心理咨询机构,并对社区求医需求、求医行为及医院形象等开展调查研究工作,提高医院在社区卫生保健中的作用。

**2. 卫生行政机构社会工作部门的设立**

卫生行政机构中的社会工作部门可称为社会工作部(室),其工作范围包括:①调查社区的卫生保健水平、求医需求及卫生保健服务的功效,以便有针对性地修订卫生保健法规、政策和改进社区卫生服务质量;②开发、协调社区各种卫生保健服务资源,包括组织各种民间自助团体,开展各种形式的保健活动;③与医院社会工作科保持经常性联系。

卫生行政机构中实现行政性社会工作向专业性社会工作转变的方式,可在原有的组织框架上设立专业社会工作员,在本部门的工作范围内,结合社会工作专业的要求开展工作。

# 第九章　医疗规范与控制

医疗活动是社会群体间一种复杂的社会互动过程，它必然要受到一系列规范的制约，以保证医疗活动能完满履行其担负的社会职能。我们把与医疗活动有关的一整套组织行为规范简称为医疗规范。医疗规范是医疗机构、医务人员以及病人及家属在医疗活动中必须遵循的行为准则和角色方式。当前，随着医学科学的发展和医疗活动对社会影响程度的加大，医疗规范也正日益受到人们的重视，得到不断的修改和完善，向着更加理性、严密、细致和人性化方向发展。研究如何使医疗规范更加科学合理同时更符合人性，揭示医疗违规行为给社会带来的危害，探索对医疗违规行为进行控制的方法与途径，已成为医学社会学的一个重要研究领域。

## 第一节　医疗规范的形成、种类和功能

### 一、医疗规范的产生

医疗规范是随着医疗职业的形成而出现的。我国商朝已经有了从事医疗活动的人员，对很多疾病都有记载和描述。据《殷墟卜辞研究》记载，卜辞中归纳出 34 种病，可以说这是最早的病案记录。在周代，建立了我国最早的专门医事制度，据《周礼·天官》记载，当时宫廷医生的分工制度是食医（管理王室饮食）、疾医（内科）、疡医（外科）、兽医四种，这是我国最早的医学分类记载。在管理上，以“医师”为医药行政的最高负责人，“掌医之政令，聚毒药以供医事”，并制定有一套考核制度：“岁终则稽其医事，以制其食：十全为上，十失一次之，十失二次之，十失三次之，十失四为下。”根据医疗成绩，规定俸禄等级，这是最早的医疗奖罚制度。这时，还出现了世界上最早的病历报告制度：“凡民之有疾病者，分而治之。死终，则各书其所以，而入于医师。”春秋时期，产生了我国传统医学的基本操作规程。名医秦越人（扁鹊）创造的“望、闻、问、切”四诊法至今仍是中医诊治疾病常用之法。宋代建立了较完善的医生培训、考核、选拔制度，规定“不由师学，不得入翰林院”，即使是私习而“医道精通者”，亦须推荐考试合格，方可录用，并制定了医学人员的升任与罢黜制度，“乾德元年，朔校医官，黜其艺不精者二十人”。古代还以法律形式规定了医疗事故责任制度。《唐律》对医师误治、欺诈、调剂错误、以药毒人等，均有刑律规

定。宋代法律规定:利用医药诈取财物者,以匪盗论处;庸医伤人致死者以法绳之。《元典章》禁止医生出售毒药和堕胎药,禁止乱行针医、假医。清代刑律规定:"庸医治病致死的,必须经过辨验,非属故意害人者,以过失杀人论罪,不许再行医;若故违本方、诈疗疾病以谋取财物者,追赃,以盗窃论罪;因故致死及用药杀人者斩。"至于医疗道德领域的规范,我国古代医学先驱们提出的许多信条,其基本理念至今仍为人们称道并遵循。例如我国明代《外科正宗》的作者陈实功提出的医德守则《五戒十要》,被美国 1978 年出版的《生命伦理学百科全书》列为世界古典医德文献之一,已与《希波克拉底誓言》和《迈蒙尼第斯日祷词》并列。

受社会文化发展的局限,古代医疗法规远未达到系统、完整的程度,真正形成与医学的发展和社会的要求相适应的医疗法规体系是在现代。现代医疗的高速发展大大提高了人类的健康水平,同时也大大增加了医疗对人体的干预和对社会的影响。建立完整、系统的医疗法规,以法治医,已成为现代医学发展的必要前提。新中国的成立使我国医疗卫生立法进入一个新的历史时期,尤其是 20 世纪 80 年代以来,修改和制定的卫生法规就有 90 多部,其中有关医疗法规方面的有《医疗事故处理暂行办法》、《全国医院工作条例》、《医院工作制度》、《医院工作职责》、《医务人员医德规范》等,2002 年国务院又颁布了《医疗事故处理条例》,成为医疗系统中处理医疗事故最具权威性的法规。有关医疗专业技术方面的操作规程就更多。这些法规和章程,有力地加强了卫生法制建设,对于保护人民身体健康、促进医疗卫生事业进步起了重要作用。

## 二、医疗规范的分类

行为规范一般分为两类:一类是技术规范,一类是社会规范。技术规范是人们根据对自然规律的认识而制定的,目的在于解决人与自然物、生产工具、劳动对象等之间的关系;社会规范亦称非技术类规范,是人们根据对社会规律的认识,为调整人与人之间的社会关系而制定的,它又可分为法律规范与道德规范。人们通常接触到的规范是各单位根据国家宪法和法律,结合本单位实际情况制定的各类规章制度。医疗规范也是如此,主要有以下几种形式。

**1. 技术性规范**

医疗技术性规范是在医学发展和医疗实践过程中逐渐形成和固定下来的对医疗技术、方法、技巧及能力的规定。它包括手术的基本规范和各种专门手术的操作规程,药物使用的基本规范和各种专门药物的使用规定,诊断的基本规范和各种专门诊断技术的操作规程等。医疗组织和医护人员在医疗活动中必须严格遵守这些规范,否则会导致各种不正常的医疗效果,甚至发生严重的技术医疗事故。

**2. 医疗法规**

医疗法规是国家卫生法规的重要组成部分,它规定医疗活动的性质并协调医疗活动中的各种关系。医疗法规有如下一些形式。

(1) 宪法条款。例如，1982 年第五届全国人民代表大会第五次会议通过的中华人民共和国宪法第二十一条中规定，"国家发展医疗卫生事业，发展现代医药和我国传统医药……保护人民健康"，这成为我国医疗卫生工作的根本宗旨，指明了医疗卫生事业总的发展方向。

(2) 医药卫生专门法规。如 1984 年第六届全国人民代表大会常务委员会第七次会议通过的《中华人民共和国药品管理法》，1989 年颁布的《中华人民共和国传染病防治法》，2002 年国务院发布的《医疗事故处理条例》等。这类专门法规大多数是由国务院直接颁布的。

(3) 卫生技术标准。一般分为国家标准、部标准（专业标准）和地方标准，例如《放射卫生防护标准》和 2002 年卫生部发布的《职业病诊断与鉴定管理办法》等。

(4) 其他法律法规中有关医药卫生的条款。如行政法、民法、刑法等法律中有关医药卫生的条款，它们为保护人民身体健康、制裁卫生违法行为提供了法律依据。

(5) 国际条约、条例。包括我国与外国签订的或批准承认的某些国际条约。如 1985 年 6 月第六届全国人民代表大会第十一次会议决定我国加入《1961 年麻醉品单一公约》和《1971 年精神药物公约》，再如世界卫生组织 1969 年颁布的《国际卫生条例》中规定，检疫传染病包括鼠疫、霍乱、黄热病、天花 4 种，我国于 1979 年 6 月 1 日正式承认该条例。

**3. 医疗规章制度**

医疗规章制度是医务人员在医疗卫生活动中应遵循的行动规范和准则，是社会对医务人员的行为进行控制的一整套规范体系。现有的医疗规章制度很多，归纳起来主要有以下几种。

(1) 医院工作制度。是指为了加强医院管理，建立正常工作秩序，保证医疗质量，从而对医院的指挥系统以及部门、各科室的工作作出程序化、标准化的规定。1982 年卫生部发布的《医院工作制度》共列出 64 种制度，如医院领导深入科室制度、会议制度、值班制度、病案管理制度、手术管理制度、急症抢救制度、会诊制度、病例讨论制度等。

(2) 岗位责任制度。是指对医院各类人员职、权、责的具体规定，它们是各类规章制度的核心，围绕医院中心任务对行政、后勤、医生、护士、技术人员都提出了明确的工作职责、办事标准、检查考核办法，以建立起科学的、合理的、有效率的工作秩序。卫生部发布的《医院工作人员职责》，对医院 97 类人员的职责都做了明确规定。

(3) 技术常规。医疗质量是医院的生命，各种技术常规是保证医疗质量的关键所在，如内、外各科诊疗常规，护理技术操作常规，影像、检验、康复技术操作常规等,对各专业的工作程序、方法和质量等方面作了具体规定。

**4. 医疗道德规范**

医疗道德是社会道德在医疗卫生领域中的特殊表现。虽然它不像医疗法规制度那样带有外在强制性,但对医院和医务人员的声誉和形象有着极大的影响。中国传统医德深受儒家思想影响,医学被称做"仁术",医生被称为"仁人之士",其核心是"善"。唐代医学家孙思邈(581—682)的《论大医精诚》是中国最早全面论述医德规范的著作,其要点为:博极医源,精勤不倦;同情病人,一心赴救;临证省病,至精至微;言行端庄,不狡不昧;尊师重道,勿骄勿妒。西方传统医德始于古希腊著名医生希波克拉底的《希波克拉底誓言》,其要点是:尊师如父母,急病家之所急,一切为病人利益着想,保守病人秘密。到了现代,医疗伦理道德规范已越来越为世界各国所重视。1949 年,世界医学会通过了《世界医学会国际医德守则》,1969 年经修订成为《医学日内瓦宣言》。此后,许多国家都制定了相应的医德规范,如《日本医德纲要》、《苏联医师宣言》、《法国医学伦理学法规》等。我国卫生部于 1990 年统一颁发了《医德规范》,其主要内容是:①救死扶伤,实行社会主义的人道主义;②尊重病人的人格与权利,对病人不分民族、性别、职业、地位、财产状况,一视同仁;③文明礼貌服务,同情、关心和体贴病人;④廉洁奉公,不以医谋私;⑤为病人保守医密,实行保护性医疗;⑥互学互助,团结同事同行,积极协作;⑦严谨求实,奋发进取,钻研医术,精益求精,不断更新知识,提高业务水平。

## 三、医疗规范的功能

医疗规范是国家对医疗活动实施科学有效管理的重要手段,是医疗机构对医疗活动进行组织、指挥、协调和控制的主要依据,是医院、医务人员、病人及家属三方约束自身行为,维护医疗活动正常进行的必要保证。因此,医疗规范的制定和实施在整个医疗活动中占有十分重要的地位。

**1. 保障病人生命健康不受损害**

人们到医院求医,目的是获得对自己疾病的正确诊断与治疗,尽快恢复健康。如果医务人员在医疗过程中行为不慎甚至违规,则可能导致医源性疾病发生;不合理用药则会引起药源性疾病;不合理的手术会引起肢体或器官残疾。这些都会造成医疗事故。我国医疗事故发生率与医疗法规的贯彻执行状况紧密相关,据有关资料统计,新中国成立以来有几个医疗事故发生的高峰期:1956—1960 年"大跃进"年代,医疗规章制度被视为"教条",片面强调敢闯敢干,导致医疗事故发生严重;1966—1977 年"文化大革命"期间,医疗规章制度作为"条条框框"被打破,管理失控,医疗事故频频发生;1985—1987 年,片面的商品意识冲击了各项医疗制度,致使医疗事故明显增多。1987 年 6 月国务院颁布了《医疗事故处理办法》,才使频发的医疗事故得到有效控制。可见,医疗规范能够使医务人员科学有序地开展治疗工作，更加认真、谨慎地对待每一次诊断与治疗，从而使疾病病人的生命健康得到有效保障。

**2. 保证医疗卫生事业的科学管理**

完善的医疗规范使医疗卫生事业的管理成为真正科学的管理，使医疗管理从“人治”走向“法治”。首先，卫生行政法规、条例和其他规范性文件是医疗管理的法律依据，例如已颁布的《全国医院工作条例》、《医院工作制度》等对我国医院的性质、任务、权限和活动方式都做了相应规定。正在酝酿和制定中的《医事法》将明确规定医院的体制、服务目标、机构设置、人员素质要求、医学情报、医药科研、医院治安、后勤服务等，这对加强医院科学管理，建立正常工作程序，提高服务能力起着重要作用。其次，医疗规范是提高医疗质量的制度保证。医疗规范对医疗质量起着关键性的作用，它规定了医疗工作的各项技术指标，制定了医护操作规程，提出了考核检查标准。许多事实证明，忽视医疗规范，势必严重影响医疗质量。再次，医疗规范是协调医院与社会其他部门、医务人员与病人之间关系的重要手段。医院是一个向社会开放的系统，随着医学科学的发展和人们对医疗需求的增长，医院与社会其他部门及病人的关系变得越来越复杂，在医院管理中出现不少新的矛盾。医疗规范为正确解决这些矛盾提供了依据和手段，如医疗事故的处理，医疗纠纷的解决，医院、医务人员及病人自身利益的保护等。我国2002年颁布的《医疗事故处理条例》“总则”中第一条就规定：“为了正确处理医疗事故，保护病人和医疗机构及其医务人员的合法权益，维护医疗秩序，保障医疗安全，促进医学科学的发展，制定本条例。”可见，医疗法规维护的是“医”与“患”双方的利益，目的是保证医疗活动沿着科学的方向发展。

**3. 促进医学科学技术的发展**

首先，医疗规范是保证和促进医学发展的推动力。随着医学科学的发展，医疗活动碰到了许多新的亟待解决的问题，如脑死亡、器官移植、人工授精、人体实验、安乐死、人体胚胎干细胞治疗等，这些问题引发的争论如不解决，势必影响医学科学自身的发展。例如，我国器官移植总体水平落后世界水平10年，问题的关键不在于技术，而在于遗体及器官捐献法规未能建立，致使器官供体奇缺，限制了我国器官移植技术的发展。针对医学发展面临的新问题，新医疗法规将以立法的形式对这类问题给出明确的规定和说法。其次，医疗法规又是鼓励医务人员为医学科学献身的强大精神武器。它对医务工作者在医学领域的发明创造给予保护和奖励，从而激励他们不断去攀登医学科学的高峰，为人类健康作出更大贡献。

**4. 制裁医疗活动中的违规行为**

医务人员的医疗行为与病人的切身利益息息相关。应该肯定的是，我国医务人员中的大多数都能够遵守医规、医德，忠实地履行为人民健康服务的宗旨，对保障人民健康作出了重大贡献。但不可否认，在少数医务人员中存在着玩忽职守、以医谋私等不良行为,有的甚至造成了严重的后果和恶劣的社会影响。对医务人员中的违规行为必须加以教育、纠正,直至惩处,对于触犯刑律的违法行为,必须绳之以法。医疗法规的制定使各种医疗违规行为的惩处有法可依,对少数医德不良、玩忽职守者形成了有力的警示和约束。

## 第二节 医疗违规的原因分析

### 一、医疗违规的类型

医疗违规既可以是医务人员的违规行为,也可以是医疗组织的违规行为。根据违规行为的情节、性质及后果,大致可分为以下几种类型。

**1. 犯罪行为**

《1979年中华人民共和国刑法》第十条规定:"一切危害国家主权和领土完整,危害无产阶级专政制度,破坏社会主义革命和社会主义建设,破坏社会秩序,侵犯全民所有的财产或者劳动群众集体所有的财产,侵犯公民私人所有的合法财产,侵犯公民人身权利、民主权利和其他权利,以及其他危害社会的行为,依照法律应受到刑法处罚的,都是犯罪;但是情节显著轻微危害不大的,不认为是犯罪。"这里划分了罪与非罪的原则界限,指明了犯罪具有三个基本特征:第一是行为具有社会危害性;第二是行为必须是违法的,具有刑事违法性;第三是行为是应当受到刑法处罚的,具有受罚性。犯罪又可分为故意犯罪与过失犯罪。医务人员利用职业之便贪污受贿数额巨大,借机进行人身报复甚至致死、致残,借机强奸妇女等都属故意犯罪。医务人员玩忽职守,极端不负责任,因其诊疗护理过失,直接造成病员死亡、残废、组织器官损伤导致功能性障碍,属过失犯罪。医务人员犯罪的后果往往造成医疗事故,但造成医疗事故的并非都是犯罪行为。判断医疗事故是否构成犯罪,必须遵循犯罪构成的四个要件,即犯罪客体、犯罪的客观方面、犯罪主体、犯罪的主观方面。有些医疗事故虽然事件的主体、客体已经具备,但若从客观方面分析,由于医疗护理工作存在特殊性、风险性,医务人员在实施抢救行为时,虽已知自己的行为可能造成一定的危害结果,但为了挽救病人生命,不得不冒较大风险去争取一线希望,而出现一些失误,这种行为必须与故意危害行为相区别。由于受医疗设备技术条件等客观因素影响而产生的不良后果也不能混同于一般的危害行为。况且,从主观方面来说,医务人员也不希望自己的行为造成严重后果。所以,确定医疗刑事犯罪比确定普通犯罪要复杂一些,不能用普通犯罪的认定方法来认定医疗事故犯罪。

**2. 违法行为**

违法行为与犯罪行为的主要区别是,行为者虽然也触犯了法律,但情节比较轻微。如利用职权贪污受贿，但数额很少；侮辱伤害他人，但不甚严重。值得警惕的是，在医疗违规行为中还有一部分其实是属于违法的，许多人却没有认识到。如病案记录，它是医务人员对病员健康状况及其患病经过、诊疗和护理情况的全面真实的记录，具有重要的法律效用，常常可以成为法庭上的重要证据，在解决医疗纠纷中起着关键性的作用。但有些医务人员平时记录、填写病历不认真，常有漏缺、笔误，甚至擅自改写病案。至于在发生医疗差错后，为逃避责任，故意丢失、涂改、伪造、销毁病案，更是一种严重违法行为。再如，医疗证明，包括出生证、疾病诊断书、病休证明、死亡诊断书等都有着极重要的法律意义，但在现实生活中，医务人员徇私枉法，弄虚作假，出具假医疗证明的事并不少见，甚至有的为犯罪分子开具假医疗证明，使其减轻罪责，逃避法律制裁。

**3. 违章行为**

违章行为包含的范围比较广泛，行政上违反规定、命令，纪律上违反原则、律条，技术上违反操作规程、条例等都可称为违章行为。违章行为在医疗违规行为中所占比例较大，涉及的人也较多，影响面广，是临床工作中的主要危险因素。据上海市 6 个医疗单位 6 年中发生的 167 起医疗差错事故统计资料，属于违章因素造成的有 79 起，占总医疗事故的 47.3%。如未能严格执行“首诊负责制”造成诊断延误；没有严格执行“三查七对制度”，给青霉素阳性病人注射青霉素和发错药、抱错婴儿、搞错血型、体腔遗留纱布等；违反操作规程，不探测宫腔大小及方向而刮宫，致使子宫穿孔；交叉配血不看结果就发报告；手术开错部位或接错病人；工作中擅离岗位；交班不完善而使危重病人遗漏观察；等等，都是严重的违章行为。

**4. 违反道德行为**

作为道德规范重要组成部分的医疗伦理规范是随医学和社会文化的发展而不断发展的。传统的医德规范以“义”为其核心内容，现代的医德规范在此基础上扩展为公益及价值理论。我国广大的医务人员在长期的医疗实践中继承和发扬了古代医学先驱的优良医德传统，并在新的历史条件下发扬光大。但也毋庸讳言，少数人及某些医疗单位存在不同程度的违背医疗伦理规范的行为。诸如以医谋私，利用看病难、住院难、手术难对病人敲诈勒索；对病人缺乏同情心，态度冷，说话硬，甚至认钱不认人；借“创收”之名，乱涨价、滥收费，增加病人负担；工作不负责，检查不及时，诊断不细致，治疗不合理；同行之间互不服气，保守技术秘密，甚至互相拆台；等等。一般来说，医疗伦理道德违规的界定比较模糊，违规行为的表现也较为隐匿，往往从医患关系的表象及其他违规表现中分析出道德违规行为的存在。

## 二、医疗违规的影响

**1. 导致医疗缺陷**

医疗缺陷是表述医疗质量的概念，指病人经过治疗后未能达到预期的医疗结果。医疗缺陷控制是一个复杂的过程,与人(技术、品德)、物(药物及医疗设备)以及组织管理水平有关。其中医务人员的医疗违规行为是导致医疗缺陷的直接原因。据杭州市25家医院1985年发生的576起医疗缺陷分析,由医护人员负主要责任的医疗缺陷占68.2%。原因是医护人员发生医疗违规行为,包括严重违反医疗、护理操作规程,在门诊未执行“首诊负责制”,互相推诿,延误病人治疗和抢救时间等。医疗缺陷按医疗过程中的行为和工作项目可具体包括病历质量缺陷、诊断缺陷、治疗用药缺陷、手术缺陷、护理缺陷、医疗环境缺陷、语言和服务态度缺陷以及医疗管理缺陷等。所有的医疗缺陷按其性质和程度,一般又可分为医疗事故和医疗差错两个等级。医疗事故是医护人员在诊疗、护理过程中造成病人死亡、残疾、组织器官损伤并累及功能障碍等不良后果事件,按其导致事故的原因又可分为责任事故与技术事故两类,医疗违规行为所导致的一般属责任事故。医疗差错是医务人员在诊疗护理过程中出现过失,但未造成病人伤亡、残疾或功能障碍,是一种较轻的医疗缺陷,它也可分为责任性差错与技术性差错,医疗违规行为所造成的一般为责任性差错。由此可见,医疗违规与医疗缺陷存在着因果关系。

**2. 恶化医患关系**

医护人员的医疗违规行为会对医患关系产生重要影响。其一,医疗违规行为是产生医疗纠纷的重要原因。医疗纠纷是一种社会现象,是就诊期内医患双方对医护服务和结局等方面,因评价分歧而发生的争执。究其发生因素及频率来看,因医务人员责任心不强、工作不认真、不遵循制度为最严重;因态度差、语言生硬,难以为病人接受为最多见;因设备条件和技术水平差、经验不足而导致纠纷的较少。医疗纠纷虽有个性特征,但有的纠纷表现激烈,甚至危及医护人员的人身安全,会损害医院声誉,影响医院正常工作秩序。其二,医疗违规行为会增加病人心理负担,以致影响治疗效果。医疗过程中,医务人员对病人表现的同情、亲切、关怀、体贴、负责精神能给病人带来信任感、归属感、安全感,增强同疾病作斗争的信心,改善精神状态,加速疾病治疗进程,一定情况下可起到药物所不能起到的作用。与此相反,如果医务人员不遵守有关制度和规范的要求,对病人态度生硬,用恶劣语言刺激病人,把病情的严重程度和不良预后直接告诉病人,就会使病人在心理上产生巨大负担和消极情绪,甚至拒绝配合治疗。

**3. 造成不良社会影响**

医疗违规行为的各种类型都会给社会带来不同程度的消极影响。犯罪行为直接破坏了社会的和谐与安定;医疗缺陷对病人生命、健康以及家庭财产造成永久性损失。有些违规行为如违反医德等虽主要不表现为对人民生命财产造成的直接损害,但它所带来的潜在和间接危害也很大,它破坏了正常的社会秩序,破坏了人们共同生活的一般准则,对人的社会心理、人际关系造成创伤,败坏了社会风气。

## 三、医疗违规的原因

医疗违规是医学领域中的一种复杂的社会现象,其发生往往由多种因素诱发。医护人员的个人因素、医疗组织因素和社会因素等是分析医疗违规行为发生原因的几个重要方面。

**1. 个人因素**

医疗违规行为与医务人员的技术能力、道德水平、个性特征、情绪状态等密切相关。医务人员的业务技术能力差,操作中会经常出现有意或无意的违规,导致技术性差错与事故。医务人员的道德水平低下,同样会造成医疗违规,如媒体披露的某医院一副主任医师对一位门脉高压肝硬化病人进行脾脏切除术时竟将肝左外侧叶误作脾脏切除,错误发生后又不及时采取补救措施,放弃了抢救机会,造成病人死亡。事后专家们认为,这起重大医疗事故并不全是因为技术水平不行,责任人同时缺乏道德修养也对事故的发生起了重要作用。可见医务人员的道德水平同样会直接导致医疗违规。医务人员的个性特征对医疗规范的贯彻执行影响也很大,一个生性谨慎、工作细致周密、认真负责的人,一般较少发生医疗事故;相反,一个大大咧咧、办事粗心大意、责任心差的人,则极易导致差错与事故的发生。医务人员的情绪状态与医疗违规行为也有着一定的联系,在焦虑、烦躁、压抑、郁闷及发怒等不良情绪支配下,医疗违规行为就很容易发生。

**2. 组织因素**

医疗组织对医疗违规行为的影响主要表现在两个方面。一是医疗组织(主要是单位领导班子)本身政策法规观念淡薄,易受经济利益驱动,导致政策性违规。例如,一些医疗单位为提高本单位经济效益,分解收费、开大处方、以次充好、出售非医疗性商品等;又如,一些中、小医院本来没有能力做某类手术,但受经济利益驱使,盲目截留病人在自己医院治疗,医生能力和医院硬件条件不具备往往导致医疗事故的发生。二是由于医疗组织的管理水平差,使得组织内的一些违规事件不断发生。如不重视对医护人员的医德教育,不重视医院规章制度的建立、完善和落实,对医务人员发生的违规事件不能及时调查处理,相反采取姑息、迁就、放纵、袒护的态度,这样的医疗单位的医疗差错发生率必然会高。

**3. 社会因素**

社会因素是指医疗违规行为产生的非组织、非个人的外部客观原因,这些因素包括医院经费、设备、人员等物质条件与社会需求是否匹配和社会风气状况等。如社会医疗需求程度越来越大,而对医疗资源的支持却不能保持同步增长,致使医院经费短缺、硬件设备不足而且落后;医护人员缺编及人员的进修提高机会极少,导致医院和医护人员长期处于超负荷运行状态,就容易导致医疗违规行为的发生。另外,社会大环境中的不良因素也会使一些医务人员思想发生偏差,如“一切向钱看”的观念会使他们忘记自己作为医务工作者的基本职责,而采取不正当的手段去谋求自己的利益。社会上的人情风、送礼风及其他不正之风也会影响一部分医护人员,促使他们不惜以职业为手段去获取不正当的个人利益。

**4. 规范自身因素**

规范作为客观规律的主观反映,某些方面不一定能与客观实际完全符合。另外,客观事物往往是复杂的和不断变化的,从而使规范具有一定的时空局限性,常常会出现规范不足、规范过度甚至规范冲突的情况,使医务人员在医疗工作中处于两难境地。曾有这样的实例:某医院因病人“跑费”严重,医院入不敷出、无以为继,不得不规定,凡科室出现“跑费”者,损失由医务人员工资抵付。但这个规定一出台,又出现了一些危重病人因一时交不起入院费,医生不敢擅自接收入院的事,于是招来社会对医生医德方面的指责。近些年来在医学科学领域里新技术、新发现不断出现,相关规范若不随之发展、更新就会成为医学发展的绊脚石。如 1951 年世界著名的《布莱克法律词典》规定:“血液循环完全停止,呼吸、脉搏停止为死亡。”若按此规定,人体某些器官如心脏移植便永远是不可能的。随着医学的进步,人们对死亡的认识更科学了,1968 年美国哈佛大学发表特别报告,将死亡规定为“不可逆的昏迷状态”。同年,世界卫生组织宣布了新的死亡标准。此后许多国家制定了“脑死亡”标准,而这一新的死亡标准在我国至今仍未得到确认。由此可见,因规范自身的不科学、不完善也会导致违规行为的发生。因此,在分析医务人员违规行为时必须对具体情况进行具体分析。

## 第三节 医疗违规的社会控制

医疗过程是医学群体与病患群体相互作用的互动过程,它可以分解为两个基本的方面,一方面是医者对病人的医疗处置即施医行为;另一方面是病人对医者的求医和接受治疗的遵医行为。这是人类自觉地、能动地认识自身,控制疾病,以增进健康与幸福的有目的的活动。但医疗违规行为背离了医疗活动的目的,因而必须予以有效的控制。

医疗行为的社会控制是指社会各方面对医务人员行为的引导、监督、约束和制裁,也包括医疗组织及成员间的互相影响、监督与批评。医疗控制的目的在于敦促医务人员模范地遵守医疗规范,防止或杜绝医疗违规行为的发生,保证医疗服务质量,维护病人的根本利益,同时也维护医疗部门自身的利益。控制形式主要分为内在控制与外在控制两种。医务人员在医疗活动中对各种医疗规范逐渐认同,以致成为自我的一部分,从内心产生遵守规范的自觉力量,即实现了规范的内化过程,称为内在的社会控制;如果是由社会或医疗组织通过检查、监督、惩戒等手段强制性推行和实施规范，医务人员为避免受到批评、惩罚而不得不遵守，这种控制称为外在的社会控制。对医疗违规行为控制的重点在于建立一套完整的控制机制和控制方式。下面介绍医疗社会控制的一些主要方式。

## 一、法律控制

法律控制是指政府职能部门用国家颁布的有关医疗卫生法律对医疗活动的基本方向和主要方面进行管理。一切社会角色的活动和行为，都要以法律的尺度加以衡量，都要受到法律的制约。医疗组织、医务人员以及病人都必须严格按照国家法律办事，才能保证自己的责任、权利和义务的正常发挥。医疗卫生法律可以完整地维护病人和医务人员双方的权利和利益，它不仅起着监督医疗行为的作用，还可起到保护医务人员正当权利的作用。

**1. 法律控制的特性**

首先是具有普遍性。医疗卫生法律一般都是由国务院发布，全国所有医疗机构和单位，不分地区、无论大小都要贯彻执行，对所有病人也都一视同仁。如果是医疗卫生方面的国际法，其适用的范围将更大。其次是具有强制性。无论是从法律的内容还是实施过程来看，都带有明显的强制性，内容的各个条款都要求得到完整的执行，实施起来不允许打一丝一毫的折扣，比起其他规范具有更强的制约能力。再次是具有稳定性。因为它在全国范围内普遍适用，影响很大，因而制定过程费时较长，一旦颁布，很长时间内都不会变动。例如，《中华人民共和国药品管理法》是在 1984 年颁布的，而《中华人民共和国传染病防治法》是在 1989 年颁布的。2002 年 4 月国务院颁布了《医疗事故处理条例》，已成为全国医疗组织界定、处理医疗事故的准绳。

**2. 法律控制的作用**

一是教育作用。社会主义法律的作用首先在于教育人民，学法、知法、懂法、守法，首要一点就是学法。社会主义法律是广大人民根本利益的体现，人民经过学习，明白利益之所在，就能自觉遵守法律。因此，医疗活动的法律控制，首先就是对广大医务人员进行法规教育，使他们了解法规的内容、意义、作用和守法的必要性，知道自己在医疗活动中怎样做是合法的，怎样做是违法的。

二是威慑作用。医疗卫生队伍中绝大多数人能够自觉地遵纪守法，但也有少数人存有各种各样的违法犯罪的心理和动机，这些人处在违法犯罪的边缘，还要靠法律的威慑作用制止他们的违法犯罪行为。法律对这些人起着外在的控制作用。

三是惩罚作用。对那种无视法律规定，侵害国家、集体或个人利益，破坏社会秩序触犯法律的犯罪行为，必须实行惩罚和制裁。惩罚作用是法律威严的突出表现，也是法律最终能够保护人民利益、维护社会公正和正义的根本所在。

**3. 不断完善,与时俱进**

应该特别指出的是,我国在很长一段时期里,由于卫生立法机制不健全,卫生法律缺乏完整性和系统性,卫生管理工作主要靠"人治"而不是"法治",对造成严重后果的违法行为,缺乏明确的、统一的制裁措施,致使医疗卫生工作中出现的不少社会问题长期得不到解决。近年来,我国陆续修改、制定了不少有关医疗卫生工作的法律、法令、条例等法律规范性文件,总数已达近1000件,但仍有许多方面未涉及。现在,新的医疗技术向法律提出了许多新的问题,例如心脏移植中的法律问题。按照原来的死亡定义,法律不允许将一颗还在跳动的心从供体内取出移植给另一个人。现在,死亡定义由原来不可逆的心跳停止改为不可逆的脑死亡。另外,在瑞典、法国的法律中就包含着这种概念:身体是属于国家的,也就是说,一个人死后有义务将器官提供给别人。这样就有效地解决了器官移植中供体短缺问题。现在世界发达国家都把卫生立法作为贯彻实施国家卫生政策,实现卫生领域重大战略目标的主要手段。我国也必须抓紧制定影响卫生事业发展的卫生法规,如目前急需的《医师法》、《护士法》、《器官移植法》、《优生保护法》等。

## 二、规章制度控制

规章制度控制是行政控制中的一种。行政控制还包括用命令、提示、计划等进行的控制和管理,规章制度控制在医疗社会控制中是运用得最多和最广泛的一种控制形式。

**1. 规章制度控制的作用**

(1) 规范医务人员的行为。医疗工作的对象是人,直接关系到人的健康和生命,它要求医务人员严格按照客观规律办事。规章制度是医务人员在医疗活动中的行为准则,同时对医务人员可能发生的偏差行为具有约束作用。

(2) 调整医疗活动中人与人之间的关系。其中主要是医患关系、医际关系,也包含医疗组织之间的关系、医疗管理系统中的上下级关系等。在实际医疗活动中,参与各方常常会产生种种矛盾。解决这些矛盾,融洽他们之间的关系需要规章制度。再如医际关系的配合,医疗组织间的配合也需要靠规章制度来调节。以上这些都是通过规章制度的整合功能来实现的。

(3) 惩戒和褒奖作用。任何规章制度都体现了责、权、利的结合,包含着"标准、考核、奖惩"三位一体的责任制。规章制度是医院管理者检查医务人员的工作绩效、判定优劣、给予奖惩的依据,使医院管理者做到责任明确、功过分明、赏罚有据,有利于调动医务工作者的积极性。

**2. 规章制度控制的特点**

规章制度控制具有普遍性、相对稳定性及强制性的特点。针对这些特点,医院管理者在执行控制过程中应该注意以下问题。

(1) 把执行规章制度与思想教育紧密结合起来。规章制度所控制的对象是人,人除了理智之外还包含着丰富的情感。规章制度的条款虽然是刚性的,但管理者在具体运用规章时,还必须以情动人,以德服人,循循善诱,通过耐心细致的思想教育,使医务人员牢固树立起“制度意识”,把执行规章作为自觉行动,才能发挥规章制度的最大效力。

(2) 执行规章制度要宽严适度。医院规章制度是医院工作客观规律的反映,体现了医疗活动主客观的统一。因此,执行规章制度的总体要求是一个“严”字。当前,尤其要注意克服医疗工作中存在的“有章不循、执章不严”或者只满足于把规章制度“挂在嘴上、贴在墙上”的偏向,应严格按规章制度办事。但是,规章制度也具有变异性的特征,必须根据事物的发展而不断地完善和更新,不可墨守成规,束缚手脚。

(3) 以身作则,为人表率。医院管理者既是规章制度的执行者,更应是规章制度的模范遵守者,以身示范,影响和团结广大的医务工作者去忠实地履行救死扶伤的神圣职责。

## 三、伦理道德控制

意识对行为起一定的支配作用,表现为行为的目的性、计划性和指导性等方面。医疗行为的道德控制正是根据这一原理,通过规范来调整医患、医际之间的关系。

**1. 医疗伦理道德规范的特性**

医疗伦理道德规范具有道德的一切属性,是人类总体道德原则在医疗领域的具体表现。它有以下特性。

(1) 规范性。医疗伦理道德规范作为现实医德行为标准,是根据社会公众对医生角色的道德期待,结合医疗卫生人员医德行为的基本要求概括出来的。它是调节医疗活动中以利益为核心的医际、医患关系的行为准则,是评价和判断医务人员行为善恶的标准。它告诉医务人员在治病救人的医疗服务中为维护病人的利益自己应该做什么。

(2) 自律性。医德规范与法律及规章制度的显著不同点就是,它不是靠外在强制力而是靠医务人员自身的内在道德观念的力量自觉实现的。道德规范转化为内心信念,调节着医德主体的自我动机、情感、性格、意志等,在影响医疗行为的众多因素(医学观、价值观、医疗技术、经济状况等)中进行选择和组合,逐步达到理想的行为模式。

(3) 认知性。道德行为是在一定道德认知水平下的行为,通过学习教育可以不断地提高医务人员的道德认知水平,并用来指导、规范自己的行为。

**2. 医学伦理道德规范的控制作用**

(1) 教育和导向作用。社会主义现阶段的医德规范是我们时代精神的产物，体现了先进性与普遍性、现实性与理想性的统一。医学伦理道德规范通过两条渠道对医务人员的医疗行为产生作用。一条通过主体(医务人员)自身对规范的认同与内化，把握各种具体的医德规范，构建自身的医德品格，在职业活动中自觉地选择正确的医德行为。另一条是通过各种习俗、舆论及其媒介，直接表达社会要求，或鞭挞落后或褒扬先进，抑恶扬善，从而影响医务工作者的心理和意识，形成善恶观念、情感和意向，最终转化为内心信念。对医务人员来说，这是一种外在的教育形式，只有转化为内在需要时才能发挥其作用。这就提示我们在进行医德教育时必须注重效果。

(2) 约束作用。医德约束是医务人员根据具体的医德要求，在职业活动中对自身行为的一种自我节制。医德规范的约束性职能，在性质上既不同于法律约束和纪律约束，也不同于儒家的以"忍"为核心的"克己"，而是一种为社会和职业所认可的、出于道德理性的节制和对自身医德感情、医德行为的驾驭及支配。医德规范的这种约束性对医务人员的行为影响很大，对防止不顾后果的冲动或陷入纵欲的堕落，作用是明显的。其效果的大小与医务人员的思想文化素质、内心信念、个体意志及社会舆论监督等有密切关系。

(3) 调节作用。全部医疗活动包含着社会、服务对象以及医务人员三者的利益关系，因此，利益问题是医德的核心。正确处理好三者利益关系当然要靠国家的方针、政策，但因为三者的利益虽在根本上趋于一致，但在实际中，某些方面的具体利益常会发生冲突，矛盾的双方或一方总要付出一定代价，否则，实际存在的利益冲突就无法调解。对医务人员来说，应该根据社会主义医德原则，以维护服务对象的根本利益为出发点，在医患利益发生冲突时，以牺牲一定程度的自身利益为代价去维护服务对象的利益。

## 四、社会舆论控制

社会舆论对医务人员的行为会产生重大影响。社会舆论是指在一定社会生活范围内，或在相当数量的人群中，对某个事件、现象、行为等广泛传播或自发流行的情绪、态度和看法。舆论的褒扬、赞赏或贬抑、谴责，会对行为主体和其他社会成员产生相当强的精神作用力，控制和影响他们的观念、认识和行为。在社会主义条件下，社会舆论对医务人员的舆论倾向，在很大程度上是对他们这一特定角色的期望。

在现实的职业生活中，角色的实际表现与社会期望之间是有距离的，即"角色距离"。造成角色距离的原因，除了诸多的客观因素外，更多的则决定于主体对角色期望的认识程度和内化程度，即主体对角色期望的心理适应程度，这是决定角色行为的关键。而来自外部的舆论刺激会加速角色期望的内化过程。

社会舆论在医务人员内化医德规范和原则的心理适应过程中的作用表现为以下两点。

第一，舆论可以将社会主义的医德规范灌输给卫生科技及管理人员，使他们在内心形成一定的医德认识，并在此基础上深化为医德信念。一方面，政府部门通过报纸、广播、电视等大众传播媒介，有目的、有计划地进行定向引导，这种自上而下的舆论引导由于覆盖面广、信息量大、权威性强、传播速度快、影响深刻，有利于帮助医务人员积极去追求更高层次的医德境界。另一方面，群众自发性的口头的、书面的传播舆论，传播速度和权威性虽不及前者，但由于它具有较强的感染性、渗透性和具体性，能使主体形成较为稳定的医德观念。

第二，道德舆论作为一种社会意识形态，具有强大的精神压力，它监督着人们的思想行为并及时发出犯规的信号。在医疗活动中，医务人员总是在一定的客观条件下选择这种或那种医疗行为，这种选择一般都是在道德观念影响下发生的，受到社会道德的监督和支配。当违反社会的医疗行为发生后，一般总要受到舆论的谴责，从而迫使其调整和矫正其错误行为。

值得注意的是，社会舆论具有两重性。正确的舆论使用得当，无疑会对医疗行为控制带来积极效果；如果舆论本身就是片面的，或者管理者过分使用舆论控制，都会对医疗行为主体产生消极影响。一些不正确的舆论、有的甚至只是流言蜚语，同样会严重挫伤医务人员的积极性。医务人员对一些脱离实际、要求过高的舆论反而会产生一种逆反心理，不能调动其积极性。所以，在运用舆论力量的时候，要从主体的心理承受能力出发，把握应当与失当之间的量度界限。

# 第十章　医疗社会保健

随着社会的发展进步，社会对其子系统——社会医疗保健系统的功能提出了更高的要求，其服务的目标不再只是治疗病人和延长病人生存时间，而是要提高全体社会成员的健康水平，使人人享受健康的生活质量。2000 年美国国家公共卫生系统提出未来 10 年的卫生保健目标是：2010 年，人人健康。所谓“人人健康”的含义有两点：一是提高人们健康生活的年限；二是消除健康中的不平等，即不论性别、种族和社会经济地位，人人都应拥有享受健康的权利。“人人健康”反映出当今世界卫生保健事业的一种发展趋势。针对我国目前经济社会发展水平，人人健康目标实现的主要途径之一是使卫生保健社会化、家庭化、单位化和社区化。

## 第一节　社 区 保 健

### 一、社区保健的含义

社区(community)是人类社会活动相对集中的地域空间，它具有以下特征：有一定的地理区域，有一定数量的人口，社区成员间具有共同意识、共同利益和归属感，并有着较为密切的社会交往。社区保健一般是指医疗机构以社区为基本单位，以社区人群为服务对象，以提高社区居民健康水平为目标，有计划、有组织地开展的综合性卫生保健活动。

社区保健的出现有其必然性。随着我国社会不断进步及人民生活水平的提高，社会人口老龄化带来的老年人口日益增多，独生子女带来的家庭护理力量不足，慢性非传染性疾病带来的需要终身治疗的人群扩大，医疗技术提高带来的抢救后伤残康复人员的增多，以及新的健康标准、新的医疗模式的转变，都客观要求医院把原先在院内进行的诊断、治疗、预防、保健、康复等卫生服务扩展到院外，延伸到社区，甚至直接进入家庭。近些年来世界各国对精神病、心脏病、恶性肿瘤、结核病、麻风病等慢性病，主张社区康复治疗，开展了慢性病的多元化、多层次的非住院化治疗运动，表明社区保健已经为世界各国所重视。社区保健正是在这种社会客观需求推动下，在各级政府和医疗机构积极参与下迅速发展起来的。

社区保健不同于医院诊疗活动，它具有以下特征。

**1. 综合性**

社区保健并不限于某一种卫生服务，而是围绕保持社区全体成员健康状态这一中心，全方位开展的卫生健康服务。社区保健的范围和内容极为广泛，涉及诊断、治疗、康复、预防、保健以及健康教育等诸多方面。社区保健的服务对象不仅适用于患有各种疾病的人群，也适用于健康状况良好的人群；既适用于慢性非传染性疾病，如中风、心血管病、肿瘤、高血压、糖尿病等病人的防治，也适用于各种急慢性传染病人的预防和治疗。从事社区卫生保健的医务人员要求有较宽的专业知识涵盖面，能够一专多能。在国外，这种社区医生往往被称为全科医生。

**2. 有效性**

社区保健卫生服务立足基层，贴近群众，医务人员对社区成员的生理、心理、行为及社区动态都十分了解，这将非常有利于医务人员有针对性地提出治疗、康复方案或开展其他卫生保健工作，大大提高了诊疗质量和卫生保健服务的效果。

**3. 情感性**

社区保健工作服务对象相对固定，工作人员与服务对象互动相对频繁，这使得卫生保健服务成为一种具有高度感情投入的服务。由于医务人员与病人及他们的家庭、亲友长期多方面地接触，逐渐成为了熟人和朋友，医患关系中融进了一种友情和亲情，相互关心、相互配合，使双方都能心情舒畅，医生与病人之间感情融洽已成为社区保健的一个显著特征。

社区保健的目的是解决和改善社区人群中存在着的躯体或心理方面的疾患及其影响身体健康的各种危险因素。社区保健的基本策略是组织和协调社区居民，开发利用社区资源，制定和实施社区保健规划，普及卫生知识，树立健康意识，实现卫生行为的转变和良好生活方式的养成，提高社区健康水平。这一策略主要包括以下三点。

① 组织协调。在社区保健活动中，卫生专业人员承担组织者和实施者的角色，而领导者则是社区保健计划活动的决策者。

② 资源利用。吸收社区各方技术、人力、经费、设施，为社区保健服务，同时还应注意挖掘社区自身独有的资源潜力。

③ 健康目标。社区保健是整体上对社区人群的卫生行为、生活方式、卫生服务进行有效干预，着眼点在提高社区人口整体的健康水平，消除健康危险因素，增强社区抗病保健能力。

## 二、社区保健的内容

社区卫生保健可按初级、二级和三级服务来划分。初级卫生保健服务是指使用科学的、实用的、可行的技术和方法，向社区所有个人和家庭提供的保健服务，一般称为通科服务，它是社区家庭和个人享有的基本卫生保健服务，其具体内容包括：

① 健康及良好生活方式的教育；

② 改善食品的供应及适当营养；

③ 安全饮用水的适量供应和合格的环境卫生；

④ 妇幼卫生保健和计划生育工作；

⑤ 主要传染病的免疫接种；

⑥ 地方病的预防控制；

⑦ 常见病的处理；

⑧ 基本药物的提供；

⑨ 营造清洁卫生的社区生活环境。

初级保健服务重点放在社区，主要由社区卫生保健服务中心或社区全科医疗站点承担；二级保健服务由专科医生和卫生院提供；三级保健服务则是在大医院等条件较好的医疗防治机构中进行。

在实施社区初级卫生保健服务内容时，需要注意以下几点：①可用性，即有足够的机构、人员可供居民使用；②可及性，即居民在身体、心理上能够得到切实的服务；③可接受性，即提供的技术、药物及治疗方法对于居民的思想观念、身体和经济上一般都能接受。

## 三、社区保健的组织形式

我国社区保健的组织形式由国家、集体和个人三个层次构成，主要包括以下四个组成部分。

**1. 国家卫生行政部门**

国家有卫生部，省和自治区有卫生厅(局)，市、地、县有卫生局。卫生部设有卫生防疫、卫生监督、妇幼卫生、教育、科技、医政、药政、地方病防治、外事局等业务司局和全国爱国卫生运动委员会。这些职能部门根据国家卫生工作基本方针，合理规划、组织和分配所辖地区卫生资源，对基层卫生保健工作提供政策支持。

**2. 政府其他部门内的卫生保健组织**

在工业、交通、国防、铁路、通信等部门也都设有基层卫生服务组织，如一些大型厂矿设有卫生处、医院、防疫站、妇幼保健站等，它们直接向相关社区提供卫生保健服务。

**3. 医疗保险机构**

通过保险公司向社区居民提供多种保险项目，从资金上支持社区保健服务的开展，如合作医疗保险、孕期保险、婴幼儿保险、预防接种保险、独生子女保险等。

**4. 个体医疗保健服务**

主要由私人开业医生负责进行。开业医生根据国家有关法律，本着方便群众就医的原则，也可参与社区保健工作。

社区和社区组织是开展社区保健的必要条件，没有相应的社区组织形式，社区保健便无从谈起。社区组织结构层次的设置要因地制宜，量力而行，切实符合社区规模、形态、条件和自身的特点，一般主张农村以乡或村为基层点，城市则以街道、居委会为基层点。

## 四、社区保健的开展程序

社区保健开展的目的在于有效地动员和组织社区人群，开发和利用社区资源，分析、确定自身的卫生问题并提出解决办法。社区保健机构要帮助社区确定以下内容：①健康目标是什么（远期目标）；②目前能够实现什么（近期目标）；③准备如何实现（具体措施）。社区保健开展一般分三个阶段。

**1. 准备阶段**

通过观察、访问、调查等手段搜集资料，了解社区内的基本卫生需求，用流行病学的方法评估社区人群的健康状况；进而提出社区卫生保健的基本目标以及近期目标和远期目标，制订卫生资源、设施的利用计划；同时结合对社区现状的分析，找出需求、目标与现实间的差距，探索差距产生的原因及解决的办法。

**2. 决策阶段**

决策是在掌握了大量社区信息和资料的基础上进行的。首先必须争取到社区领导支持，了解和掌握社区现有卫生资源（人力、物力、设施、技术、自然条件）状况，了解社区行政当局的有关卫生政策、法令和社区内的政治、经济状况以及社会规范对社区保健发展的影响，深入分析社区卫生保健现状，确定优先解决的卫生与健康问题，提出多种社区保健实施方案并讨论其可行性及可能结果。社区决策应由社区行政领导、各团体、部门、家庭推举代表，以民主协商方式，决定最佳实施方案，最后经社区行政当局批准后付诸实施。

**3. 实施阶段**

社区保健实施阶段的主要工作是：①向社区居民广泛宣传实施方案的内容，动员大家积极参与；②有步骤、有重点地实施社区保健发展计划的内容；③密切跟踪社区保健方案的实施效果，及时发现实施过程中产生的新问题；④分析问题的原因并对方案进行必要的完善与修改；⑤阶段性地评价方案的实施效果，同时为社区保健的下一步发展计划做好准备。

# 第二节 自我保健

## 一、自我保健的概念

自我保健是指个人采用一定的技术手段和方法，有意识、有针对性地进行维护自身健康的活动，其内容主要包括疾病的自我预防、自我诊断、自我治疗、自我用药，以及各种强身健体的锻炼(如按摩、气功、武术、游泳、跑步等)，还包括病人在医院治疗之后的继续自我治疗和康复活动。自我保健的独特之处在于它是一种自发的、自我管理的保健形式。

“自我保健”一词源于1825年出版的美国汤姆逊所著的《健康新指导》一书。此书当时畅销10万册，出现了“汤姆逊人”运动。到了19世纪六七十年代，这一运动席卷全美。在免费诊所活动中也强调自我保健，主张把保健的责任由单纯依靠医生转向依靠病人自己，扩大与病人的接触，诊所内设图书馆方便病人阅读，举办各种自我保健讲习班，从而使治疗保健的责任由专业医务人员和病人共同承担，改变了过去单一的保健模式。在我国，自我保健也有广阔的前景，随着卫生知识普及程度的提高，越来越多的人开始自觉地通过各种保健方法维护自己的健康。这在老年人群中表现得尤为明显。他们利用闲暇时间开展各种娱乐活动和健身运动，进行有益于身心健康的锻炼，如气功、武术、老年迪斯科等，对自我保健运动在全社会的展开起了积极的示范和推动作用。

值得注意的是，自我保健概念并不单纯指自己对自己的医学照顾，自我保健过程始终贯穿着个人与家庭、亲友及社区人群的互动。家庭、朋友组成的社会网络是自我保健的重要信息来源；社区人群间的互动过程，对于普及医学知识、传播科学理念十分重要；人们之间的相互支持、鼓励和模仿对于调动个人参与自我保健活动的积极性并保持恒久性发挥着重要作用。“多依靠自己、少依赖医生，自己担负起维护自己健康的责任”的理念通过社会互动得到广泛传播并日益深入人心；互动还使人们能克服自身的盲目性与惰性，积极行动起来，注重培养个人良好的卫生习惯和生活方式，抑制各种有害健康的不良嗜好，创造有利于身心健康的生活和工作环境。

自我保健的产生是医学和社会发展的必然趋势。第一，当今社会疾病谱和死亡谱已发生了巨大的变化，危害人类生命、健康的首要威胁已由急性传染病转变为慢性非传染性疾病，而自我保健在治疗慢性疾病方面拥有不可替代的优势。第二，人们开始更多地关注个人生活方式和生活环境对健康的影响。当代许多疾病的病因可从三个方面找到原因：个人的不良生活习惯；受到污染的环境；有害的社会生存状况如贫穷、饥饿和愚昧。其中个人的不良生活方式如吸烟、酗酒、不锻炼、不合理饮食等，在许多疾病发生中起着重要作用。科学研究表明，一个人是否健康或多病、长寿或早逝，关键在于他是否保持了自己长期坚守的一些简单生活习惯，如不吸烟不酗酒，合理的饮食、睡眠和运动，开车时是否遵守限制车速的规章和养成系安全带的习惯等。美国的一项研究表明，坚持上述有益健康的生活习惯的人，其平均寿命比不坚持的人要长 11 年。第三，人们已逐渐认识到现代医学在治疗疾病中也有局限性，而自己对自己健康所起的作用，有时比任何医院、医师、药物或先进的诊疗设备更为有效。自我保健与医院治疗相比在于它更能调动人体自身内在的防御能动性和积极性，因而在维护健康上比被动地接受治疗有更好的效果。第四，从医学社会学的角度看，人们的健康离不开自然环境、社会环境和心理环境，医院治疗过程中病人不能主动改变这些环境因素，而自我保健不仅可以调节自己的心理环境，还可以发挥自己的主观能动性去改变周围的自然和社会环境，从而使自己能够在更适合自身状况、更富人性化的环境中得到康复并保持长久的健康。

## 二、自我保健的社会属性

### 1. 人人健康是社会进步的必然要求

世界卫生组织曾在 1977 年提出“健康为人人(Health for anybody)”或“人人健康”的口号，目的是为了在全球经济发展中逐渐缩小不同国家、不同地区和不同民族之间人们健康水平的差距，反映出全球人口对世界公平与进步应享有的共同权利。20 世纪 80 年代，健康问题已成为社会进步的一面镜子，已升格为“全球性问题”。例如，由于人口剧增和老化、生存环境恶化、高技术低享受、文化教育水平差距增大等原因，穷国和富国的人民健康水平差距近十几倍。为此学者们提出建立“人人享有福利”的社会新秩序，“人人健康”就是在此大背景下提出的医学战略目标。1977 年 5 月世界卫生大会通过的 43 号决议指出：世界卫生组织和成员国的主要卫生目标应该是，到 2000 年使世界上所有人都达到社会和经济生活两方面都富有成效的那种健康水平，即“2000 年人人享有卫生保健”。1978 年在苏联阿拉木图召开的国际初级卫生保健大会上发表了阿拉木图宣言，提出初级卫生保健是实现人人享有卫生保健目标的关键。

“健康为人人”提出后曾产生了一些误解，如有些人认为，只要听从政府安排就能人人享有健康，不理解在“人人享有卫生保健”过程中个人应担负的责任和义务。健康不能靠政府或其他人的恩赐，实际上，没有人能比你能更好地照顾自己，每个人都应为自身健康而努力，这是个人生活的幸福所在，也是个人为整个世界走向更加公平、公正、文明所应承担的责任和理应贡献的一份力量。

### 2. 疾病风险意识正在成为一种社会意识

疾病是人类生活中的一种风险，谁也不知道自己何时会生病。世界上每年因生病造成的经济上、社会上和个人生活上的损失难以计数。随着社会的发展进步，每个人都在追求更高的生活质量，其间对疾病的风险意识也不断提高。以前，疾病风险(如为疾病去买保险)只是少数人的事，但现在它正日益成为广大人民群众普遍的社会意识。目前世界各国都开始重视这个问题，一方面采取各种措施，帮助人们规避疾病风险，减轻个人及社会的损失，如建立公费医疗、合作医疗制度，开办各种健康保险等；另一方面从降低社会成本考虑，大力提倡开展自我保健运动，试图通过这个运动来强化人们的疾病风险意识，动员更多的人加入到自我保健行列。目前，由于我国生产力水平还比较低，还有相当多的人缺乏疾病风险意识，尚未认识到参加健康保险和自我保健运动，既是为社会作贡献也是为自身谋利益。一部分人还存在侥幸心理和吃“大锅饭”的思想，认为自己现在身体强壮就不必参加集资医疗或健康保险，或者认为防病、治病是国家的福利事业，应由国家出钱包下来等。提高疾病风险意识在农村尤为重要，我国农村的一些地区，相当多的贫困户是因病致贫，再因贫致病，陷入贫病交加的恶性循环之中。要通过广泛宣传，唤醒并强化农民的疾病风险意识，积极投身于自我保健活动中。

**3. 自我保健正成为一项社会活动**

自我保健表面上看是一件纯粹个人的事，如自主选择保健时间和保健方法、自主决定生活方式等，但实际上它是一项涉及全体社区成员利益的重要社会活动。无论是在紧密型社区还是松散型社区，保健活动都已成为或正在成为许多人、尤其是中老年人热衷参加的社区活动，并且参与人群有不断扩大的趋势。社区各级领导和医疗机构也积极参与进来，从事宣传、教育、组织和引导工作，并尽可能地提供物质支持。例如，哈尔滨市政府曾提出“增强卫生意识，提高文明素质”的口号，组织群众参与建设社区初级卫生保健，推进健康教育，使该市卫生面貌焕然一新。再如福建三明市，市民讲卫生已形成市风，有关部门制定的“门前三包”、评选模范卫生家庭、入户健康教育等措施都得到市民的积极响应。可以预见，随着社会的不断发展、进步，自我保健将成为一项越来越重要的社会活动。

## 三、自我保健的社区实施

预防保健一般按三级来划分。一级预防保健包括增进健康和特殊防护，它不仅对传染病，而且对慢性病和意外事故进行一级预防；二级保健包括早期诊断和及时治疗；三级保健主要是康复治疗，力求使病人恢复身体、精神和社会功能。个体在不同年龄阶段有着不同的需要注意的健康问题，个人与卫生保健组织间保持良好的互动，是保证健康、促进社区卫生发展的重要环节。下面是不同年龄阶段进行自我保健的内容。

**1. 婴幼儿期**

将要做爸爸妈妈的人可通过医生、医院、社区组织介绍参加父母教育班，以获得有关婴儿保健的知识。如有遗传病家族史的，应请求咨询服务。医务人员要给这些病人提供有关信息，并适当地把他们转往遗传科治疗。健康的妊娠需要有良好的胎儿期护理。医学护理、饮食指导和相关咨询服务对所有待产妇都十分重要。对于经济上有困难的孕妇，可列为出诊及随访计划的服务对象。孕妇应戒烟、戒酒并谨慎用药，以减少对胎儿发育的不良影响。医务人员的产后指导、访视可以帮助母亲产后恢复和对婴儿的合理喂养。应强调母乳喂养的重要性，定期提供各种免疫接种及婴儿生长发育指导。

**2. 儿童期**

在生命早期，一个富有激励和健康的环境能促进儿童的生长发育。为儿童提供日托、保健营养、教育和咨询服务，对儿童健康生长有显著效果。意外事故对儿童健康是一个最大威胁，教育孩子注意安全是保健组织的一项重要内容。儿童至少每 2～3 年应做一次常规儿科检查，项目包括：诊断和治疗视听疾病，评价智能的发育状况，早期诊断和治疗感染病灶，提供预防接种。要帮助儿童建立良好的个人卫生习惯，教育他们抵制来自同伴的不良影响，如吸烟、酗酒、斗殴等。牙齿的保健工作可由牙科医生提供家用氟化片或由学校提供氟化水漱口，社区饮用水加氟是预防儿童龋齿最有效的办法。

**3. 成年期**

吸烟与酗酒是成年人慢性病发生和死亡的重要原因。各级保健机构的保健人员应通过各种渠道提供吸烟危害健康的信息，以及如何戒烟的建议。自己不能戒烟者可到戒烟诊所寻求帮助。要宣传酗酒的危害性，过量饮酒可使人遭受意外事故死亡，或者诱发家庭暴力，导致家庭破裂，或者引发慢性疾病等。饮酒发生问题的人，可求助于医务人员和社区组织。成年人每日保持合理营养是良好健康的前提，各类食品商店、保健服务机构，应提供食品的卫生和营养成分的信息，引导人们合理选择食品，养成健康的饮食习惯。坚持有规律的运动极为重要，要鼓励成人参加健身运动，每周至少三次，每次 15～30 分钟。患有慢性疾病的人，在开始健身运动前，应请内科医生检查。社区应有支持健身运动的计划和设备。疾病的早期检查主要是对高血压病和肿瘤的早期检查。成年人应至少每 5 年普检一次，超过 40 岁的人应 2～3 年普检一次。巴氏染色法是发现早期子宫颈癌的重要方法，妇女应在 20 岁或性生活开始那年起，每年一次，共做三次巴氏染色法检查，此后每 3 年检查一次。自我检查是发现早期乳腺癌的最有效方法，妇女应在月经期后检查自己的乳房。医务人员和社区保健人员提供和指导自我检查乳房的方法。现代社会的紧张节奏会使许多人对社会产生不适应感，变得焦虑、抑郁或无力处理生活中的事件。医务人员、社区组织和精神卫生组织应通过电话或上门为心理不适者进行心理咨询服务。有人把成年人的自我保健归纳为四项原则：合理膳食、适量运动、戒烟节酒、心理平衡。

**4. 老年期**

保持积极的社交活动有利于老年人的健康。老年人应克服日益增长的社交惰性,与亲友尽可能保持经常性的联系,使自己的情绪处在积极乐观状态。社区保健机构和社会组织,应经常为老年人组织各种集体活动,为他们提供社交活动的场所和机会。老年人应主动参加力所能及的锻炼,如打太极拳、做保健操、散步等,社区应为他们提供场所和合适的设备。老年人牙齿的护理、手足的护理和饮食的搭配等,应由社区保健组织提供指导。老年人生活一般比较简单,社区组织应为他们提供生活上的帮助,例如,对食堂和家庭膳食的营养搭配给予重视,保证老年人合理的营养。有条件的社区应逐步建立义工服务小组,对老年人不能承担的家务提供义务帮助。

# 第三节 家庭保健

为了自身的生存和发展,人类需要以某种特定的关系和纽带联系起来,形成各种形式的共生群体。在众多的人类群体中,家庭始终是人们可以亲密交往、终身依赖的基本形式。社会学创始人孔德说过:家庭是社会的缩影,是具有自我维持能力的最小单位——社会的细胞。人一出生,首先来到家庭中,人的社会化最早就在这里开始。家庭成员之间的相互照料,家庭生活的稳定与愉悦,家庭关系的和谐与融洽,是一个人保持健康的重要条件。由于家庭与个人健康的关系十分密切,家庭保健便成为整个社会保健的重要内容之一。

## 一、家庭保健的必要性

社会是一个"有机体",家庭则是社会的"细胞"。有了"细胞"的健康,才会有整个机体的健康,这也就是把家庭视为医疗保健的基本单位的原因。以家庭为单位开展医疗保健服务,主要有以下几方面意义。

**1. 满足家庭结构变化对医疗保健提出的特殊要求**

几十年来我国一直实行一对夫妇生育一个孩子的人口政策,现在我国家庭人口结构已呈现明显的4∶2∶1格局,即一对中青年夫妇要照顾四位老人和一个孩子。由于核心家庭正成为城市家庭的主要形式,身边无子女的家庭(空巢家庭)日益增多。空巢家庭中的老年人将如何面对体弱多病的老年期呢?他们一旦生病,能否在第一时间迅速得到所需的医疗服务呢?对此,家庭保健无疑会发挥重要作用。在农村,老年人的保健问题尤其值得关注。过去农村有大约90%的地区实行了合作医疗,这在一定程度上解决了农村缺医少药的问题。而如今仅有10%的地区存在合作医疗制度,不少孤寡老人生病后无人照料,农村老人看病难的问题已成为当今农村的突出问题。尽管在今日之中国，家庭赡养仍是“老有所养”的主要形式，但在“老有所医”上必须加强社会化的措施，而以家庭为单位开展医疗保健则是社会化措施之一。目前不少地区开始的孤老护理承包活动和设置家庭病床等都是医疗社会化的措施。

**2. 适合于人类家庭生活的特点**

从人的一生来说，正常情况下，约有三分之一以上的时间是在家庭中度过的。人们的饮食起居、休息娱乐是以家庭为依托展开的。影响人们健康的重要因素——喜、怒、哀、乐的情绪，也有一半以上是由家庭引起的。夫妻关系的失调，亲子关系的失调都会给家庭成员的生理、心理造成创伤，从而给健康带来重大影响。许多疾病的发生都是渐进性的，是在不良的社会环境中，特别是在充满矛盾的家庭生活的进程中逐渐滋生起来的。许多情况下，遗传的因素只是疾病的原发原因。如果家庭环境良好，夫妻关系融洽，那么，某些遗传性因素就可能受到抑制。父母对于自己子女来说，可以担当起高明医生的角色，其体贴入微的关心，融洽的心理状态，以及思想感情上的交流，具有最佳疗效。因此，维系家庭成员间良好关系，营造温馨和谐的家庭氛围，培养家庭成员好的生活习惯，以家庭为单位开展体育活动等，都应是一个理想家庭的必备内容。家庭保健在整个社会保健体系中占据重要位置是客观和必然的。

**3. 适合卫生保健低成本、高效用的经济原则**

很多有识之士已认识到以家庭为单位开展医疗保健活动是一种在医疗上有效、经济上可行的合理的医疗保健形式。随着社会的发展和人们对医疗服务的需求不断提高，通过扩大现有医疗机构的规模（如增加更多的病床、配备更多的医护人员等）来满足这种需求已显得困难和不理智，即便在大城市，因医院不断扩张带来的高成本、低效率问题，也会阻碍医院无节制的扩张。而家庭保健系统的建立与完善，以其灵活、方便、适用和低成本赢得社会各界、尤其是老年人群和中低收入人群的欢迎，它在改变大城市看病难、费用昂贵等方面起到重要作用。

## 二、家庭保健的几种主要形式

以家庭为单位开展医疗保健服务主要有以下几种形式。

**1. 家庭病床服务**

家庭病床是具有我国特点的新型医疗保健形式，它是适应当前社会的需要而产生，并在为社会服务中得到迅速发展的。家庭病床服务的开展不但缓解了当前社会上存在的“住院难、看病难”的矛盾，而且为疾病（特别是老年病、慢性病和精神病）的管理、预防、治疗工作从组织形式上提供了坚实的基础。世界卫生组织提出的“人人享有卫生保健”的战略目标，不仅考虑到疾病的治疗，而且也注意到病后的康复与保健指导，并试图制定“功能—家庭生活—社会保障”的国际分类，使广大慢性病、老年病病人有机会在家庭接受系统的治疗和保健指导。我国十分重视家庭病床工作,《全国城市街道卫生院工作条例》(试行草案)中指出:“为了方便群众就医,建立出诊家庭病床等制度。”《全国医院工作条例》中也明确规定:“医院的预防保健科,要做好地段的医疗预防工作……组织有关科室开展家庭病床。”大量事实证明,开设家庭病床是广大群众的迫切需要,是我国医疗卫生事业发展的需要,它的开设可节约社会陪护劳动力,发展新型的医患关系,使医院—家庭,医疗—康复—保健工作紧密地联系在一起,把社会关心和家庭服务有机地结合起来。

**2. 家庭护理**

现代医学模式的转变,为护理工作开辟了新的领域,提出了更高的要求。应打破传统生物医学模式的限制,从生物心理社会医学模式出发重新设计护理工作,而家庭护理便是新的医学模式付诸实施的形式之一。

家庭护理主要分为普通护理和精神护理。普通护理的内容与病人住在医院时护士的护理大致相同,如病况的观察与评估、伤口护理、胃管导尿管护理、药物服用指导、个人卫生和饮食服务等;而精神护理则是目前医院治疗还无法做到的,也是家庭护理的独到之处。人们患病之后,都有一定程度的心理变化,这一点,健康人一般体会不到。家庭病床的病人,具有自己特有的心理变化特点,家庭护理人员在与病人的接触过程中会慢慢了解病人的心理状况,掌握其规律性,会随时帮助病人调适心理,并利用家庭病床这个病人所熟悉的生活环境,为其建立一个舒适、优美、安静的休养环境,使病人处于医学治疗和心理调适的最佳状态。

家庭护理由于包含了精神护理内容,便决定了病人及家属与护理人员之间会形成某种特殊关系,这是一种新型的医患关系——感情融洽、互动频繁、无话不谈。有了这种关系,护理人员往往在与病人闲聊中便完成了精神护理的任务。由于护理人员的情感投入,使病人感受到家庭环境的舒适、亲人感情的温暖,从而产生愉悦的情绪和被关怀的心理感受,调动起与疾病抗争的勇气与力量。对于病人家属,通过护理人员的工作使他们能够深入理解病人的病态心理,多关怀、体贴病人,积极配合医护人员的工作,这样往往能达到医院治疗难以达到的治疗效果。

**3. 家庭医生**

家庭医生提供的是一项综合性的医疗保健服务,它将医疗保健的重点放在家庭,即对所有家庭成员,无论年龄、性别和患病的种类,都始终负有医疗保健的责任。家庭医生的概念并非家庭私人医生,在欧洲等许多国家也称为开业医生。其服务特点是负责本地区所有居民的医疗保健工作,实质上是属于基层初级保健的一种形式。

要了解家庭医生的概念,首先要了解全科医学和家庭医学的概念。全科医学和家庭医学是美国家庭医学发展史上前后连续发展的两个概念。1970 年以前,全科医学代表的是综合医疗服务,其目标是治疗疾病,反映出生物医学模式的特点。

1970 年以后，全美家庭医学联合会的成立，标志着家庭医学取代全科医学，成为综合性卫生服务的主流，其目标是为个人和家庭提供连续的和全面的健康、医疗照顾，体现出生物心理社会医学模式的特点。经过几十年的发展，家庭医学已成为医学中一门独立的学科。家庭医学的突出特点是“宽”，它融心理、行为和临床技术为一体，为不同年龄、性别的病人提供综合卫生服务。

家庭医生的工作内容和方式是上述家庭医学理念的充分贯彻与体现。他们为病人治疗时关注点不仅是疾病本身，而会充分考虑该病可能引起的全部并发症以及由此带来的病人心理、行为的变化，这集中体现出家庭医生为服务对象提供连续和全面医疗照顾的内涵。当家庭医生接触到的病人有比较复杂的社会和心理问题时，他会主动与医务社会工作者取得联系，请他们介入该个案的整体治疗。如果病人的家庭护理中出现问题，家庭医生将利用社区志愿者或其他形式，解决其护理中面临的困难。如果病人沾染了吸毒等问题，家庭医生在进行劝阻的同时，会与心理学专家取得联系，进行心理治疗。这种以病人问题为中心的临时工作团队组合，体现出家庭医生不但从社会心理角度考虑问题，而且还从社会心理角度去治疗病人，生物心理社会医学模式在家庭医生手中成为具有可操作性的医疗实践。

家庭医生在西方许多经济发达国家已经普遍存在，并且正逐步完善形成一整套系统的培训考试制度和家庭医生制度。我国目前虽尚未建立专门的家庭医生制度，但各种家庭医疗保健服务，如家庭病床、家庭护理以及具有我国特色的乡村医生制度，都在某种程度上弥补了这个缺陷，也许这些家庭保健服务正是未来家庭医生制度的序曲或雏形。

总之，以家庭为单位开展医疗保健服务能为千百万人带来幸福与健康，它是在医疗技术日益专业化、现代化及高龄社会到来的背景下，在千百万家庭对医疗保健需求日益升级的形势下，社会卫生保健系统做出的调整和响应，是在全社会建立人人健康、预防疾病、早期发现、早期诊断及康复的一种完善的医疗保健形式。除家庭成员及医务人员参与外，整个社会都应积极关注并为其创造条件，让每个家庭都能充分地分享社会进步、医学进步带来的福祉，让每个家庭都能把健康作为最重要的生活价值来对待。

## 第四节　妇幼保健

妇幼保健是社会大卫生系统中的一个非常重要的子系统，其研究对象是全部女性和 7 岁以下的儿童，他们构成了一组特殊的人群，称为妇幼人群。这组人群约占总人口的五分之三。由于他们特殊的生理和心理特点，容易产生各种不适应，对社会环境和医疗保健有着特殊的、更高的需求，因此我们又称妇幼人群为高危人群。

妇幼保健工作从某种意义上讲,是一种主动型服务,具有很强的社会性,涉及多种社会问题。保护妇女和儿童的身心健康,关系到千家万户的幸福,关系到整个民族的兴衰。因此,加强对妇幼保健中的社会问题、社会关系和社会行为的研究,寻求解决各种社会矛盾的方法和途径,为各级行政管理部门制定有效的政策提供依据,是妇幼保健社会学研究的重要任务。

## 一、妇幼人群的社会心理行为特征

### 1. 妇女社会心理行为特征

(1) 青春期妇女社会心理行为特征。从月经初潮到生殖器官逐渐发育成熟,这一时期称为青春期。一般为13～18岁。这一时期的女性的身体发育逐渐趋向成熟,大脑神经结构逐步发达,人生观、世界观逐步形成。

月经初潮往往给少女带来恐惧和不安情绪,需要母亲、医生或教师的关心和解释。在月经期,少女情绪波动比较大,烦躁不安,爱发脾气,有的表现出情绪低落、忧郁,做事情畏缩不前,严重的甚至会出现病理症状,如月经周期紊乱、月经量过多或过少和痛经等。由于缺乏必要的生理卫生知识,同时有害羞感,即使出现了月经不正常的情况也不去医疗保健机构就诊,容易产生许多不良后果。

在青春期,文化的力量开始对女孩产生强大的影响,追求事业成功与维护女性性别特征之间的冲突日趋明显。如果一个女孩要获得成就,似乎要抛弃女性的温柔气质;若要保持女性的温柔气质,似乎就不能获得成就。女孩们陷入了进退维谷的矛盾状态,两种价值观发生着冲突。

(2) 孕产期妇女社会心理行为特征。孕产期是妇女一生中又一个重要生理、心理变化时期,全过程为40周左右。孕产期既关系到妇女本身的健康,又关系到下一代的健康,是妇女保健工作中非常重要的一个阶段。

初次妊娠对女性来说,不仅在生理上发生着巨大变化,在心理和行为上也会产生相应的变化。有的妇女怀孕后会过分激动、情绪兴奋,有的则过分恐惧。

从妇女怀孕开始直到产褥期是妇幼保健的最重要时期,需采取一系列的保健措施,如产前检查、产后访视、饮食营养指导以及产后康复指导等。如果这一时期的保健护理不到位,孕妇和胎儿就有可能产生多种不良后果,如妊娠反应、妊娠中毒症、妊娠合并症、流产、早产、胎儿死亡和孕产妇死亡等。完善的妇幼保健工作能够及时发现此过程中的问题并采取有效措施,避免不良结局的发生或减轻不良的后果。

(3) 更年期妇女社会心理行为特征。所谓更年期,是指妇女由于卵巢逐渐衰老,导致器官功能退化的时期。其中最为主要的是雌激素分泌的退化,导致绝经和更年期综合征。此时期妇女社会心理行为特征主要包括:忧郁,烦躁易怒,焦虑神经质,易大声喧哗,精力不集中以及有窒息感。

针对妇女更年期的生理、心理特征，保健工作的重点是通过指导更年期妇女了解自身生理、心理变化过程，进行自我心理调适或进行心理门诊咨询，必要时进行适当药物治疗，使她们能平安、健康、愉快地度过更年期。

**2. 婴幼儿的生理特点及健康问题**

(1) 新生儿期。从出生至28天为新生儿期。这一时期，小儿离开母体开始建立个体生活。小儿由母体内生活转为母体外生活，经历了由寄生到独立生活的重大转折。由于小儿生活环境的突然改变，加上他们身体各系统、器官的发育尚不完全，生理防御功能还不完善，皮肤黏膜抵抗力低，白细胞功能也不如成年人，因而对外界环境的适应能力较差，易受外界不良因素的影响而发病。抵抗力弱导致病情变化快，稍有不慎，病情极易由轻度转为重度。疾病严重威胁着新生儿的身心健康，甚至可导致新生儿死亡。因此，要加强围产期保健和新生儿期的护理，采取各种综合措施预防不良后果的产生。

(2) 婴儿期。从广义上讲，婴儿期指从出生至1周岁的时期，即包括了新生儿期在内。但自20世纪80年代以来，新生儿期作为婴儿期中较为特殊的阶段，常常单独进行研究。因此，人们一般将出生后28天至1周岁称为婴儿期。这一时期，小儿机体发育非常快，新陈代谢旺盛，容易出现因营养不足而导致的营养缺乏性疾病，因此，在婴儿期要加强对婴儿合理喂养的指导。

小儿出生6个月后，体内来自母体的抗体逐渐消失，而自身的免疫力尚不健全，对疾病的抵抗力较弱，随着与外界接触的机会增多，容易发生传染病和呼吸道、消化道的感染。母乳喂养不仅能保证小儿摄取高质量的营养，而且对于增强其体内抵抗力大有好处，故应大力提倡母乳喂养。

(3) 幼儿期和学龄前期。1～3岁为幼儿期，3～6岁为学龄前期。这两个时期，小儿体格生长发育减慢，中枢神经系统的活动逐步增强，尤其是第二信号系统发育迅速。小儿求知欲和模仿能力不断增强，成人的语言和动作对小儿的影响很大。因此在幼儿期，要特别注意小儿语言、思维、智力及心理行为方面的培养和教育，从小养成良好的生活和行为习惯。

这两个时期的保健问题主要表现为以下两点。一是接触传染病病原体及寄生虫病的机会较多。虽然此时小儿免疫功能逐渐增强，但传染性疾病的威胁依然严重。二是小儿接触周围环境及物体的机会增多。由于小儿好奇心强，又缺乏生活经验，对事物的辨别力差，且动作不稳，很容易发生意外伤害事故。另外，幼儿期绝大多数小儿已断奶，如果搭配食物不当，容易发生营养源性疾病和消化功能紊乱。

## 二、影响妇幼健康的社会因素分析

妇幼保健从它形成之日起，就带有非常浓厚的社会性色彩。不同的国家地区、不同的社会制度和不同的社会发展阶段，妇女和儿童享受到的社会医疗保健服务也有很大的不同,妇幼健康状况存在很大差异。即使是同一国家、同一地区、同一社会发展阶段,那些具有不同职业、不同文化层次、不同经济状况、不同婚姻状况的妇女得到的医疗保健服务在数量和质量上也有较大差别,这些差别不仅对妇女自身的健康影响很大,而且对其子女的影响也很大。下面将从社会学角度分析社会环境诸因素对妇幼健康的影响。

**1. 社会制度的影响**

不同的社会制度下,妇女、儿童的健康保护状况有着极大的不同。在奴隶社会、封建社会以及资本主义社会早期,广大的妇女、儿童得不到医疗保护,她们的健康问题根本不被社会重视。

随着资本主义的进一步发展,物质文明逐渐发达,妇女的某些权益开始受到关注。但资本主义私有制的本质决定了贫富差距依然悬殊,妇女相对低廉的工资收入难抵昂贵的医疗费用,普通平民百姓与资产阶级富豪不可能在“医疗面前人人平等”。

我国在新中国成立前的半殖民地半封建社会,妇女社会地位极度低下,备受政权、神权、族权和夫权“四座大山”的压迫,得不到起码的医疗保障。贫困、缺医少药加上旧法接生,使得孕妇和新生儿大量死亡,当时孕产妇死亡率高达15‰,婴儿死亡率城市达120‰,农村则高达200‰。[①]

新中国成立后,我国建立了社会主义制度,政府为保护妇女儿童权益制定了一系列政策、法规和条例,妇女、儿童的身心健康从根本上得到了保障。这些法律法规和条例,为做好妇幼保健工作提供了法律依据,是社会主义制度保证妇幼人群身心健康的重要体现。

在政府保护妇女、儿童的各项方针、政策指导下,几十年来我国妇女、儿童的健康状况有了明显改善。截至20世纪80年代末,孕产妇死亡率已从新中国成立前的15‰下降到0.947‰;婴儿死亡率从新中国成立前的200‰下降到51.1‰。[②] 为了更好地维护妇女、儿童的健康,国家还开展了对严重危害妇女、儿童健康的常见病的普查、普治工作,我国妇幼保健工作开始迈上了新台阶。

**2. 经济、职业和文化教育的影响**

(1) 经济状况与妇幼健康。这里的经济状况主要包括两个方面的问题:一是社会整体的经济发展水平;二是不同经济状况下的不同人群。这两个方面的问题与妇幼人群的健康有着非常密切的联系。经济的发展会促进健康水平的提高,发展中国家与发达国家相比,经济水平低,科学技术落后,妇女和儿童的健康状况也比发达国家差。同样,经济状况好的阶层与经济状况差的阶层相比,经济状况差的阶层的妇女、儿童因饥饿、营养不足、居住拥挤、环境卫生差、缺乏安全饮用水和护

---

①② 周浩礼,胡继春.医学社会学[M].武汉:湖北科学技术出版社,1993.

理不当而影响健康是显而易见的。

但值得注意的是，经济发展水平的高低和健康水平并不总是完全成正比。美国一位学者研究表明：把健康资源的投入和人们健康状况绘制成曲线图，在开始阶段曲线呈上升趋势，表明在健康上的投资越多，则健康状况就越好，但到了一定阶段之后，投资继续增加，曲线上升的速度却开始减慢，甚至下降。对这种现象的一个解释是：在对感染性疾病进行预防治疗时，是通过预防接种和使用抗生素来有效控制疾病对人群的感染的，这时投资越多，则健康状况的改善越明显。但在这些感染性疾病被控制之后，对于其他目前尚难治愈的疾病，如各种癌症、艾滋病、慢性病等，卫生费用的增加则难见健康状况的立即改善。此外，一些不必要的手术或治疗，虽然增加了经费开支，但健康状况反而下降。

（2）职业状况与妇幼健康。当今社会妇女就业率较高，社会地位与男子平等，“男女同工同酬”、“妇女能顶半边天”等格言也使得妇女在各行各业都巾帼不让须眉，发挥着重要作用。但妇女生理上还是有其特殊性的，她们一生一般要经过“五期”，即月经期、妊娠期、产褥期、哺乳期和更年期等特殊时期。如果妇女的劳动条件不能满足生理过程的需要，其健康就会受到影响。妇女的身心健康状况又直接或间接地影响到下一代的健康成长。因此，研究职业因素，尤其是与职业关系密切的劳动条件因素对妇女及婴幼儿健康的影响，为各级决策机构制定有效的妇女劳动保护政策提供可行的依据，便具有十分重要的意义。特别要注意一些特殊的职业或工作对妇女健康的影响，比如，高温作业的工作，不良体位及劳动强度大的工作，接触生产性毒物的工作，过度噪声和超强振动的工作，接触放射线和微波辐射的工作，等等。

综上所述，职业及劳动条件对妇女和婴幼儿的影响是显而易见的，但并不能因此把妇女完全排除在上述工作之外，有些因素只是在妇女的特殊生理时期且达到一定的剂量或强度时才会产生有害影响，因此，应针对妇女“五期”的生理特点，切实做好劳动保护工作，把上述不良因素控制在容许范围之内，保障妇女、胎儿和婴幼儿的身心健康。

（3）文化教育与妇幼健康。文化教育对妇幼人群健康的影响，越来越引起人们的重视。世界各国的资料分析发现，凡把教育投资放在优先地位的国家，其婴幼儿死亡率远远低于那些经济收入虽较高但教育不发达的国家。教育水平已成为一个国家婴幼儿死亡率的重要预测因素，其重要性甚至超过收入水平。

文化教育对健康的影响，一个重要方面是影响到人的卫生知识和卫生习惯。教育的缺乏使人的卫生知识缺乏，更容易养成不利于健康的习惯。有研究发现，吸烟、酗酒等行为与文化水平低有较大的相关性。通过对几千名吸烟孕妇的研究发现，她们的死胎和自然性流产率比非吸烟孕妇高出一倍，早产儿高 1～2 倍，而且其婴儿体重一般也比非吸烟者轻。还有研究发现，吸烟孕妇所生婴儿畸胎发生率高于非吸烟孕妇。在许多落后地区,妇女因各种原因无法接受基本教育,缺乏起码的科学知识,在妊娠期、产褥期和哺乳期缺少对自己、胎儿和婴儿科学合理的养护,容易受迷信活动的欺骗,有病不求医,反而求仙问巫,上当受骗,甚至因此母子丧命。

母亲的教育,对其后代的健康十分重要。受过良好教育的母亲由于接受了较多的卫生知识及育儿知识,对小儿的健康比较重视,对小儿的照顾科学合理,其本身的卫生保健也做得较好。而文化水平低的母亲由于缺乏科学育儿知识,常因喂养不当、护理不当及本身不良的卫生习惯使小儿患病或死亡。世界卫生组织的资料表明,一旦平衡了父母的教育程度后,城乡间婴幼儿死亡率的差距就缩小了。在农村,受过教育的父母会跑很远的路去为孩子寻求医疗保健服务。城镇中的医疗保健服务虽相对方便,但如果父母不识字,就难以有效地利用这些便利条件为孩子看病或寻求保健服务。在有些落后地区,由于妇女识字率很低,妇幼健康教育进行困难,一些行之有效的保健技术也难以推广。要改变这些地区妇幼保健的落后状况,大力普及义务教育应是首要任务。

**3. 婚姻状况、社会习俗的影响**

(1) 婚姻状况对妇幼健康的影响。婚姻不只是一种生物现象和个体行为,而且是具有复杂社会联系的、受到家庭制约和社会影响的社会行为。婚姻的建立,构成了家庭结构的开端,由此形成家庭感情结构,而家庭感情结构的破坏往往是许多疾病发病的根源。

丧偶会造成家庭感情结构的失衡,由此造成的心理上的失落感、孤独感对于妇女的健康影响很大。离婚也会给家庭结构带来严重破坏。离异家庭中多半是由母亲带领孩子一起生活,离婚造成的内心创伤,往往会引起妇女精神和心理的失常,并会间接导致孩子精神和心理的紊乱。据日本厚生省统计,离婚妇女同家庭生活美满的妇女比,平均寿命缩短 5 年。美国有资料显示,70 岁以下离婚妇女死于心脏病、肺癌、胃癌的比例比正常女性高 2 倍;肝硬化死亡率比正常女性高 7 倍;高血压死亡率比正常人高 3 倍;离婚妇女自杀率是正常妇女的 5 倍;发生车祸事件的比例比一般人高 4 倍。

(2) 社会习俗对妇幼健康的影响。在我国一些边远贫穷地区,近亲结婚的旧习俗依然存在。近亲结婚所生子女患遗传性疾病的比率比非近亲高十几倍乃至几十倍,近亲结婚所生子女夭折率也较高。某些农村地区包办、买卖婚姻现象还比较突出,在包办、买卖婚姻中,有相当多的一部分妇女被迫与身患疾病或有生理缺陷、不应该结婚的男子结婚。这类事件不仅严重违背了妇女本人的意志,摧残了妇女的身心健康,而且危及子孙后代。例如,与患麻风病或各种传染病未治愈的病人结婚后,不仅会把疾病传染给女方,而且还会由孕妇传染给胎儿。患先天性痴呆的病人,结婚后也会把病遗传给后代,既贻害后代,又贻害社会。

另外,封建迷信和旧习俗在一些地区仍然盛行,严重危害妇女、儿童的身心健康。例如,在某些少数民族地区,禁止妇女在家中分娩,而由几个强壮的男子抬到牛圈或猪圈,用鞭子抽打助产,按照他们的习俗解释,这样孩子出生后能像牛、猪一样吃苦耐劳,很多妇女和胎儿因此遭遇难产或感染疾病而丧命。某些地方妇女如果患了妇科病,便认为是见不得人的丑事,她们把病情隐瞒下来,长期忍受病痛的折磨,身心受到极大损伤。在旧习俗的影响下,一些妇女在月经期不注意卫生,有的就用废旧报纸代替卫生纸,用破布当月经带,这些破布不但不清洗和晾晒消毒,反而藏于阴暗避人的地方,结果导致妇女患上多种妇科疾病。

## 三、妇幼保健的社会措施

妇女是人类的母亲,儿童是世界的未来,妇幼保健工作不仅直接关系到约占人口总数五分之三的妇幼人群的身心健康,而且关系到社会的进步和民族的兴旺,因此认真做好妇幼保健工作,对于提高整个民族的身体素质及健康水平,营造安定温馨的社会环境,创造更好的生活质量,无疑具有重要意义。

**1. 妇幼保健的社会作用**

妇幼保健与社会发展具有相辅相成的紧密关系。社会的发展必然推动妇幼保健工作在质和量两方面的提高,而妇幼保健工作的好坏对社会政治、经济和文化生活的正常进行也有相当程度的影响。

(1) 妇幼保健是社会绵延和民族强盛的保证。妇女承担着孕育下一代的社会使命。胎儿需要在母体内生长发育,十月怀胎,一朝分娩。新生命诞生后又需要靠母亲乳汁的喂养和精心照料,才能健康成长。正是有了千百万妇女的无私奉献,人类才能一代一代地繁衍下去,社会才能绵延下去。妇女一生一般要经历"五期"特殊生理过程,对她们提供必要和优质的保健服务,不仅能保障妇女的身心健康,而且直接关系到胎儿的生长发育及婴幼儿的健康成长。一个国家、一个民族如果拥有一个在生理和心理上充分健康、文化道德素质高的妇女人群,无疑就奠定了民族兴盛、国家强大的基石。

(2) 妇幼保健是推动计划生育工作进步的必要条件。计划生育是我国的一项基本国策。在控制人口数量的同时,必须提高人口的素质,达到优生优育的目的,妇幼保健是实现这一目的的关键。通过婚前检查和控制近亲结婚,可有效地控制遗传性疾病的发生;加强妇女孕期的保健,如产前检查,筛查高危孕妇,可以减少孕妇疾病的发生;指导合理营养,合理用药,避免有害因素的影响,可减少死胎、死产和畸形胎儿的发生,并促进胎儿在母体内的正常发育,减少早产儿、低体征儿的发生频率;加强围产期、新生儿期和婴儿期的保健,指导合理喂养,积极有效地做好计划免疫工作,可保证婴幼儿健康成长。

(3) 妇幼保健是实现"2010,人人健康"目标的重要环节。中国政府决心"到2010年,在全国建立起适应社会主义市场经济体系和人民健康需求的、比较完善的卫生体系,国民健康的主要指标在城市要达到或接近世界中等发达国家的平均水平,在农村达到发展中国家的先进水平”。这是一项旨在提高全国人民享有健康水平的战略目标,由于妇幼人口数量占了总人口的一半以上,妇幼保健工作的好坏对实现这一目标有着重要意义。

**2. 妇幼保健的社会措施**

(1) 建立、健全各级妇幼保健机构。建立、健全各级妇幼保健机构是做好妇幼保健工作的基础。我国在20世纪50年代就基本形成了城乡妇幼保健网,1955年卫生部拟定了《妇幼保健专业机构组织试行简则》,推动妇幼保健机构向正规化、网络化、专业化方向发展,妇幼保健工作也因此取得较大成就。十年动乱中,妇幼保健机构遭到破坏,孕产期保健无人过问,妇产科工作质量迅速下降,旧法接生有所抬头,已基本控制的产褥热、破伤风的发病率又重新回升。1975年,卫生部妇幼卫生司恢复正常工作后,各地积极恢复或重建了妇幼保健机构和基层保健网。截至1978年底,全国各省、市、自治区的卫生厅(局)都已设立了妇幼行政领导机构,全国县以上妇幼保健专业机构达2000余所,在农村建立了县、乡、村三级妇幼保健网,大型企事业单位也配备了专职妇幼卫生干部。各级妇幼保健院、所、站、妇产科医院、儿童医院及综合医院的妇幼保健专科,已形成了遍布城乡的妇幼保健网。

专业机构设置的完善和妇幼保健网的建立是搞好妇幼保健工作的客观基础,而这项工作的进一步开展,自然离不开广大妇幼保健工作者的主观努力。要树立全心全意为妇女、儿童服务的思想,提倡灵活创新、善用科技、注重调查研究的工作方法,并且要建立定期、分批学习培训制度,通过学习不断提高全体妇幼保健工作者的思想道德素质和专业技术水平。只有面向社会,深入家庭,走访群众,调查研究,才能及时发现问题和有的放矢地解决问题,才能为妇女和儿童的健康作出自己应有的贡献。

(2) 加强妇女保健管理。加强妇女保健管理非常重要,以下从三个方面讲述。

① 积极开展妇女卫生保健知识宣传和指导工作。针对妇女一生中的生理特点,在她们不同的特殊生理时期,通过讲座、报告、广告栏及其他传播媒体宣传普及妇幼卫生保健知识,目的在于提高她们的知识水平,增进她们的自我保健能力,同时还可采取各种生动活泼的形式开展保健咨询、指导活动。

青春期的女性,身体发育逐渐成熟,第二性征明显,心理发育出现不稳定的现象。在这一时期需对她们加强心理和生理卫生指导,妇幼保健机构要和学校、家庭互相配合,通过报告、讲座及其他宣传形式使她们了解自身的生理、心理特点,培养良好的卫生习惯,磨炼健康的心理素质,杜绝一切不利身心发展的不良习惯和行为,引导她们健康成长。

妇女在月经期容易受外界环境和精神因素的影响而发生多种疾病,如生活环境的突变、工作过分紧张、意外事件刺激以及精神打击等,均可导致闭经或月经周期紊乱。因此,改善经期妇女的工作条件,完善劳动保护措施,在有条件的单位建立妇女经期卡片,是妇幼保健的一项重要工作。

针对新婚夫妇,积极开展新婚咨询和婚前检查。通过新婚学校对新婚夫妇进行有计划、有目的的性知识教育和指导,促进婚后家庭生活和谐美满。虽然现在不强制婚前检查,但自愿进行婚前检查的好处是显而易见的。婚前检查可控制近亲结婚和遗传疾病病人结婚,这既关系到计划生育、优生优育工作的开展,也关系到整个民族身体素质的提高。

妊娠期是母体负担加重和胎儿生长发育的一个关键时期,孕妇和胎儿容易出现各种疾病。这一时期应及时对孕妇进行孕期卫生保健指导,让她们合理安排好自己的生活,注意个人卫生、合理的饮食和运动、合理用药等,切实做好产前检查和诊断工作,及时发现高危孕妇并进行追踪监测。同时,应指导采用新法接生,动员孕妇尽可能住院分娩,并做好产后访视工作。

处于更年期的妇女,由于体内激素水平和神经功能的变化,易出现更年期综合征或更年期功能性子宫出血等病症。应针对引起这些疾患的社会和心理因素采取相应措施,给予必要的生理咨询和心理指导,必要时辅以药物治疗,同时借助各种互动方式,送去关心、同情和理解的信息,让更年期妇女平安快乐地度过这一时期。

② 严格执行妇女保健系统管理制度。我国各城市已经普遍开展了孕产期系统管理工作,农村也有一半多的县已开展了这项工作。严格执行孕产期系统管理制度,可有效地筛查高危妊娠,防止或减少孕产妇疾病或死亡。

③ 加强妇女病普查、普治工作。定期对妇女进行妇科病普查,可早期发现和早期治疗某些常见病和多发病,如严重影响妇女健康的宫颈糜烂、子宫脱垂、宫颈癌等。子宫颈疾病是女性的常见病、多发病,其中宫颈癌是最常见的恶性肿瘤之一,发病率位于女性肿瘤的第二位,全世界每年大约有20万妇女死于这种疾病。过去,宫颈癌的发病高峰年龄一般为45~55岁,但近些年来,年轻妇女宫颈癌的发病率呈明显的上升趋势,已由20世纪50年代的9%上升到90年代的24%。据有关调查资料显示:早婚、早育、过早发生性行为或者同时拥有多个性伴侣都会诱发女性宫颈癌提前发病。在发达国家,宫颈癌的发病率已明显下降,这在很大程度上归功于对癌前病变的早期诊断和治疗,医学实践表明,早期宫颈癌的治愈率可达100%。因此,定期进行妇科检查,及早发现和治疗宫颈癌前期病变,终止其向宫颈癌发展,对妇女保健有着十分重要的意义。

(3) 加强婴幼儿保健措施。婴幼儿是一个脆弱的、易受伤害的人群,且正处在不断生长发育的阶段,若社会各方保健措施不到位,会对他们一生产生重大影响,因此,应根据婴幼儿的特点及主要健康问题,采取合理有效的综合性保健措施。

① 提高父母的知识及护理水平。家庭是社会的基本单位,由于父母与孩子之间不可割断的血缘关系,使他们成为孩子最早、最亲密的保护者。父母亲具有的卫

生知识水平和护理水平,在很大程度上影响着孩子的健康。因此,要对孩子的父母进行健康教育,提高他们的卫生知识水平和护理水平。健康教育的主要内容包括:宣传母乳喂养的好处,对缺奶或无奶的母亲指导混合喂养和人工喂养方法;讲解婴幼儿生长发育不同时期的特点,以便及时发现小儿生长发育过程中的异常现象;教育父母培养婴幼儿良好的生活习惯,例如,有规律的睡眠及活动、定时定量饮食、饭前便后洗手等;让父母了解孩子生病的先兆,以便及时发现疾病,早期治疗;教育父母自身要保持良好的卫生习惯,给婴幼儿喂食物前要洗手,不吸烟、不酗酒等。另外,父母要注意孩子衣服的质地和样式,根据不同季节、气温及时增减衣服等。鼓励父母详细记录小儿每周的生长发育情况,建立孩子的成长档案,这将有利于及时发现孩子成长过程中的问题。

② 为婴幼儿提供必要的保健服务。包括为他们注射预防小儿传染病的多种疫苗,提供定期的生长发育健康检查并建立健康登记卡片,按婴幼儿成长阶段定期评估生长发育状况并进行体能、智能的综合评价等。

③ 定期家庭访视和体检。对新生儿应进行定期访视,一般在出院后第 3 天、第 14 天和第 28 天各访视一次,主要了解围产期及分娩情况,询问新生儿的一般情况,进行健康检查(如体温、体征、身长及其他物理学检查),并填写访视单。对 4 周以上的婴幼儿,也要定期体检,一般应遵循“421 原则”,即 1 岁以内的婴儿,每季度检查一次;1～2 岁的幼儿每半年检查一次,2～3 岁的幼儿每年检查一次。

④ 预防和及时治疗婴幼儿的常见病和多发病。婴幼儿的常见病和多发病包括营养性贫血、佝偻病、肺炎、腹泻等,一旦发现应给予及时治疗,防止病情进一步发展。

# 第五节　老 年 保 健

20 世纪以来,随着社会经济的发展和科学技术的进步,人们生活质量有了显著的提高,出生率的下降和人口平均期望寿命的延长使老年人群在总人口中所占比重越来越大。联合国第 47 届大会把 1999 年确定为国际老年人年,表明人口老龄化问题已经引起全世界的关注。老年人群的不断扩大以及由此引发的社会问题,也吸引了如生物医学、心理学、社会学等学科的关注。

## 一、概述

### 1. 人口老龄化的含义

人口老龄化,是指在社会总人口中老年人口比重不断上升的一种人口年龄结构的动态变化。人口老龄化与人的老龄化是两个不同的概念。人的老龄化是对个体而言,指一个具体的人随着年龄越来越大,生理、心理不断衰老的过程。它是一种受生物学规律支配的个体老化现象,是一个不可逆转的生命过程。而人口老龄化是一种社会现象,指在一定的社会总人口中,青少年人口比重减少,老年人口比重上升并达到占总人口一定比例之上的变化状态。

社会总人口年龄结构的变化取决于人口出生率、死亡率和人口迁移三个因素。出生率提高,少年儿童人口增多,比重提高,人口趋向年轻化;出生率降低,少年儿童人口减少,比重降低,而老年人口的比重相对提高,人口趋向老龄化。由于出生率降低而引起的人口老龄化,老年人口的绝对数并未增加,只是因为少年儿童人口比重的减少而相对增加;而老年人口寿命的延长和死亡率的降低对推进人口老龄化也有重要作用。上海的一组数据显示,1950 年上海地区人口的平均寿命为 42 岁,而到了 1998 年人口的平均寿命已达 77.03 岁,足足延长了 35.03 岁,因此上海也成为我国进入老龄化社会最早的地区之一。另外,人口迁移对人口老龄化的进程也有一定的影响。上述影响人口老龄化进程的三个因素,在不同的国家和地区所起的作用是不同的。从世界人口发展的历史来看,出生率和死亡率同时下降是推动人口老龄化的主要因素。在今后的一个相当长的时间里,它们仍将是人口老龄化的主要影响因素。

**2. 老年的年龄界定**

老年期往往是从人的年龄方面来界定的。但是由于各学科在研究老年问题时的侧重点不同,因而他们所使用的年龄含义也不一致。老年学研究中用来确定老年人年龄的一般有年代年龄、生理年龄、心理年龄和社会年龄等几种。

(1) 年代年龄(又称时序年龄),是指个体出生以后所经历的年岁,经过一公历年即增加一岁。年代年龄的优点是简单明了,容易计算,便于统计,只要查一下一个人的出生年月,就能准确地计算出他的年代年龄。年代年龄的缺点是只能反映出个体出生后已经生活的年数,不能反映个体在生理、心理、社会等方面的活动能力和状态。

(2) 生理年龄,是指根据个体的细胞、组织、器官、系统的生理状况和功能来判断的个体年龄。生物学认为,人体的各种器官达到成熟期以后,会逐渐衰老直至丧失应有的功能,这一现象即为生理老化。每一个体的生理年龄与年代年龄之间会存在一定的差异,一般差异有 5～10 岁。例如,有的人虽年代年龄到了 60 岁,但表征器官老化程度的生理年龄可能只有 50～55 岁,也有些人可能已有 65～70 岁。

(3) 心理年龄,是指根据个体的心理活动程度来确定的个体年龄。随着人体内的各种器官功能的减退,特别是大脑和心血管系统的老化,老年人的感官能力也经历着衰退的过程。各种感知过程,包括知觉、智力、学习能力、内驱力及情绪反应的强度和速度等都逐步降低。心理年龄即反映这种变化的过程和程度,它与年代年龄及生理年龄有可能不完全一致。有的人未老先衰,相反也有很多人老当益壮。

(4) 社会年龄,是指由其所承担的社会角色来判断的年龄。人的一生是一个连续的角色交替过程。社会界定了各种人生阶段所应担负的社会角色,与之相应的便是其社会年龄,比如上学年龄、结婚年龄、生育年龄和退休年龄等。老年是逐步脱离社会中心角色(社会公职)的年龄阶段,一般把退休年龄看成是老年的开始。

## 二、中国老年人口健康状况分析

### 1. 老年人健康状况

成功履行社会角色的首要条件就是健康,老年人也不例外。健康的含义不仅仅是没有疾病,而是包括生理、心理和社会角色方面的完好状态。按这一标准衡量,目前我国老年人的健康水平较20世纪50年代以前有了明显的改善,许多60～70岁、甚至80～90岁的老年人仍能坚持劳动或工作。

然而,衰老是不以人的意志为转移的客观过程。一般而言,年龄越大健康水平越低下,老年人的活动能力、适应能力、防病能力都远不如青壮年。1998年全国卫生服务调查结果表明,我国60岁以上老年人的两周患病率为全人群的1.7倍,慢性病患病率为全人群的4.2倍,人均患有两到三种疾病。与1993年第一次调查相比,老年人口两周患病率和慢性病患病率均有明显增加,增加突出的疾病多为肿瘤、心脑血管病、糖尿病、老年精神病等。而且随着高龄化趋势的加剧,慢性非传染性疾病和残疾、失能的比例有明显升高,60岁以上老年人活动受限率为8.1%,是总人口的2.7倍;残疾率为25.2%,是总人口的3.8倍。另据2000年我国城市老年人医疗服务中心调查,老年人两周就诊率为23.75%,远远高于其他年龄组的平均两周就诊率14.66%的水平;老年人年住院率为7.62%,也比其他年龄组平均年住院率4.36%高得多。

近几十年,随着人们生活水平的提高,我国老年人所患疾病种类发生了较大的变化。各地的统计数字略有差别,总体说来,威胁我国老年人健康的疾病顺序是:脑血管病、心血管病、感染性疾病以及各种肿瘤和癌症。据北京市老年病医疗研究中心1997年对3000余名老年人的抽样调查显示,高血压、冠心病和脑血管病是列在前三位的主要慢性病,患病率分别为33.1%、27.4%和24.5%。综合来看,老年人常见病、多发病有:老年性白内障、高血压病、冠心病、脑血管病、慢性支气管炎、老年性耳聋、前列腺肥大、糖尿病、老年精神障碍及各种癌症。在致病因素方面,除生物学因素及自然环境因素外,心理和社会因素也很重要。

### 2. 老年人疾病的特征

按时序年龄划分的老年本身就是一个相对的概念,因此老年病就难以有明确的界定。通常所说的老年病实际上就是老年人常见病与多发病的简称,它包括某些在进入老年期以前就已经罹患的疾病,以及任何年龄人群都会患上的疾病。实际上,即使是“健康”的老年人,也都或多或少地存在着潜在的器官功能不健全的疾病。因此，老年人的疾病就表现出与青壮年不同的特征。

（1）隐匿性。老年人由于敏感性差，耐受性强，因而患病后症状往往不很明显，其患病严重程度与症状不成正相关，病理改变程度与临床表现之间往往没有明显的关系。这就容易产生误诊、漏诊，致使病情延误带来更大的危害。

（2）多样性。老年人常同时患有多种疾病，人进入老年期后，各种脏器组织抵抗能力普遍变差，患病时常表现为多系统疾病同时存在，相互影响。即使是一个系统的疾病也常会发生多种病变。既可能一病多症，也可能一症多病，同一种疾病在不同的老年人身上的表现差异又很大。

（3）迁延性。老年人起病一般较为缓慢，初期症状通常不明显，病因往往不易查清，要经过一段时间才能确诊。病程往往迁延并持续较长时间。

（4）用药易发生副作用。老年人的肝肾功能减退，这会直接影响到用药的疗效或增加药物发生不良反应的机会。所以，用药的时候要特别谨慎，对用药可能产生的副作用要有充分的估计。

**3. 老年人口死亡分析**

老年人口死亡分析是老年医学社会学研究的重要课题之一，包括老年人口死亡率、老年人口的死亡模式以及老年人口的死因等问题。

## 三、影响老年人健康的社会因素

影响老年人健康的社会因素很多，主要方面有家庭、婚姻、经济因素、居住环境和人际交往等因素。

**1. 家庭因素**

家庭成员间的关系是否融洽，对老人的健康有极大影响。对老年人而言，家庭关系中最基本的关系仍然是夫妻关系。老年夫妻退休后，在家庭中共处的时间多了，为避免产生矛盾，维护良好的夫妻关系，在思想上要多交流，感情上要多沟通，生活上要相互照顾、关心体贴。老人与子女的关系（包括婆媳关系）也是相当重要的。我国历来有尊老、敬老、养老的道德传统，父母到老年时靠子女赡养，子女对父母经济上供给、生活上照顾、精神上慰藉，是赡养的三项基本内容。而作为老人，则要爱护、体谅子女，在可能条件下，多为子女做些力所能及的事情。

家庭和睦是老年人精神愉快的重要因素。现代医学研究表明，许多疾病是受心理、情绪因素直接影响的，还有一些疾病本身就被称做心身疾病或心理疾病。人在精神愉快时，血液循环流畅，神经细胞的兴奋程度达到较佳状态，从而提高和增强机体抵御外界病源侵袭的能力，减少疾病的发生，有益于延缓衰老，延长寿命。

**2. 婚姻因素**

老年人婚姻状况存在“一低一高”现象，即有配偶率低，无配偶率高。这种现象随着老年人年龄的增高而更显突出。婚姻生活对于老年人是至关重要的，是老年人生活幸福和谐、精神愉快的重要影响因素。

首先,婚姻生活中的情感交流是排解老年人孤独、意志消沉和情绪低落的重要渠道。

其次,适度的性生活是老年人身心健康的必要条件。性生理、性心理研究表明,老年人的适度的性生活,不仅是生理循环系统的需要,而且是心理、感情平衡的需要,可以消除老年人的孤独感,保持生命的活力。

**3. 经济因素**

老年人有无独立经济收入(子女所给赡养费以及社会贫困救济等不算独立收入)及收入的高低对其健康状况有直接或间接的影响。经济状况的好坏影响着老年人的居住条件和环境、营养状况、患病就医条件、锻炼和娱乐等,影响着老年人的生活质量,进而影响老年人的健康。因此,千方百计多渠道筹措养老资金,不断提高老年人经济收入和扩大社会养老保障覆盖面,提高老年人的生活质量,已成为我国老年保健事业面临的一项紧迫任务。

**4. 居住环境**

居住环境对任何年龄组的人的健康状况和生活质量都有重要的影响,对老年人的健康则更为重要。老年人退休后,日常活动从社会转入家庭,活动范围缩小了许多,住所实际上成了他们主要的活动场所。住房状况对老年人的家庭关系、情绪、心理都会产生影响,从而间接地影响老年人的身心健康。同时,老年人对居住环境有着不同于青壮年的特殊要求,需要给予充分关注。

抽样调查表明,老年人对住房方面存在问题的主要反映是,居住面积较少,或与后代同住一室,或房屋质量较差等。居住条件会直接影响老年人与家庭其他成员的人际关系。居住场所过于狭窄,会带来家庭中人际关系互动频率过高,缺少私人空间,成员相互影响过大,从而容易导致家庭冲突,影响老年人的情绪与健康。

**5. 人际交往**

任何人都不能离开社会关系而孤立存在。老年人在退休前,往往有着较为广泛的社交圈;而退休后,社交圈缩小,交往骤减,孤独感、郁闷感随之而生,需要一个较长的适应过程。国外一些社会学家把老人退休后的适应过程分为5个阶段,即蜜月期、忧郁期、重组期、稳定期和终结期。并不是每个退休者都要经过上述的每一个阶段,其过程因人而异。较为关键的是第三个阶段,老年人必须把自己从孤独中解脱出来,组成新的社交圈。家庭和朋友在这一时期扮演着重要角色,而个人性格和健康状况对此也有重要影响。

一些学者研究还发现,与朋友和邻居的交往和与自己成年子女的交往相比,前者往往会给老人带来更加高昂的精神情绪。原因是老年朋友之间在价值观念、生活方式、兴趣爱好等方面都比较接近,心有灵犀一点通;而老年父母与子女之间则因有代沟存在,会形成沟通困难。另外,老年朋友之间,因为大家都已退休,时间上比较充裕，可以随时交往；而成年子女则终日忙于工作，无暇顾及与老年父母的交往与沟通。因此，老年人加入同龄朋友社交圈对于开展交流、调动情绪、促进身心健康具有十分重要的意义。

## 四、促进老年保健的社会措施

**1. 加强老年健康教育，推动老年保健活动开展**

医疗机构和各种老年服务机构应大力开展老年健康教育，利用各种行之有效的方法向老年人宣传、普及有关老年生理、心理的保健知识，提高老年人维护自己身心健康的主动性和自觉性，避免盲目性和各种消极情绪的影响。人到了老年，生理上会逐渐出现一系列的衰老变化，这是自然规律，并不可怕，人在它面前也不是完全无能为力。通过一定的科学锻炼和调理方法，老年人不仅可以延缓衰老，增长才智，甚至能迸发出很强的创造力。从社会大卫生观点看，对老年人的健康教育是一项花钱少、效益高、简单适用的医疗保健措施。

老年健康教育的内容主要有：老年精神卫生、生活卫生、营养和饮食卫生、老年常见病防治知识、合理用药知识、运动卫生知识以及康复医学知识等。老年健康教育的具体形式很多，如开办老年卫生保健知识学习班，举行老年卫生保健电视讲座，开展老年健康咨询活动，创办老年卫生保健报刊，开设老年体育课、老年按摩保健课、老年营养卫生课，等等。

在提高自我保健意识的基础上，要推动老年人自觉开展保健活动。祖国传统医学及现代老年医学研究都认为，老年保健要因人而异，采取综合措施，才能取得良好的效果。

**2. 防治老年常见病、多发病**

老年常见病往往较为复杂多变，而且绝大多数的老年疾病都是慢性病，病期旷日持久并容易引起严重并发症，对老年人健康威胁极大。为了有效地防治老年疾病，要提倡老年临床医学与老年流行病学的紧密结合。临床医学的主要任务是为来医院求医的老年人诊断治疗，而这些求医者往往是有了较为明显症状的病人，对那些有病因、症状不明显而未到医院就诊的病人，往往会因遗漏而延误治疗。老年流行病学则是从预防观点出发为老年人的健康服务，医务人员深入到范围明确的老年群体中去，通过调查搜集资料，掌握处在各种健康、亚健康和患病状况下的老年人分布情况，画出频率分布曲线，并进一步探索各种疾病在老年人群中的流行规律及相互关系。因此，临床医学与老年流行病学两者的紧密结合，对早期发现、早期诊断、早期治疗各种老年疾病以及加强老年常见病、多发病的预防均有重要意义。要重视对老年前期(45～59岁)的中老年人的定期健康检查和常见病的防治。

**3. 开展社区老年康复医疗**

康复医疗在各类医院都可以进行，但若从持续性、综合性、方便适用性以及低成本性来看,社区医院具有特别明显的优势。

老年病残的主要特点:一是同时患有多种疾病、因病致残、病残交织、互为因果;二是躯体的、心理的和社会的致病、致残因素综合在一起发生作用;三是特别容易因病导致日常活动能力的障碍,从而长期依赖医院或疗养院。局限于以器官疾病为中心,重在治病的传统医疗策略与方法,当然不适合解决这种病残交织导致的恶性循环。而社区老年康复医疗,其主要目的,一是预防由老年病转化为残疾;二是尽快恢复因伤、病致残的老年人的日常生活活动能力,提高其生活自理程度;三是防止老年病人由失能转化为残障,并尽可能使他们保持参与社会生活的能力或恢复他们参与社会生活的能力。因此,加大力度开展和推广社区老年康复医疗,对于减少老年人残疾率,延长和提高他们健康生活的时间和质量,减轻对家庭和社会的压力,无疑具有重要意义。

以下三种情况的老年人应接受康复医疗:①有明确的病残,如偏瘫、骨折、急性心肌梗死等;②虽无明确的病残,但患有慢性病,如患有慢性心肺疾病或其他慢性病;③虽未患病,但年迈体弱的老年人。有明确病残的老年人和青壮年病人一样,是社区康复医疗的主要对象,后两种情况更具有老年康复医疗的特点。

老年人康复医疗大致分为三种类型:①预防性康复医疗,即通过健康教育和各种保健措施来增强老年人体质,减少伤病发生;②一般性医疗措施,即针对伤病进行常规临床处理,进行有效的早期治疗,防止发生残疾;③狭义的康复医疗,即针对已经发生的残疾或残障,如偏瘫或截瘫,有目的地恢复其已经丧失的身体功能和生活自理能力,并进一步恢复其社会生活能力。

康复医疗必须在患病后尽早开始。如偏瘫病人在发病后头一天,就应注意翻身和变动体位,一旦病情稳定后,应定时活动肢体。无并发症的急性心肌梗塞病人,发病第二天即可活动肢体,几天后即可下床坐椅子。早期康复治疗比传统的多卧床休息的疗效要好得多,后遗症也少得多,而对病人的良好心理影响,更是传统的医疗所无法比拟的。现在,患病后及时进行康复医疗,已成为一条医疗原则。

**4. 建立、健全老年保健机构**

建立、健全老年保健机构是老年保健的基础性工作。各级政府,特别是卫生行政部门要重视研究人口老龄化趋势,在医疗保障方面及时采取正确的对策。凡进入老年型人口地区的卫生行政部门,要制定本地区老年医疗卫生十年规划,并将老年常见病的防治纳入初级卫生保健规划中去。对尚处于成年型人口的地区,至少要有三分之一的地区制定出老年医疗保健规划。县以上综合医院要创造条件开设老年病专科,要有一定数量的床位收治老年病人,以利于提高对老年病的诊疗和护理质量。同时,要鼓励多渠道、多层次举办各种类型的老年医疗保健中心(站),调动社会各方面的力量,采取国家、集体、个人一起办的方针,积极改善老年人的医疗条件。有条件的省区可以建立老年医院和老年医学研究所。要花大气力建立和完善初级医疗保健网络，包括各类社区医院、工厂保健站、街道卫生院、学校保健科、机关保健科等，它们在各地卫生行政部门的统一领导和上一级医疗卫生单位的业务指导下，负责自己所辖地区和单位的老年人保健事务。其职责主要是以预防为主，无病加强预防，小病抓紧治疗，大病及时转诊。要有计划地发展老年医学教育，医学院校要逐步开设老年医学和老年社会学课程，对现有医务人员要有计划地补充老年社会学、老年医学知识，为老年保健机构提供充足合格的人才资源。

# 第四篇

# 医疗社会互动篇

# 第十一章　药物与药物的社会管理

## 第一节　药物的概念

药物是用于预防、诊断、治疗的重要物质基础，与医疗活动紧密相关。如果从社会文化的角度来考察，药物就成了一个繁杂而重要的问题。它涉及药物的研制、生产、经营、使用和管理等诸多环节，并与社会法律、伦理、道德、习俗、文化密切相关。

### 一、药物的定义

药物是指用于预防、治疗、诊断人的疾病，有目的地调节人体生理机能并规定有适应证或功能主治、用法和用量的化学物质。按这个定义，药物包括中药材、中药饮片、中成药、化学原料药及其制剂、抗生素、生化药品、放射性药品、血清、疫苗、血液制品和诊断药品等。为使药物充分发挥药效，减少毒副作用，便于使用与保存等，药物常被制成具有一定形状和性质的剂型，如片剂、注射剂、栓剂和软膏等，称之为药品。药品重要的质量特性就是应符合国家药品质量标准的要求和满足医疗及病人、消费者需求。药品的质量特性表现在药品的安全性、有效性、稳定性、均一性四个方面，此外，药品的经济性也是不容忽视的问题。

### 二、药品的特殊性

药品是一种特殊商品，它既作为商品以货币交换的形式到达病人手中，同时又以治病救人为目的，直接关系到人体健康和生命安危，它与医学紧密结合，相辅相成。它的特殊性表现在以下几个方面。

(1) 药品的专属性。药品的专属性表现在对症治疗上，药品非处方药必须根据病情，按照药品说明书、标签的说明使用或在药师指导下购买和使用；药品处方药，需凭医师处方才能销售、购买和使用。

(2) 药品的两重性。两重性指药品使用得当，可以防病治病；反之，使用不当则会危害人体生命健康。

(3) 质量的重要性。药品与人们的生命息息相关，药品必须符合国家药品标准,否则不能销售。

(4) 药品的时限性。要做到药等病,不能病等药;药品到达有效期,应该及时报废销毁。

## 三、药物的社会功能

通过以上对药物的社会界定可以了解到,在医疗的背景下,药物可以正常、合法地使用,几乎所有的社会均认为生病服药是一种正常现象;每个国家也都有明文规定,某些药物不可随意使用,必须严格管理。所以,对药物的探讨,不仅要认识它是什么,更重要的是,要认识它用来干什么和它具有的不同功能。

**1. 预防疾病、诊断、治疗疾病的功能**

这是药物正常而合法的使用,属于基础医学和应用医学的范畴。因为药物涉及人的生命和健康,所以,它的研制、生产、经营、使用等诸多环节,都必须纳入正常渠道进行规范管理。

**2. 消除焦虑、紧张,实现镇静、催眠的功能**

社会现代化程度越高,生活节奏越快,人的精神状态越趋紧张。因此,人们日益频繁地使用抗焦虑药、镇静药、催眠药,以达到消除焦虑、紧张,实现镇静、催眠的功用。但是这类药物的滥用会危害使用者的身心健康,因此国家出台了严格的精神药品管理条例。

**3. 个人享受和消遣的功能**

人们很早就知道使用一些天然药物来寻求心理上的舒适感与解脱感,作为享受、消遣的手段和工具,如滥用鸦片、咖啡、大麻、可卡因、酒精、烟草等,已经造成了形形色色的社会问题。

(1) 饮酒、吸烟等。在一般社会中,都会认为饮酒、吸烟是合法的。酒,甚至是人们日常生活中不可缺少的饮料和做菜的作料。然而在某些国家,酗酒,尤其是青少年酗酒已成为非常严重的社会问题,慢性酒精中毒危害也是显而易见的。至于吸烟,由于对烟碱有了依赖性而易形成烟瘾,当然这和毒瘾是有区别的,不过,吸烟有害健康却是不争的事实。

(2) 吸毒。这是指为了追求精神刺激或享受,在非医疗情况下,连续反复地使用可导致人体产生依赖性的麻醉药品(如鸦片类、可卡因、大麻等)与精神药物(如镇静催眠药、中枢兴奋剂、致幻剂等),直至成瘾或有成瘾趋势的危险行为。吸毒是全球的现代社会病,其流行之广、危害之大,超过其他任何社会病。吸毒会带来严重的健康问题和社会问题,不仅摧残了吸毒者本人的身心健康,而且使家庭破裂,传播疾病,更有害于社会的发展和进步。

**4. 社会交往的功能**

酒、烟等社会性药物(social drugs)的使用在很大程度上与社会环境有关。请别人吸烟和接受别人敬烟，在商业和日常生活中对建立人与人之间的关系能发挥作用。烟酒充当了人们社会交往中的润滑剂，这是造成烟酒滥用的主要社会原因之一。在旧中国，富人的应酬和帮派的交往除烟酒招待外，往往把鸦片也作为社会交际的手段，这也是造成当时药物滥用问题的社会原因之一。

**5. 强身健体、延年益寿的功能**

健康长寿是人们的普遍愿望，华佗、孙思邈、李时珍等著名医学家对健身、抗衰老的理论与实践均作出了杰出的贡献。当前，营养学说、衰老学说日趋完善，健身、抗衰老药物在改善人们的生活质量方面表现出了一定的作用。但是，应防止所谓"强身健体"、"延年益寿"类"补药"的滥用，以保护人们的身心健康。合理的饮食、规律的作息、适当的运动才是强身健体、延年益寿的千金良方。

**6. 其他社会功能**

为了荣誉、经济等目的，有的运动员在竞赛中为了提高运动成绩，赢得胜利，竟不惜代价地服用兴奋剂。1988 年在汉城举行的第二十四届奥运会上，加拿大著名短跑运动员约翰逊服用违禁药物的事件曾轰动一时。由于药物在体育竞技中的非法使用不仅损害了运动员的身心健康，而且使体育竞赛失去了公平和本来的意义。我国体委明确规定，运动员不得使用违禁药物。

药物问题是一个历史久远的复杂的社会问题。其复杂性在于，它不仅关系到药物对使用者本人身心健康的不良影响，还涉及服用非法药物而产生的社会问题（如家庭破裂、抢劫、卖淫、车祸、杀人等社会悲剧）、立法问题和医疗问题（如吸毒和酒精中毒者的治疗）等。药物问题直接或间接地影响到人民健康、家庭幸福、社会的稳定和发展，必须通过教育和立法，努力解决。

## 第二节　药物的滥用

药物滥用（drug abuse）是指人们反复、大量地使用与医疗目的无关的具有依赖性潜力的药物。一旦产生依赖性，俗称成瘾，药物滥用者就会采用自行用药方式，不断加大用药剂量，感受药物产生的精神效应。长此以往，会产生躯体依赖和精神依赖，一旦骤停药物，个体就会出现戒断综合征，表现为抽搐、抑郁、焦虑、烦躁、攻击，乃至自残等心理和行为异常，以及强烈的难以忍受的渴求用药感。全世界滥用药物分为以下几类：①麻醉药物，如阿片类、可卡因、大麻类等；②精神药物，包括镇静催眠药和抗焦虑药、中枢兴奋药，如苯丙胺、冰毒、摇头丸、致幻剂、麦司卡林、氯胺酮等；③挥发性有机溶剂，如汽油、打火机燃料和涂料溶剂等，有抑制和致幻作用，具有耐受性甚至精神依赖性；④酒、烟草，长期酗酒也会产生心理依赖和生理依赖，烟草中尼古丁成分长期使用也可成瘾。

## 一、药物滥用的危害

药物滥用给个人、家庭和社会带来极大危害,如果不采取有效的措施预防和控制,药物滥用及其与之有关的疾病将会很快在全球泛滥成灾,任何国家都会处于这种危险之中。20 世纪 70 年代初期尚无毒品威胁的亚洲大陆,目前已成为吸毒和生产毒品的集中地区之一。80 年代全世界由于吸毒直接造成 10 万人死亡。

**1. 严重损害人们的身心健康**

如滥用阿片类药品,连续使用后,会逐渐产生耐受性,因而需要增加用量,也就牢固地形成了心理性依赖,即强制性地连续觅求同一药物来满足使用药物后所产生的特殊快感和相应的心理体验。依赖形成之后,一旦中断用药便会产生一系列戒断症状,使病人难以忍受。滥用阿片有可能造成急性中毒致死。据研究,吸毒人群的死亡率通常比一般居民人群的死亡率高 15 倍,死亡的主要原因为用药过量造成呼吸抑制。

吸毒者在自行注射用药时,常不具备最基本的消毒技术和条件,因而会引发由注射器、针头、溶液以及药品的污染造成的一系列传染性并发症,最常见的是细菌感染,如金黄色葡萄球菌造成的注射局部化脓、皮肤感染和深层感染、细菌性心内膜炎或骨髓炎等,最终形成败血症或神经系统及肾脏并发症。

此外,吸毒者还易传染乙型肝炎及艾滋病。艾滋病的传播途径,主要是同性恋或性交乱、静脉滥用药物以及输血或血液制品这三大方面。吸毒人群之所以容易播散艾滋病,在于他们互相使用已污染的注射器,因而使 HIV 迅速传播。

**2. 吸毒对优生优育的影响**

吸毒的孕妇为购买毒品很多走向卖淫的歧途,造成性病不断流行传播。她们生理上常出现闭经、不排卵或不能生育,她们娩出的新生儿体重很低,胎儿发育较迟缓。此外,孕期及哺乳期的妇女如有药物滥用,药物可通过胎盘或乳汁进入胎儿或婴儿体内,造成婴儿成瘾,一出生就表现出类似成人的戒断症状。这种症状主要表现为震颤、不安、多动、肌张力增高、哭号、呼吸增快、吮奶不佳、抽搐。此外,还有的新生儿发烧、打哈欠、吐、泻、流鼻涕,新陈代谢也发生障碍,出现呼吸性碱中毒,大量钠丢失,血浆血清素含量改变,等等。

**3. 对家庭的影响**

长期滥用麻醉品或酗酒,夫妻间情感易失和,并常因吸毒者生活衰退、道德沦丧及家庭的钱财耗尽造成妻离子散和家破人亡。

**4. 对社会的影响**

(1) 药物的滥用会直接影响社会经济效益,增加额外费用。如用于禁毒的执法费用,包括警察、监狱的开支;医疗费用,如直接用于药物过量的急救、戒毒和维持治疗的费用,间接用于药物滥用引起并发症的医疗费用等。

（2）药物的滥用导致犯罪率升高。据许多社会学家研究提示，吸毒与犯罪可产生互为因果的关系，即吸毒制造了犯罪，而犯罪者更易沾染吸毒、酗酒，严重影响社会道德和社会治安。

（3）药物滥用者的意外事故发生率比一般人群高。

总之，药物滥用消耗大量人力、物力和财力等社会财富，加重国家财政负担，威胁社会治安，使社会生产力下降，影响社会财富的积累和创造。

## 二、药物滥用的管制

### 1. 国际药物滥用管制战略

联合国大会于 1981 年 12 月 16 日通过了一项决议，题目为"国际药物滥用管制战略"（International Drug Abuse Control Strategy），此文件是联合国所作的第一次重大努力，对全球性药物滥用问题所应采取的国际与国家行动提出了总的全面的看法。它阐述了在与药物滥用作斗争中社会各部门应采取的具体行动，并提出了下列战略目标：①改进药物管制系统；②在合理用药目标下使麻醉药品和精神药物的供需达到平衡；③根除非法来源的药物供应；④减少药品的非法贩运；⑤防止不恰当或非法使用合法药品；⑥使药物滥用者得到治疗，尽快康复，并能重建与社会的关系。

### 2. 我国药物滥用管制

（1）麻醉药品管理条例和办法。1950 年 11 月颁布了《麻醉药品管理暂行条例》。1978 年 9 月国务院发布《麻醉药品管理条例》，在颁发通知中指出，麻醉药品具有双重性，用之得当，可治疗疾病，用之不当起毒害作用。因此必须严格加强管理，既要保证麻醉药品用于医疗和科研的需要，又要切实杜绝其中的流弊。根据《麻醉药品管理条例》的规定，卫生部制订了《麻醉药品管理条例细则》，并于 1979 年 2 月公布实行。为了进一步落实《中华人民共和国药品管理法》中有关麻醉品管理的规定，国务院于 1987 年 11 月 28 日又发布《麻醉药品管理办法》，该法规共分 8 章 38 条：①总则；②麻醉药品的种植和生产；③麻醉药品的供应；④麻醉药品的运输；⑤麻醉药品的进出口；⑥麻醉药品的使用；⑦罚则；⑧附则。规定麻醉药品的种植、生产、供应、进出口等均由国家严格管制。为了加强精神药品的管理，国务院根据《中华人民共和国药品管理法》的规定，于 1988 年 12 月 27 日正式颁布《精神药品管理办法》，共 8 章 28 条，内容包括总则、精神药品的生产、供应、运输、使用、进出口、罚则和附则。

（2）《精神药品管理办法》规定，应依据精神药品使人产生的依赖性和危害人体健康的程度，将其分为第一类和第二类，各类精神药品的品种由卫生部确定。第一类精神药品只限供应县以上卫生行政部门指定的医疗单位使用，不得在医药门市部零售；第二类精神药品可供各医疗单位使用。

(3) 国内管制机构。近年来国家成立了禁毒局,专司禁毒工作。另外,卫生部、公安部、外交部、海关、铁道、航空等联合协助禁毒工作,并在各省市建立了戒毒所或药物依赖性治疗中心等。

(4) 加强群众性宣传教育。

# 第三节 药品的管理

药品具有防治疾病的重要作用,但使用不当又会使人有不同程度的不良反应,因此,合理地使用安全、有效、质量合格的药品,可以救死扶伤、造福人类。如果失去管理和控制,药品使用不当,就会导致药源性疾病或残废,甚至死亡,或引起药物依赖性,酿成社会问题。我国对药品的行政管理正逐步完善和加强,进行了药品立法,设立了行政管理机构,制定了管理措施。《中华人民共和国药品管理法》(简称《药品管理法》)明确指出,立法的目的是“加强药品监督管理,保证药品质量,保障人体用药安全,维护人民身体健康”。在中华人民共和国境内从事药品的研制、生产、经营、使用和监督管理的单位或者个人,必须遵守本法。主要内容有以下几个方面。

## 一、药品管理的规范

药品管理的主要几个规范有:①涉及药品研制的 GLP(《药品非临床研究质量管理规范》)、GCP(《药物临床试验质量管理规范》);②涉及药品生产的 GMP(《药品生产质量管理规范》)、GAP(《中药材种植质量管理规范》);③涉及药品经营的 GSP(《药品经营质量管理规范》)。

## 二、药品管理-新药注册管理

**1. 新药的定义**

所谓新药是指未曾在中国境内上市销售的药品。对已上市药品改变剂型、改变给药途径、增加新适应证的药品,亦属于新药范畴。我国《药品管理法》和《新药审批办法》对新药的命名和分类、新药的研究、生产、临床及其审批过程等做了明确的规定。

**2. 新药的研究内容**

从 20 世纪 30 年代起,美国就开始了新药管理的立法工作,并于 1938 年制定了一项法律,使美国国家食品药品管理局(FDA)有权限制有毒药品的使用。然而在欧洲的大多数国家,这项工作是在“Thalidomide(沙利度胺)事件”之后才开始的。沙利度胺是由德国的一家制药厂生产的一种安眠药(也译为“反应停”),它对妊娠呕吐有明显的疗效。但在1956—1961年五年间,有6000～8000例海豹型畸胎诞生,调查研究发现,畸形胎儿均由沙利度胺引起,这就是震惊世界的“反应停事件”,它给欧洲以及全世界人们敲响了必须重视药品安全性的警钟。

由于这一严重灾难的发生,药品的安全性管理突然成为一个全球性的公众问题。各项管理的标准必须由药品管理机构具体拟定,要求类似于“Thalidomide事件”的悲剧绝不允许再次发生。经过“Thalidomide事件”之后,对于新药导致畸形的研究已成为一种例行的要求,不久又出现了一些更新的课题:新药的致癌性、致突变以及一些药物的代谢性等。为防患于未然,必须对新药的研制进行严格的社会管理。

按《新药审批办法》,我国新药研究内容包括以下两个部分:

(1) 新药的临床前研究。研究包括药物的合成工艺、提取方法、理化性质及纯度、剂型选择、处方筛选、制备工艺、检验方法、质量指标、稳定性、药理、毒理、动物药代动力学研究等。中药制剂还包括原药材的来源、加工及炮制等的研究;生物制品还包括菌毒种、细胞株、生物组织等起始原材料的来源、质量标准、保存条件、生物学特征、遗传稳定性及免疫学的研究等。

(2) 新药的临床研究。研究包括Ⅰ、Ⅱ、Ⅲ、Ⅳ四期临床试验和生物等效性实验。Ⅰ期为初步的临床药理学及人体安全性评价试验,主要观察人体对新药的耐受性(tolerance)和药动学规律,为制定给药方案提供依据;Ⅱ期为随机盲法对照临床试验,主要对新药有效性及安全性作出初步评价,并推荐临床给药剂量;Ⅲ期为扩大的多中心临床试验,应遵循随机对照原则,进一步评价新药的有效性和安全性;Ⅳ期为新药上市后的监测,在广泛使用条件下进一步考察新药的疗效和不良反应(尤其注意罕见的不良反应)。生物等效性实验是比较同一种药物的相同或者不同剂型的制剂,在相同的试验条件下,其活性成分吸收程度和速度有无统计学差异的人体试验。

**3. 新药的临床试验**

新药的临床试验是临床药理专业的重要任务。我国《药品管理法》规定,研制的新药在完成临床前研究之后,经国家食品药品监督管理部门(CFDA)批准才可进行临床试验。完成临床试验并通过鉴定的新药,由国务院卫生行政部门批准,发给新药证书。临床试验是发展新药的必要阶段,是决定新药命运的关键。这一工作应由临床药理工作者和有经验的专业医生共同进行。临床试验的结论构成国家药政管理部门批准新药生产的重要科学依据之一。因此,临床试验应在严格控制的条件下,必须遵循试验设计原则,以确保受试对象具有代表性,试验结果具有可重复性,试验分组符合随机性,试验设计具有合理性。

**4. 新药进行人体实验的道德要求**

所有以人为对象的研究必须符合赫尔辛基宣言(附录)和国际医学科学组织委员会颁布的人体生物医学研究的国际道德指南中所规定的道德原则,即公正、尊重人格、力求使受试者最大程度受益和尽可能避免伤害。

## 三、药品广告的管理

### (一) 药品广告的社会问题及原因

毋庸置疑,药品广告的出现对于传播药品信息,指导病人、医生和医院对药品,特别是新药的了解、认识,起着巨大的作用。然而,如果管理不善,就会导致一些社会问题的出现。第一,药品广告的大量涌现,必然导致药品厂商之间不正当竞争加剧;第二,虚假药品广告势必要受到法律的查处,由此必然会引起大量的药品广告的法律纠纷;第三,由于药品广告的号召效应,使病人产生了巨大的从众心理,丧失了个体的特异性;第四,药品广告的商业性,使医务人员更加追求以利益为目的,由此引发出更多的医风、医德问题。

药品广告的滥用所产生的社会问题有其内在和外在的种种原因。第一,有些医疗行业受利益的诱惑,无限制地追求利润的最大化,在这种观念的支配下,对一些药品从业人员的行为和思想疏于管理;第二,在市场经济条件下,制药厂商必然会将药品等同于一般的商品,为了获得更大的利益,为了药品能为社会所认识和接受,就一定会大肆利用药品广告的功能;第三,社会大众对药品知识一般知道不多,所以,药品广告更能造成巨大社会效应,从而使得制药厂商不惜巨资大做药品广告,而这样巨额的广告费用又必然摊派到每一位病人的头上;第四,媒体由于缺乏药品的专业知识,加上利益的导向,十分容易丧失判断力,从而为虚假、夸张的药品广告推波助澜。其实,就药品广告本身来说,并无所谓善与恶,只要加强管理,合理运用和发挥药品广告的正面效应,药品广告不仅能为病人的健康服务,促进药品销售,而且也能为社会经济、社会发展作出贡献。

### (二) 药品广告的管理条例

(1) 药品广告须经企业所在省、自治区、直辖市人民政府药品监督管理部门批准,并发给药品广告批准文号;未取得药品广告批准文号的,不得发布。

(2) 处方药可以在国务院卫生行政部门和国务院药品监督管理部门共同指定的医学、药学专业刊物上介绍,但不得在大众传播媒介发布广告或者以其他方式进行以公众为对象的广告宣传。

(3) 药品广告的内容必须真实、合法,以国务院药品监督管理部门批准的说明书为准,不得含有虚假的内容。

(4) 药品广告不得含有不科学的表示功效的断言或者保证;不得利用国家机

关、医药研究单位、学术机构或者专家、学者、医师、病人的名义和形象证明。

### 四、药品的质量监督管理

我国药品质量监督管理是指通过制定科学的规范和标准，设置严格的行政审批条件，按照统一、科学、公正、公开的原则，对药品和医疗器械进行监督和管理的工作。具体包括如下内容：

(1) 制定和执行药品标准。

(2) 制定国家基本药物目录。

(3) 实行新药审批制度、生产药品审批制度和进口药品检验、批准制度，并负责药品检验。

(4) 药品不良反应监测报告。

(5) 药品品种的整顿和淘汰。

(6) 对药品生产、经营企业及医疗单位和中药材市场的药品进行检查、抽验，及时处理药品质量问题。

(7) 指导药品生产企业和药品经营企业的药品检验机构和检验人员的业务工作。

(8) 调查、处理药品质量、中毒事故，取缔假药、劣药，处理不合格药品，执行行政处罚，对需要追究刑事责任的向司法部门提出控告。

## 第四节 药学与社会伦理

### 一、社会伦理视野下的药物科学

**1. 药学与社会伦理概述**

药物科学在社会伦理视野下，必然会关注药学伦理学的每一进展。伦理学又称道德哲学，它是一门研究道德关系、道德意识和道德行为的科学。药学伦理学是伦理学的一个分支，它是一门关于药学职业道德的科学，是运用一般伦理学的原理来研究药学领域中人们的道德关系和行为准则的科学，是药物科学与伦理科学交叉的边缘科学。

**2. 药学伦理学的内容**

药学伦理学内容主要包括药学道德的起源与发展，药学道德的规范与基本范畴，药学道德的评价，药品管理中的道德，药品使用中的道德，药学研究中的药学道德教育与药学道德修养等问题。

## 二、药学伦理学的基本原则

药学伦理学的基本原则是指药品研制、生产、经营、管理和使用人员在药学实践中，处理和协调各种药事人际关系和药学工作与社会关系时，必须遵循的根本指导原则和道德目的。具体包括以下几方面的内容。

**1. 质量第一的原则**

质量第一原则包括生产药品所需的原料、辅料必须符合药用要求，药品的生产工艺符合科学设计，技术操作符合既定的规范要求，经营管理符合法规，且药品生产企业必须对所生产的药品进行质量检验，不符合国家药品标准的不得出厂。

**2. 安全有效的原则**

所谓安全，是指药品用于人体后不至于发生毒性反应和尽量少出现副作用；所谓有效，是指用于防病治病，能起到防止某种疾病发生、发展和治愈疾病、调理人体机能的效果。

**3. 满足人们防病治病需求的原则**

生产足够数量和高质量的药品，满足防治疾病的需要；研制出更多更好的新药，促进生产发展，扩大药品的产量和品种，为临床用药服务；做好药品的储备量，做好相应措施和药品的供应，保证和满足灾害性突发疫情的用药。

## 三、药学与社会伦理的一些问题

**1. 人体脏器入药问题**

用人体组织、脏器入药，应从社会主义人道主义以及病人和供给者的利益出发，遵循以下几个原则。

(1) 安全有效的原则。病人使用入药的人体组织、脏器后，不仅要可以治疗疾病，还要对人体无副作用，不产生排斥反应。

(2) 知情同意的原则。当用脏器给病人治疗时，需征求病人的同意；从尸体或者活体上摘取脏器，要让被摘取者或者死者家属同意，使其享受应有的知情权。

(3) 坚持自愿捐赠原则。任何人都可以自愿捐赠自己的组织、脏器供药用。

**2. 珍稀动物、植物入药问题**

(1) 珍稀动物入药的道德标准。珍稀动物组织、脏器入药的道德标准应与生态伦理学的道德标准一致，这样才能做到用珍稀动物入药的同时，不影响珍稀动物的繁衍及数量的发展。具体的道德标准包括：不能因入药需要，杀害国家规定的一类保护动物、国家二级保护动物，应经国家相关部门批准，按规定的数量及指定的地区捕获；对于濒临绝种的动物，要严禁捕获，做好保护工作，促进动物的繁殖；要注意保护与利用相结合，变野生动物为家养动物。

(2) 植物入药的道德标准。随着中药研究的发展,植物入药的种类也在不断增多,消耗数量也在增长。人类对野生植物药材大量的采集,会造成野生植物资源的减退。为了让入药植物资源能够得到持续的利用,需遵守植物入药的道德要求。具体的道德标准包括:注意对野生药用植物的保护,建立野生药用植物基地;在采集野生药用植物时,不能破坏有利于植物生长的环境;在野生药用植物较多的地方,应严禁开荒种地,以防破坏药用植物资源。

# 第十二章　精神疾患的社会问题

精神疾患的社会问题是医学社会学研究的重要课题之一。随着现代社会的发展和生活方式的变化，精神疾患的社会问题越来越为人们所认识和重视。在疾病总体中，精神疾患始终占据一定的比例，而精神疾病本身的特殊性必然带来许多与此相关的特殊的社会问题。这些问题需要医学社会学去努力加以研究。

## 第一节　精神疾患概述

### 一、精神疾患概念的探讨

#### 1. 精神疾患的内涵

讨论精神疾患概念的问题，必然要涉及精神正常与异常的界线问题。社会上一般认为，偏离了社会规范，超出了社会人群所能接受的行为准则，出现了丧失理智行为的，即是精神异常。这显然是不确切的。因为不同人群的文化背景、风俗习惯、价值观念不同，可以有不同的社会规范和行为准则。因此，精神正常与异常是相对的，至今尚无公认的定义；但可以从以下五个方面比较全面地认识并综合理解精神正常的内涵。第一，从健康状况来看，绝大多数人假定都是精神健康的，没有疾病，也就是没有充分的病理表现即为正常。第二，从统计学角度来看，将人的表现进行测量，数值多数接近中间平均线附近，少数散在偏离中间线，接近均值是正常的，两侧极端值是不正常的。第三，从适应过程来看，人类行为通过从社会生活中不断学习来适应周围环境，从而有效地满足个体要求，避免危险，这种适应过程即为正常。第四，从人们追求的标准来看，人们理想的正常，应当是一个成熟的、正直的、诚实的、负责任的、自尊自重的、现实的和具有感情的人。现实生活中虽无上述完美无缺的人，但只要接近以上理想标准就是正常的。第五，从社会共同的规范来看，人们行为的正常与否，应在所处的社会关系中进行评价，如果符合社会规范便是正常的，偏离了社会规范则是异常的。

除此之外，还可以从三个基本特征来认识精神正常与异常的主要标志：第一，精神活动是否与外界环境保持统一，如果这种统一受到破坏则是精神异常；第二，人的各种精神活动过程是否彼此协调，如果认知活动、情感反应、意志行为彼此不协调，则被认为是精神异常；第三，精神活动是否保持相对稳定，如果精神活动在一定时间内变化无常，也是精神异常的重要表现。当然，精神健康的人同样会有喜怒哀乐，但一般都是可以自我调节的，不至于构成心理障碍或精神疾病。

**2. 精神疾患的外延**

随着医学模式由生物医学模式向生物心理社会医学模式转变，人们对精神医学的认识也不断深化。现在精神医学研究的外延也在不断拓宽，主要包括以下几类。第一类，重性精神病，即狭义的“精神病”。这是一类由于人体内外各种原因引起大脑功能严重障碍，表现为思维、情感、行为的紊乱，精神活动不能正确反映客观现实，不能很好地适应外界环境，不能正常生活、学习、工作，有时具有危害社会、他人和自身的行为，而且对自己的精神障碍缺乏自知力。第二类，轻性精神病。这一类主要是社会心理因素引起的神经活动过程中兴奋和抑制的平衡失调，但并未严重到精神活动紊乱，对社会和自身没有危害性，并且具有自知力。第三类，精神发育迟滞。这是由于先天或后天大脑组织受损而引起的发育障碍，主要表现为不同程度的智力低下，病情严重者称白痴，中度者称痴愚，轻度者称愚鲁。第四类，人格异常。这是在先天遗传背景基础上，或在后天的环境、教育和疾病影响下的人格发育畸形、形为偏离正常，主要表现为性格的极端性、情绪的极不稳定性、意志行为的破坏性和不可克制性。第五类，心身疾病，又称心理生理障碍。这是以社会心理因素为重要病因而导致的躯体疾病。由于社会认识上的原因，这一类疾病虽然与精神因素密切相关，但目前尚未纳入精神医学的范畴。

## 二、精神病的流行病学分析

精神病流行病学是应用流行病学的方法研究精神疾病的分布情况以及影响分布的相关因素，从而探索精神疾病的病因及其发病和流行规律，据此制定防治对策和检查防治效果。其任务包括五个方面：第一，查明精神病病人在人群中的分布状况，制定具体防治规划；第二，查明精神疾患在地域上的分布情况和发病规律，分析外界因素对精神疾患产生的影响；第三，查明机体内部条件（如年龄、性别、遗传因素）与精神疾患发生的关系，从而为病因学研究提供线索；第四，验证临床研究与实验室提出的假说，以及各种治疗方法的疗效观察与分析；第五，根据精神疾患患病率和发病率在人群中的消长，评价社会防治的成效。可见，精神病流行病学实际上就是对精神疾患与社会关系这一特殊社会课题的社会学研究，更确切地说，是属于精神病社会学的方法学之一。

从研究方法来看，精神病流行病学目前主要还是描述性的，它通过研究来描述精神疾病的分布状况等。社会调查是精神病流行病学研究的基本方法，因此，研究者必须深入进行实地调查研究，主要采用三种调查方法：第一，间接调查。一般从精神卫生机构的病历档案和登记卡或户籍簿等资料中进行调查分析。这种方法比较容易，但有些粗糙。第二，线索调查。除根据上述资料外，还要对医务人员、教师、单位组织、邻居进行访问,收集这些有关线索后,对可疑病人再进一步查访。第三,逐户调查。就是挨家挨户进行调查了解。以上三种调查方法可结合起来,先从间接调查中确定一个范围进行线索调查,再在线索调查的基础上抽样,在一定区域进行逐户调查。精神病流行病学调查方法还可分为:①现况调查,研究当前精神病分布情况及其相关因素;②回顾性调查,从历史和过去有关因素中,分析与发病的关系;③前瞻性调查,事先进行研究设计,进而观察未来结果,从中分析验证假说或得出有关结论。

从精神病流行病学的研究方法可以看出,它与社会学的研究方法基本相似。我国精神病流行情况与当前世界上总的流行情况相似,少数领域有些特殊性,总患病率20世纪50年代为1‰～3‰,到80年代为10‰。具体流行分布情况以20世纪70年代的精神病流行病学调查资料为例,其病种分布为:精神分裂症居首位,约占精神病总数的1/3,患病率为1‰～4‰;占第二位的为精神发育迟滞,患病率为2‰左右,部分农村患病率高达5.7‰;躁狂抑郁症患病率在我国较低,一般在0.5‰以内(而国外,如丹麦患病率高达20‰);老年性精神病和脑器质性精神病,患病率为0.4‰～0.6‰;轻性精神疾病(主要是神经症)患病率为22‰,国外神经症的患病率一般在100‰以上。患病地区分布情况为:总的患病率一般城市高于农村,而个别精神疾病,如精神发育迟滞、癫痫等,则农村高于城市。好发人群分布为:性别无大的差异,年龄以20～30岁为精神疾病的患病高峰年龄阶段。

流行预测是流行病学的重要内容之一。根据20世纪80年代到90年代近十年间的精神病流行病学调查资料分析,由于社会的发展,工业化、都市化和生活方式的变化,商品经济社会竞争的激烈等因素,精神疾病患病率总的趋势呈增长状态。随着人口老龄化的发展,老年性精神病势必增加。据预测,21世纪老年性痴呆将是一个突出的社会问题。由于我国推行计划生育,独生子女数量较大,儿童心理问题和儿童精神障碍也是值得重视的问题。此外,社会发展过程中不断产生的社会心理因素对人们健康的影响而形成的心身疾病将是危害人们心身健康的主要疾病。

## 三、精神病社会学的研究

20世纪以来,精神疾患的社会学观点开始得到发展,精神疾患不仅受社会因素的影响,而且也对社会造成种种危害。因此,E.沙斯哈德(E. Southard)在1917年所著《精神卫生》一书中提出了“社会精神病学”(social psychiatry)这一概念,其包含的内容已不仅限于研究对精神病人的服务,而是逐步扩大为从社会学、人类学、生态学和文化差异等方面研究精神病的发病、临床、防治等方面的问题。其后发展起来的这一精神医学分支,立足社会,对精神疾病的病因、临床、治疗做了大量的研究。在病因研究上,发现很多社会因素,如社会变动、都市化、生活应激事件、社会阶层、贫穷、失业等与精神疾病的发生密切相关；在临床上，特别如人格障碍、酒精中毒、药物依赖都有着明显的社会背景；在防治上，加强社区防治，改善人们的经济生活和社会生活环境是防治的基本策略。精神医学的社会模式对现代精神医学的发展起着重要的推动作用。与此同时，精神病社会学也得到了发展。

众所周知，社会学是从社会的整体出发，通过人们的社会关系和社会行为来研究社会结构、功能、发生、发展规律的一门综合性的社会科学。社会的核心是人，所以社会学就是研究人的社会性格、社会行为和社会关系。精神疾病是由于人脑功能障碍而引起精神活动不同程度异常的一类疾病。精神病病人是社会客观存在的一批特殊人群，势必与社会存在着各种各样密不可分的联系，不仅精神疾病的发生受着各种社会因素的制约，而且精神病病人在不同程度上又影响着社会的各方面和各领域，甚至构成一些社会问题，所以精神病社会学，就是用社会学的基本理论和方法来研究精神病与社会的各种关系、精神病病人对社会的影响，以及有关精神疾患的社会问题。

由此可见，研究精神病社会学有着重要的现实意义。精神病社会学从研究对象的规模来看，它属于微观社会学；从研究层次来看，它属于部门社会学；从研究的目的来看，则属于应用社会学。所以，我国当前研究精神病社会学起码具有三个方面的实际意义。第一，精神疾病是严重威胁人们心身健康的常见病，社会因素对精神疾病发生的重要影响，需要从理论到实践上进一步阐明。第二，精神疾病病人对社会直接影响的严重性和间接影响的深远危害性，需要深入研究加以论证。比如，领袖人物晚年出现的精神病态对社会的深刻影响这一客观历史现象，应引起应有的重视并加以研究。第三，为数不少的有关精神疾患的社会问题，影响着我国的精神文明建设和一部分人民群众的切身利益。这些都需要运用精神病社会学研究的理论成果来进行指导。

## 第二节 精神疾患的社会因素

精神疾患的发病因素复杂而多样，一般来说，最主要的还是由生物因素、心理因素和社会因素综合作用的结果，只是在不同的精神疾患中，各种因素所起的作用不同。在社会高度发展的今天，精神疾患的社会因素越来越受到社会的普遍重视。

### 一、社会发展因素的影响

从总的趋势看，社会是不停地向前发展的，这种发展必然会带来社会中方方面面的变化，处在现实社会中的人们必须不断地去适应这些变化才能有利于个体的发展。毋庸置疑，这种适应，大多是与人们的精神健康正相关的。比如，随着社会物质文明和精神文明的进步,逐步减少了贫困给人们带来的巨大精神压力;现代化的工作条件减少了劳动强度和精神疲劳;良好的生活设施给人们提供了舒适的生活环境,特别是现代精神产品的丰富多彩和传播方式的现代化,给人们的精神世界增添了欢乐和愉悦;人口素质和人们生活质量的不断提高也有利于整体人群的精神健康,因此,社会的发展对人们精神健康的积极影响是主要的。但是,也必须重视它消极的一面,即社会的发展变化也给一些人带来了不同程度的不适应。比如,科学技术的进步,对人们学习知识和掌握技能提出了越来越高的要求;脑力劳动的加重,精神张力的增强,明显地增加了人们的精神负担;伴随工业化出现的不利于人们健康的消极后果,如环境污染、噪音污染,可以直接或间接地损害人们的精神健康;伴随都市化而出现的人们生活方式的改变,如都市生活的紧张和快节奏,明显地增加了人们的精神压力;市场经济的竞争意识,优胜劣汰的竞争机制,使得人人都面临挑战的紧张的人际关系,增加了人们的不适应;某些重大的应激事件都有可能成为精神疾病或心理障碍的诱发因素;社会开放带来不同价值体系的碰撞,这种碰撞导致的困惑对人们的精神健康也有不利的影响。可见,社会的发展对人们的精神健康不仅有正面的影响而且有负面的影响,由于人们对这一问题认识尚不足,未采取有效的对策,精神疾病的患病率呈上升趋势。全社会必须高度关注这一趋势,重视社会发展变化给人们的精神健康所带来的负面影响。

## 二、社会环境因素的影响

社会环境因素非常广泛,包括政治的、经济的、文化的、职业的、生活方式及人际交往等方面的因素。它们对精神疾患的发生都有不同程度的影响,特别表现在以下几个方面。

**1. 社会政治环境**

国家政治局势的不稳定,社会的不安定,造成人们精神过度的紧张与疲劳,对一部分人是一种心理压力。长时间的思想矛盾与冲突,剧烈的精神刺激都可以干扰正常人的神经精神活动,有些可以直接导致精神疾病,如心因性精神障碍;有些也可构成很多精神疾病的诱发因素,如精神分裂症、情感性精神病和更年期精神病。同时,个人在政治上的受压抑、受迫害、受委屈、受打击、受歧视,往往会产生精神分裂症和人格变态。

**2. 社会经济环境**

社会经济是社会生活和社会变迁的基础。经济生活状况对精神疾患的影响也是十分明显的。很多资料显示,精神疾病的发病率,最下层的社会阶层比富裕阶层高,以精神分裂症为例,下层社会成员的发病率为上层社会成员的3倍。主要原因一般认为,下层社会成员生活贫困,经济负担过重,导致精神上的沉重负担;受教育的条件差、营养状况不佳又会降低个体的神经机能状态而构成易发精神病的内在条件;医疗保健条件差,发病后得不到及时治疗,致使反复发病和迁延成慢性精神病增多;经济困难,生活居住条件恶劣,传染病、躯体疾病以及外伤也相对多,与之有关的传染性精神障碍、精神发育迟滞、症状性精神病、癫痫病等精神障碍也势必增加;同时,社会经济发展的不平衡,贫富的两极分化也会使下层社会成员产生心理上的严重不平衡。可见,社会经济状况是影响精神疾患发生的重要因素。

**3. 社会文化环境**

文化传统和道德风俗也是影响精神疾病发生的重要因素。不同文化与文明的社会环境,精神疾病的患病率是不同的,经济落后的国家和地区与文化发达的国家和地区,精神病的发生率存在差别,在各种不同的精神疾患中,表现得更为明显。比如,原始部落患精神分裂症少,文化低、文盲多的地区歇斯底里患病率高,文化发达的地区患歇斯底里少而抑郁症的患病率又高。在文化比较发达的城市,精神分裂症、情感性精神病和神经官能症患病率高,而农村的精神发育迟滞、癫痫患病率比城市高。因此,提高文化教育和社会文明程度,对于儿童的思想意识培养、人格发育和适应社会能力都有着极其重要的作用。这也是降低社会精神疾患患病率的重要条件。

**4. 社会人际交往**

社会隔离、缺乏社会交往也可导致各种不同程度的心理问题、情绪障碍和精神疾病。散居在深山老林的居民,很少与外界往来,在一部分易感素质者中便可能出现怯生、紧张、孤僻或者偏执等心理问题和精神症状;儿童养育不良、与人群疏远、缺乏亲人抚养,对人格发育同样非常不利。如果幼儿期与社会完全隔离,则完全丧失正常的精神发育。老年人退休后,没有亲人的照料关心,也没有社会福利机构妥善安置,则易出现孤独症、抑郁症等精神疾病,这是老年型社会必须高度重视的社会问题。对已患有精神病的人的防治,过去通常把病人隔离起来治疗,有些甚至长期进行隔离,最终往往导致精神病人难以适应社会,甚至病情迁延到精神衰退。现在对精神病人的治疗,则强调在正常的环境下,与社会保持正常联系。移民问题,则是一种特殊的社会隔离形式。移民是一部分居民(民族)迁移到完全陌生的环境中,由于语言沟通困难、生活风俗习惯不同,甚至种族之间或新老居民之间相互歧视,加之生活上的不便,导致不同程度的情感反应、思维偏执、行为冲动等一系列精神症状,有些症状持久而成为精神疾病。以上种种社会隔离,都降低了个体的神经机能,增加了外界的精神刺激,因而容易发生精神疾病。而正常的、良性的社会人际交往,不仅可以减少精神疾患的发生,还可以使一些精神疾患的症状得到调适。

## 三、家庭、婚姻因素的影响

在引起精神疾患的发病因素中,家庭、婚姻因素往往被列为首要位置。由于亲人的逝去或患重病、家庭成员关系紧张、离异、失恋以及家庭成员犯罪等都可能导致不同程度、不同类型的精神疾患。家庭是社会的细胞,婚姻是家庭的基础,婚姻、家庭问题实际上是一种微观的社会环境,而且是一种与个体关系极为密切的社会环境,明显地影响着家庭成员的生活和精神健康。

恋爱、婚姻问题在人生道路上和精神生活中对于青年男女都是一件大事,它的成功与失败,都是具有足够分量的精神刺激。恋爱阶段是一段跌宕起伏的不平静的生活,有时温馨甜蜜,有时又痛苦困惑,这些都是强烈的精神负担;如果恋爱失败,无疑更是一种巨大的精神打击,由此而引起精神障碍屡见不鲜。结婚是恋爱的结果,喜悦之余常会伴随着不同程度的经济负担和家庭的一系列困难。所以,青年期,特别是恋爱、结婚这段时期是精神病发病的高峰期,以精神分裂症为例,20～30岁这一年龄段病人占该病发病人数的50%。

家庭关系与家庭成员精神健康的关系十分密切,其中影响最大的有以下几种情况。其一是破裂的或重组家庭:离婚后未重组的家庭,子女由某一方负担;离婚后再结婚的重组家庭并各有子女,或仅一方有子女。其二是不和睦的家庭:夫妻感情不融洽,经常争执反目,虽未达到离婚的地步,但其成员都得不到家庭的温暖。其三是不健康的家庭:夫妻双方或一方具有明显的性格缺陷或品质不良,如酗酒、赌博、挥霍浪费、不顾家庭,甚至家庭成员中有违法犯罪行为,或者患有精神疾病。其四,对子女教育不当,过严或溺爱,尤其是在教育子女问题上夫妻持不同态度,这些都会对子女的人格发育和精神健康带来明显的不良影响。影响家庭关系的原因也很多,比如,家庭经济拮据、家庭成员性格差异,等等。

给家庭成员精神造成影响最大的莫过于是家庭意外。家庭意外一般是指产生消极后果的家庭重大事件,有些家庭意外会给家庭成员留下不可弥补的终身的精神创伤。家庭意外主要有:婚变,亲人逝世或重病,家庭成员社会角色严重失调(如下岗、撤职、开除、服刑等),家庭财产重大损失(如被盗、失火、破产等)等。这些家庭意外都可能给家庭成员的经济生活和精神生活带来不同程度的打击,给家庭成员造成巨大的、而且是相对持久的精神创伤。

## 四、生活事件因素的影响

生活事件即刺激性生活事件,就是人们在社会生活过程中所经历的各种事件,这些事件都可引起不同性质和不同程度的心理反应。因此,刺激性生活事件同样是一种常见的社会心理因素。生活事件使机体处于精神应激状态,在这种状态下的生理应激过程表现为:在垂体-肾上腺皮质轴和垂体-肾上腺髓质轴的积极参与下,体内出现一系列生理、神经生理、生化、内分泌、代谢、免疫过程的变化。而心理应激状态的表现也是多方面的:意识醒觉度高,警觉,敏感;思维不集中,不愿思考;情绪激惹性高,易激动争吵;坐立不安,手抖;口渴,尿频,心态不佳,睡眠障碍,烟、酒量增加等。

精神应激状态的原因最常见的是以下四个方面。其一，威胁生命安全的事件，包括天灾人祸、严重疾病、车祸外伤、危险工作的意外、战争爆发等。其二，个人利益的损失，包括财产损失、个人婚恋失意、求学挫折、工作不顺等。其三，社会要求或个人愿望超出了本人能力或客观条件的范围。比如，长期从事力不从心的工作，不知疲倦地追求自己无法达到的目标，不仅长期处于精神紧张状态，而且最终还要承受理想破灭的刺激。其四，行为动机之间的矛盾，内心的各种冲突，往往是一些别人难以认识和理解的精神刺激，有时可构成机体持久的精神应激状态。

1967 年，华盛顿大学医院精神病学家霍姆斯(Holmes)和拉赫(Rahe)首创了生活事件量表这一方法，他们把常见的 43 项生活事件(life events)列成量表，每一项生活事件引起生活变化的程度或做到社会再适应所需努力的大小，称生活变化计量单位(L. C. U.)，它反映心理应激的强度，并人为地规定配偶死亡的生活变化计量单位为 100，其他生活事件计量单位由受试者与前述标准对比参照自评，最后获得这一群体对 43 项生活事件的变化计量单位平均值，作为常模。每一个受试者一年内生活事件的项目与次数，按常模中的评分累加，即为生活变化计量单位总值。有资料统计：在每年的生活事件变化计量单位总值超过 200 单位的个人中，可能有 50%的人出现不同程度的心理障碍；如果超过了 300 单位，则几乎都会出现不同程度的心理障碍。

我国修订的生活事件量表，是由杨德森教授主持编制的，是否完全符合我国的实际，有待于在实践中不断修正、完善。

## 第三节　精神疾患对社会的影响

精神疾患对社会的影响是多方面的，有些是直接的影响，包括对社会生产和财物的破坏、对人身的攻击和伤害、对社会治安的影响等；有些是间接的影响，如患有精神疾患的家庭成员通过家庭对社会产生的影响，又如患有精神疾患的领袖人物通过其角色地位对整个社会造成的影响更是巨大。

### 一、精神疾患对社会经济的影响

精神疾患对社会经济的影响是众所周知的，首先影响了社会劳动生产力，这是因为精神病病人都在不同程度上降低了工作和劳动能力，重者完全丧失劳动能力。根据对 30 万居民进行精神病流行病学和社会学的调查资料，发现丧失部分劳动力(半劳动力)的占 33%，基本丧失劳动能力的占 25%。以精神病患病率为 10‰计算，全国有精神病人 1000 多万，至少有 250 万病人基本丧失劳动力。同时，精神病人在每次发病期间，必须有人监护并有相应的监护措施。对处于急性发病期和兴奋躁动期的精神病人，有时需要数人监护，既影响单位正常生产秩序，又影响家庭其他成员的工作。其次，精神病人直接对社会财物的破坏也会造成经济损失。各类精神病人在破坏财物方面程度不一，个别病人可给社会造成极大的经济损失，如有的病人纵火，有的病人破坏航标、路标造成交通事故，破坏铁路调度室的设备造成铁路停运等，这些严重事故造成的经济损失均不可估量。再次，精神病人的治疗也需要一笔费用，这也是社会资源的损失。

## 二、精神疾患对社会治安的影响

精神病人在不同程度上对社会治安会产生种种影响，有的甚至对社会治安形成严重危害。精神病人的犯罪率远远高于一般人群，且作案具有情节复杂、性质恶劣、涉及范围广、影响面大等特点。犯罪性质以凶杀居多，其次是流氓和盗窃，其他还有抢劫、破坏、纵火等。

精神病人违法犯罪的病态原因主要包括以下几个：①思维障碍，在凶杀案中大多是在被害妄想和嫉妒妄想支配下发生的；②意识障碍，对外界感知不清楚，综合分析、理解判断障碍，领悟困难，甚至伴有恐怖性错觉、幻觉，最常见的是意识朦胧状态；③病理情感，病理性激情，不稳定情感，冷酷情感，伴随认知障碍；④智能低下，思维迟缓，判断不准确，理解肤浅，辨认事物能力和控制能力削弱，易受暗示影响和被教唆犯罪；⑤有人格障碍，尤其是反社会、冲动型人格障碍。

精神疾患对社会治安影响的社会因素则主要包括以下几个方面：第一，精神疾病的发生与很多社会因素密切相关，自然也影响精神病犯罪率；第二，社会上普遍缺乏精神卫生和精神病学基本知识，特别是对一些低能和人格障碍的青少年犯罪缺乏应有的重视，约有40%的病人直到作案，家庭或学校、单位还不认为他们患有精神病；第三，缺乏治疗条件，一方面是社会提供的精神病医疗机构不足，据统计，全国平均1万人只有0.7张病床，另一方面由于家庭经济上的原因，未能进行及时治疗；第四，不重视监护，主要是社会上和有关部门不重视对精神病人的监护；第五，缺乏相应的管理机构，使大量的精神病人流失在社会上，这是影响社会治安最重要的直接原因。

精神病人违法犯罪可以涉及各类犯罪性质，故对社会的危害也是多方面的。第一，精神病人犯罪，恶性案件触目惊心，作案手段异常残忍，有的精神病人一次杀害5～7人之多；第二，精神病人犯罪常常同罪屡犯，涉及面很广，如有些多次凶杀、数十次纵火，盗窃更是屡教不改；第三，由于有些精神病人辨认能力降低，常被社会上一些犯罪分子教唆犯罪，特别是精神发育迟滞和有人格异常的人；第四，精神病人犯罪与社会上正常人犯罪交错在一起，互相影响，互相混淆，特别是在青少年犯罪中更为明显。另外，精神病人还可导致一些其他涉及法律的社会治安问题，比如女性精神病人被害的问题，主要是一些智能低下的精神病病人丧失或削弱了性保护能力而被不法分子所诱奸。这些都是值得重视的特殊的社会治安问题。

关于精神病人违法的有关法律，我国《刑法》十八条规定了精神状态对责任能力的影响："精神病人在不能辨认或不能控制自己行为的时候造成危害结果，经法定程序鉴定确认的，不负刑事责任。但应当责令家属或监护人严加看管和医疗；必要时，由政府强制医疗。间歇性精神病人在精神正常时犯罪，应负刑事责任。尚未完全丧失辨认或控制自己行为能力的精神病人犯罪的，应负刑事责任。但是可以从轻或减轻处罚。醉酒的人，应负刑事责任。"在司法精神病学鉴定的实践中，对有重精神病病人在早期或缓解不全期和有些精神疾病病人辨认能力、控制能力并未完全丧失而是不同程度削弱的情况，原则上应考虑为限定责任能力（即部分责任能力）。

据上所述，精神疾患对社会治安的影响是一个重要的社会问题，必须加强社会预防，积极普及精神病防治知识，建立各种精神病防治网、监护网，努力减少精神疾患对社会治安造成的种种影响。

## 三、精神病对婚姻、家庭的影响

家庭一旦有了精神病病人，不仅在经济上、精力上增添了很大负担，使平静、幸福的家庭生活受到破坏，配偶难以维持正常的生活，子女得不到很好的抚养与教育，严重的会造成家庭解体，更多的是根本就不能正常组成家庭。有资料统计精神分裂症病人的婚姻状况：达到结婚年龄（22 岁以上）而未成家的占 55%（男性病人达 68%），已婚病人离婚率高达 9%。这样，一大批精神病病人没有家庭归宿，虽在青年期可投靠兄嫂或年迈的父母，但最终还是成为社会负担。精神病病人已婚的家庭（45%），其配偶除要担负起繁重的监护任务外，还要应付数不清的家庭纠纷，甚至生命也常常处在危险之中。

精神病人的婚姻必然给人口优生带来阴影，原因如下。其一，精神病是具有遗传因素的，以常见的内源性精神病为例，国内外的调查均证明，有精神分裂症和情感性精神病病人的家族中精神疾病的患病率都大大高于一般居民。其二，如果女性为精神病病人，尤其在妊娠期中发病，病中的兴奋激动、行为紊乱、生活无规律，加上服用抗精神病药物，对胎儿的发育都是不利的。而且，围产期的卫生、分娩期的配合，产后对婴幼儿的哺育都很难得到正常的保证。其三，父母双方或任何一方为精神病病人，不仅对子女的抚养、教育不利，而且对子女心理上的创伤也是极其明显的，都会不同程度地影响子女的人格发育和心身健康。因此，为了民族的人口素质，我国 1980 年《婚姻法》第六条规定："患麻风病未经治愈或患其他在医学上认为不应当结婚的疾病，禁止结婚。"我国 2001 年《婚姻法》第七条规定："患有医学上认为不应当结婚的疾病，禁止结婚。"我国 2001 年《婚姻法》第十条规定："婚前患有医学上认为不应当结婚的疾病,婚后尚未治愈的,婚姻无效。"这其中"医学上认为不应当结婚的疾病",无疑应当包括精神病。甘肃人大常委会通过了一项地方性法规,禁止精神发育不全病人结婚或生育。这符合科学的优生原则。

精神病人的离婚也会导致一系列社会问题。精神病人的婚姻若失去了组成家庭的意义,违背了婚姻法的基本宗旨,或严重地损害了另一方的权益,依据《婚姻法》有关条款精神,可考虑离婚。精神病人离婚后导致的主要社会问题首先是精神病人的监护问题,包括工作、生活、医疗等。青少年精神病病人的监护一般由父母承担,但最终仍没有妥善的归宿。目前国家办的社会福利院,只能收容极少数病人,而社会上的精神病人有逐渐增加的趋势。另一个问题是子女的抚养问题和对子女的影响问题。精神病人离婚后的子女一般应由未病的一方抚养,但目前由于各种原因,离婚后的精神病人与子女一同生活的仍然很多,这给子女的健康成长和精神生活带来不利影响。

### 四、对民族文化和教育的影响

一定数量的人口是一个民族发达兴旺的前提,但是,社会发展、民族兴旺更重要的是要提高人口的质量,这种质量主要包括两个方面:一是先天的素质,二是后天获得的德、智、体、美诸方面的素质。精神疾病患病率高是一个民族人口质量不高的重要指标之一。特别需要重视的是,我国目前的智力残疾已逾 1000 万人,大脑发育障碍,不仅影响一代,而且是一代影响一代。这种情况在农村山区更为明显,是一个突出的社会问题。

后天的培养教育,尤其是儿童和青少年期的培养教育非常重要。如果精神不健康,自然会影响教育的成效,所以加强儿童、青少年的精神卫生教育,促进他们人格的健康发育至关重要。当前值得重视的是,有很多常见精神疾患威胁着儿童精神健康,比如,儿童多动症,即轻微脑功能失调,这类患儿并非智能障碍,而主要表现为注意力不集中,好动,上课不安宁,学习困难,成绩差,爱惹是生非,屡教不改。这种疾病对儿童早期教育质量影响极大,直接关系到我们国家现代化建设人才的培养。可见,增进人们的精神健康,减少精神疾病,才能够有效地提高民族的文化教育水平,才能够全面提高民族素质。

## 第四节　应对精神疾患的社会措施

应对精神疾患的社会措施,是通过对精神疾患的发生、发展和转归的全面考究,从现代整体医学模式和社会学模式来认识精神医学的社会化,研究人的精神活动与社会环境的关系,并着眼于社会功能的发挥,为帮助精神病人平衡自身的社会心理状态、协调人际关系和加强其社会适应性等而提出来的。一方面，是对精神疾患进行社会性的预防；另一方面，是使精神疾患病人逐步康复，最终回归社会。就目前来看，需要完善三个方面的社会措施，即精神疾患的社会预防、精神疾患的社会性治疗和精神疾患的社会安置。

## 一、精神疾患的社会预防

社会因素是导致精神疾患的重要因素之一。人们在社会生活环境中，躯体受到各种刺激，都会引起精神疾患的发生。如社会的政治、经济、文化、家庭以及个人遭遇的社会事件等因素所带来的各种精神刺激与精神疾患有着直接或间接的关联。精神疾患社会预防的对策和社会措施，关键在于要使一个社会能够安定和谐地发展，能够有开明的社会政治制度、稳步发展的社会经济、较高的生活水平和较好的劳动条件、优良的社会精神文明和社会意识、和谐的家庭关系等社会环境。

精神疾患的社会预防问题，在20世纪60年代就提出了三级预防模式。一级预防措施是指发病前期的预防，重点在于减少社区精神疾患的发病；二级预防措施是指发病期的预防，重点在于早期发现，早期治疗；三级预防措施是指发病后期的预防，重点在于防止病残，防止复发，做好患病者的社会康复工作。在三级预防措施中，一级预防措施特别重要，它包括有社会精神卫生教育，环境保护，培养人际关系，合理的生活方式，加强心理卫生，增强适应能力，完善卫生保健事业，还包括特殊的防护，如优生学的宣传普及，围产期防护，清除躯体方面的致病因素，提高免疫能力，等等。这种发病前期的社会预防，比较合乎客观实际的需要，它包括物质、心理和社会文化三个方面的需要。

精神疾患的社会预防，总的目标是要减少致病的因素和条件，防患于未然，只有这样，才能从根本上解决精神疾患的社会问题。

## 二、精神疾患的社会性治疗

现代医学的迅速发展，已经使我们认识到对精神疾患预后产生影响的有三个方面：一是病人本身的素质，包括疾病遗传负荷和人格易病倾向；二是及时合理的治疗，主要包括药理治疗作用；三是社会性治疗和康复条件，尤其是后者是维持治疗效果、康复精神残疾、保障精神健康、适应社会功能最重要的方面。因此，精神疾病的社会性治疗，是当代精神医学最重要的理论与实践内容之一。

然而，传统医疗观念对人们依然有一定的影响，因此必须注意克服以下几种不正确的观点。一是重药物治疗，认为对疾病的治疗就是药物，除了药物就谈不上治疗，因而轻视其他治疗措施。二是重住院治疗，忽视院外治疗、护理、康复。很多医务工作者、家属都有这种倾向，把治疗的效果依赖于住院治疗，认为病人出了医院就万事大吉。三是只重视发病阶段的治疗,不重视恢复阶段的治疗。四是只注重传统的治疗内容,忽视精神疾患特殊的至关重要的社会适应功能的恢复。针对上述情况,对于精神疾患的治疗必须加强综合治疗措施,提倡院内外结合治疗,发展社区康复医疗,重视社会适应功能的恢复。总之,只有认真实施对精神疾患的社会性治疗,才会有精神病人的真正康复。

**1. 社会性治疗的原则**

精神疾患的社会性治疗总的目的是使病人回归社会。精神疾病过程与发展的最大危害是逐步脱离社会。越是脱离社会,越会使精神疾患加重与恶化,这是一个恶性循环过程。所以,必须把加强与社会联系、减少与社会隔离的原则贯彻于治疗过程的始终,尤其在康复阶段,要帮助病人逐步适应环境,回归社会,这样才能真正做到精神健康。

要有效地实施精神疾患的社会性治疗,必须掌握以下几个原则。

(1) 院内治疗与院外治疗相结合的原则。社会性治疗不能理解为出院回到社会以后的治疗,而应从住院期间开始,在发病阶段也提倡综合性治疗,只是在不同病程阶段各有所侧重。如在急性期应积极地进行药物或物理治疗,稍有缓解便应加强心理治疗和其他社会性治疗措施,出院后除了继续院内的治疗外,更重要的是加强社会性治疗,使之逐步适应社会,为精神全面康复、重新工作创造条件。

(2) 医务工作者与家庭成员相融合的原则。社会性治疗不单是医务工作者的任务,也是家庭成员的责任。精神疾患医务工作者对病人认真地进行社会性治疗固然影响着病人的预后,而病人的家庭成员能很好地配合,真诚地接纳病人回到家庭,一如既往地热情对待,遵照医嘱继续维持治疗,帮助病人适应社会,也是精神疾患病人精神康复的重要条件。

(3) 社会工作者与单位组织相配合的原则。精神病社会工作者的任务是组织、帮助、指导精神病人的康复工作。由于病人来自不同单位,从事不同职业,所以社会工作者应当与病人所在单位密切配合,帮助病人解决必要的实际困难,给予他们适应劳动的机会,为他们逐渐恢复劳动能力创造条件。当前有些单位把精神病人视为丧失劳动能力的残疾人,以致有很多病人感到自己被社会抛弃,这显然会严重影响精神病人的康复。

(4) 区别对待与循序渐进的原则。精神病的类型和病程阶段不同,其社会性治疗的意义和内容自然也有所不同。比如精神分裂症具有社会性退缩的倾向,必须强调社会性治疗,尤其在急性期以后的迁延期和缓解过程中,社会性治疗直接影响精神康复的后果。不同年龄、不同职业、不同生活经历都要注意个体特点,区别对待。精神康复过程中,社会性治疗的内容要逐步接近正常社会生活和正常工作,不论在劳动强度和复杂程度上,或是在时间上都应当注意循序渐进。

**2. 社会性治疗的方法**

过去那种对精神病人进行全封闭的看守照护式的管理方式目前已公认不可取，而代之以开放式的管理，这不仅有利于精神病发病期的治疗效果，更为精神康复打下基础。开放式管理的主要精神是处处体现把病人置于社会之中，鼓励并帮助病人保留或重新建立各种社会联系，并为之创造条件。让精神病人参与力所能及的劳动，经常与周围人交往，与亲友进行感情交流，以至用请假出院等方式保持与社会的直接接触。

在医院期间的一项重要的社会性治疗措施是教疗与工疗。所谓教疗，是使病人在住院期间，思想上不至于与社会脱离。教疗的主要内容，是组织病人成为一个新型的集体，学习当前的时事与社会新闻，教授防治精神疾病的基本知识和战胜疾病的正确态度。所谓工疗，就是组织病人从事力所能及的各种劳动，建立院内工场、工疗室，这是防止行为退缩，建立社会联系，为出院后精神康复打下基础。

精神病人的家庭康复治疗是社会性治疗中重要的、必不可少的环节与内容，原因如下：①精神疾病的病程是一段相对长的时间，一般只能是急性期、进展期才在医院中进行治疗，而大部分病程阶段是在家庭中度过的；②住院之后回到家中，精神病的主要症状即使消失，但仍会在不同程度上留有性格、情绪、意志行为上的缺陷，还不能恢复正常工作和家庭劳动能力；③病人在家庭适应的过程中，家庭成员对病人的冷淡、抱怨，往往给病人新的精神刺激，从而影响预后，增加复发率。家庭是社会的基本单位，病人的家庭不仅要帮病人持续进行医院的药物治疗，而且要开展多方面的社会性治疗措施，如个别心理治疗，把病人置于家庭成员之中，并与之进行正常感情交流，使之感到家庭集体的温暖，鼓励参加各种社会活动，参加家务劳动和社会工作。病人只有首先适应家庭生活，然后才能适应社会生活。

社区康复治疗也是精神病社会性治疗的重要内容，主要根据病情和病人的具体情况，在本社区内的康复机构内进行。社区内的康复机构主要包括以下几种：①日托站。这是病人离开医院后，一时还难以适应家庭和社会生活，白天到日托站，一方面继续接受各种治疗，另一方面又可受到监护，晚上回到家里与亲人一起生活。②工疗站。工疗站内设有各种类型的工场，工场内的工作一般都是病人力所能及的，康复阶段中的精神病人可以在工疗站选择适当的劳动，并可从中获得一定的报酬。这是一种很重要的治疗手段，对预后效果良好的病人是恢复正常工作前的过渡，对预后不良的病人可以减少精神残疾，增强社会生活能力。③单位康复站。有些大型企业或单位，为已经缓解的精神病人在试行工作或半日工作期间设立这种康复站，既可为病人提供休息的场所，又便于监护与观察，为从事正常工作做好准备。

## 三、精神病人的社会安置

要使精神病人最终康复，回归社会，搞好精神病人的社会安置是不可忽视的。精神病人的社会安置习惯上理解为精神病人的最终社会归宿。广义上理解应当是：社会对各病期、各类型的精神病病人的生活、治疗和监护的状况、途径和方式的安置。安置方式以门诊、住院和家庭病床为主。

(1) 门诊。精神卫生机构设有门诊部，精神病人在患病初期需在门诊中进行咨询、确认和早期治疗；在恢复阶段，一般也在门诊进行维持治疗；在缓解期，恢复工作者还需通过门诊接受医师的复查和防治指导。

(2) 住院。精神病人经门诊确诊后若病情需要住院或经过门诊一段时间治疗效果不佳者，则需收入医院进行系统治疗。一般重性精神病的进展期都应住院治疗，这是因为：其一，重性精神病在发病期都丧失自知力，否认有病，对治疗不合作；其二，及时在医院进行正规治疗，可有效地控制症状，有利预后；其三，重性精神病的急性发病期往往有危害社会和自身的行为，住院有利于监护。

(3) 家庭病床。家庭病床不仅是一种重要的社会性治疗方法，也是目前比较倡导的一种精神病人安置方式。

(4) 公安管治院及精神病社会福利院。由于精神疾患病情特殊，对于危及社会或缺乏家庭监护条件的一部分病人主要采取收住公安管治院和精神病社会福利院的办法进行安置。精神病人在病态的影响下，可能会做出一些危害社会治安和违法犯罪的行为。公安管治院的主要任务便是把这些精神病人加以管理监护，同时进行治疗。管治院的另一任务是收治那些尚未发生严重违法犯罪行为，但其病情具有危害社会的倾向，或已影响了社会治安的精神病人。公安管治院收住的病人，一般时间相对要长，故应附设一些工场，给予其参加劳动的机会。这既是一种治疗方法，又可创造一定的社会财富，减轻社会和家庭的负担。社会福利院根据其收住的对象，有老年社会福利院、弱智儿童社会福利院、精神病社会福利院。精神病社会福利院在我国属于民政部门，一般收住的对象是：①病情慢性迁延需要监护而无亲属监护的精神病人；②没有工作单位，没有经济来源，又基本丧失劳动和工作能力的精神病人；③在社会上流浪的精神病人；④民政部门收住的对象，如复员退伍军人精神病病人；⑤久治不愈、预后不良的精神残疾。精神病社会福利院的设施除应有劳动工场、文娱活动场所外，还应根据条件有家庭化设施。

精神病人在病程后期恢复阶段的安置主要是进入各种类型的社区康复机构和重新安置工作。在我国的大、中城市和有条件的地区，先后建立了精神病社区防治机构，通过近些年来的摸索，已形成了一些成功模式。以上海为例，建立了精神病三级防治体系，即市级有精神病防治中心、各区有精神病防治院、各街道有精神病防治站。在这些社会康复机构中，可以保证进行有效的社会性治疗，为精神病人的康复起着非常重要的作用。精神病人完全缓解后，最佳安置方式是重新安置工作。大约有近三分之一的重性精神病人可获得这种社会安置，这是理想的归宿。应以积极的态度对待精神病人的劳动工作，不应当存在偏见，更不应歧视。因为精神病人重新工作不仅有利于疾病的预后和精神康复的巩固，而且对社会而言，增加了社会财富的生产者，减少了社会财富的消耗者。同时对安置工作又必须持慎重的态度，因为精神病人毕竟还潜伏着复发的可能性，故应注意量力而为，不至于使之成为精神负担。对于那些原来从事危险、要害部门工作的精神病病人，康复后应尽可能调换工作。

# 第十三章　器官移植与社会文化

器官移植是现代医学科学发展最快的学科之一，随着外科手术、免疫抑制药物、器官和细胞分离保存技术以及抑制免疫学基础的迅速发展，人体器官移植已经成为脏器功能衰竭末期的有效常规治疗手段。现今除了头颅和脊髓以外，人的全身器官、组织均可移植，甚至多个器官可以同时联合移植，使许多以往被人们认为的不治之症基本都可以得到治疗。器官移植是现代医疗技术的一大进展，这种技术能成功地调换身体中失去功能的器官，从而拯救和改善一大批人的生命和生命质量。由于被用来调换的器官往往需要从他人身上摘取，因而这项医疗技术的使用必然引来一系列的社会文化的冲突和社会价值的思考。

## 第一节　器官移植概况

所谓器官移植是指在医学领域以拯救和改善人类生命和生存质量为目的，用手术的方法摘取身体某一器官或利用人造器官并将其置于同一个体（自体移植），或同种另一个体（同种异体移植），或不同种个体（异种移植）的相同部位（原位）或不同部位（异位）的医疗手段。被摘除器官的身体称为供体，接受器官的身体称为受体，被移植的器官称为移植物。

### 一、器官移植的分类

器官移植的种类很多，除肾、骨髓、心脏、肝脏、胰脏等重要器官的移植外，广泛的器官移植还包括组织移植和细胞移植。现在，医生也可以移植甲状腺、胸腺、角膜、睾丸、小肠、肾上腺、皮肤、脂肪、筋膜肌触、硬膜血管、淋巴管、骨、软骨、肝细胞、神经细胞、脾细胞等。人工器官作为某些人体器官的替代品也在解决器官来源的短缺方面发挥了重要作用，其中以肾脏、肝脏、心脏、胰腺、骨髓和角膜移植较为普及。人脑的移植试验也在进行之中，只是至今仍无理想的结果。虽然根据不同的标准，可以对器官移植进行不同的区分，然而每一类型中所遇到的技术难度和社会文化、社会价值问题的深度又是有所不同的。

(1) 根据供者和受者遗传基因的差异程度分类，器官移植可分为以下几种：①同质移植(syngeneic transplantation)，即供者与受者虽非同一个体，但两者遗传基因完全相同，受者接受来自同系（同基因）供者移植物后不发生免疫排斥反应

(rejection);②同种移植(allotransplantation),即供、受者虽同属但遗传基因不相同的个体间的移植;③异种移植(xenotransplantation),即不同属如猪与人之间的移植,术后如不采用合适的免疫抑制措施,受者对异种移植物不可避免地会发生强烈的异种排斥反应。

(2) 根据移植物植入部位分类,器官移植可分为:①原位移植(orthotopic transplantation),即移植物植入到该器官原来的正常解剖部位;②异位移植(heterotopic transplantation),即植入部位与该器官原有解剖位置不同;③旁原位移植(paratopic transplantation),即移植物植入到贴近受者同名器官的位置;④辅助性移植(auxiliary transplantation),即为了保留受者原有器官的功能,器官植入受者时,不切除受者同名器官,供、受者的两个器官并存的移植方式。

(3) 根据不同的移植技术分类,器官移植可分为:①吻合血管移植或称血管重建移植(vascularized transplantation),即移植物从供者切取下来时血管完全离断,移植时将移植物血管与受者血管予以吻合,建立有效血循环,移植物即刻恢复血供;②带蒂移植(pedicled transplantation),即移植物与供者带有主要血管及淋巴管或神经的蒂相连,其余部分均已分离,以便转移到其他需要的部位,移植过程中始终保持有效血供,移植物在移植部位建立了新的血循环后,再切断该蒂;③游离移植(dissociated transplantation),即移植物与供者完全分离,移植时不进行血管吻合,移植后移植物血供的建立依靠受者周缘的组织形成新生血管并逐渐长入移植物;④输注移植(infused transplantation),即将移植物制备成有活力的细胞或组织悬液,通过各种途径输入或注射到受者体内。

(4) 根据移植物供者来源分类,器官移植供者可分为尸体供者(cadaver donor)、活体供者(living donor)、边缘性供者(marginal donor)和"多米诺"器官移植供者("domino" organ transplantation donor)。边缘性供者指的是对于以往认为其器官不适合作为供移植器官的供者,现在又可以作为一个新的供移植器官来源。"多米诺"器官移植供者即器官移植的受者又作为另外一位受者的供者,即前者接受器官移植时切取的器官,同时再移植给另外一位病人。

(5) 根据移植物性质分类,器官移植可分为细胞移植、组织移植、器官移植、多器官联合移植、器官簇移植和复合组织移植。细胞移植指的是将有活力的细胞移植到另一个部位或个体,如包括多种类型的细胞群移植和单一类型细胞移植。组织移植指的是手术切取有活力的组织从一个部位或个体到另一个部位或另一个体,如皮肤移植,肌腱、筋膜、血管、淋巴管和纯化不完全的胰岛移植等。多器官联合移植,如肝肺、肝胰、肝心、心肺和肝胰肾等联合移植。器官簇移植是指几个器官保持着固有的解剖关系的多脏器移植。复合组织移植包含皮肤、肌肉与骨骼等两种或两种以上的组织所构成的移植物的移植。

(6) 根据所移植的器官是否可以再生,可以将器官移植分为可再生器官的移植和不可再生器官的移植两类。前者如血液、皮肤、骨髓等的移植,后者如肾脏、肝脏、心脏等器官的移植。后者的技术难度远远大于前者,而且它所遇到的社会文化、社会价值问题也是前者所不可比拟的。对于可再生器官的移植,主要涉及器官的资源分配以及采集过程中的知情、同意的问题;对于不可再生器官的移植,除涉及上述问题外,还涉及供体(即器官捐献者)的问题,正是因为其不可再生性,所涉及的资源分配和采集过程中的知情、同意问题也更为严峻。

(7) 根据供体与受体之间的关系,器官移植可以分为如下几种:①自体移植(autografts),即将身体的某些器官或组织移植到同一个人的另一部位,较常见的是皮肤的自体移植;②同基因异体移植(isografts),即在基因相同的供体与受体之间的移植,例如同基因双胞胎(identical twins)之间的移植;③同种异体移植(homografts),即将供体的器官或组织移植到同种类的另一受体身上;④异种异体移植(heterografts,或 xenografts),即在属于不同生物种类的供体之间进行的移植,例如将动物的器官或组织移植到人的身上。上面几种类型中,自体移植的潜在风险最小,排列越靠后,受体对异体器官和组织的排斥性越强,移植的风险也就越大,所引起的社会文化、社会价值问题也就越多越严峻。例如,对于自体移植来说,一般不会带来资源分配的公平问题,也不需要考虑供体方面的社会文化问题。但是,对于异体移植,考虑这些问题都是相当重要的,特别是异种异体移植,不仅涉及资源分配的公平问题,还涉及生物种群多样性的保护,以及人与“非人”的问题,至于心脏、大脑等器官移植所潜在的社会文化问题就更为复杂。

## 二、器官移植的历史

器官移植产生和发展的历史大体可分为三个时期,即幻想传说时期、实验探索时期和临床应用时期。

**1. 幻想传说时期**

自远古时代开始,移植器官一直是人类的美好愿望和幻想。这些愿望和幻想又往往笼罩在神秘和浪漫的氛围之中。在西方,《创世纪》中有上帝用亚当的肋骨创造夏娃的故事;在东方,古代文献《列子》中也有神医扁鹊给鲁、赵二病人做心脏交换手术后,二人均痊愈回家的传说。15 世纪意大利诗人卡伦齐奥(Calenzio)提到当时奴隶将自己的鼻子献给其主人;在文艺复兴时期,科斯马斯(Cosmas)和戴门(Damain)将一个已死去的黑人的下肢移植给一个患有下肢癌的白人;考古学上也证实在古埃及、希腊、南北美洲、罗马、印度和中国均有零星牙齿移植的记载。19 世纪开始,一些外科医生也进行了某些组织和器官移植的动物实验,实际上是属于种植,即将器官切成小块或薄片植入体内,因它不吻合血管,因而也不是真正的器官移植。这个时期,一方面由于文艺的复兴,社会文化的进步,意识形态的更新,社会对医学要求的提高,人们对生命、健康的渴望,致使一些思想活跃的知识分子、诗人提出了去掉一个坏器官,换上(移植上)一个好器官的设想。另一方面,由于自然科学和医学的发展所限,对人体器官的结构功能以及各个体之间的差异认识的欠缺,加上当时外科没有安全可靠的麻醉,没有无菌操作的条件,血管吻合技术尚未建立,因此真正的器官移植是不可能的,其设想也只能是一种愿望和幻想,而某些零星的器官或组织移植的尝试注定是不会成功的。在当时的社会环境下,尝试失败者甚至还往往会被认定为犯有罪行。

**2. 实验探索时期**

1902—1912 年,在美国工作的法国外科医师 A. 卡雷尔(A. Carrel)和医师 S. 格塞里(S. Guthrie)首次报告用缝合法获得稳定可靠的血管吻合,这就为真正的器官移植奠定了基础。经大量动物实验后,这两位学者立即应用此项技术成功地移植血管及整个器官,包括心脏、脾脏、肾脏、卵巢、各种内分泌腺、肢体、头部及颈部。在动物实验的基础上,逐渐有人试用移植器官来治病。1936 年苏联医师沃奥诺夫(Voronov)第一次为一例汞中毒的女病人施行了肾移植手术,供肾取自一个死于脑炎的男病人,但手术后 48 小时病人死亡。1951 年开始,美国波士顿的大卫·休姆(David Hume)在美国做了一系列人的肾移植手术,但均未获得长期存活。这个时期,由于 19 世纪下半叶外科两个重大发明即全身麻醉以及无菌操作的发明,使得一切外科手术具备了前提条件,加上血管吻合技术的建立,从而使器官移植在外科技术上成为可能。同时,工业革命的影响,自然科学的日新月异,社会科学的发展,社会上对健康的要求不再满足于一般的维持生命的治疗原则,而逐渐注重生命质量的提高和寿命的延长。对外科也不再满足于单一的切除一部分脏器的现状,而希望能换上一个新的健康的器官,达到彻底根治疾病的目的。这一切无疑对器官移植的开展产生了推动作用。但是,另一方面,由于对同种异体器官移植的免疫、排斥反应、移植抗原系统等的认识缺乏,移植术后未能使用免疫抑制,使得任何同种异体器官移植均未能长期存活。许多人甚至包括一些器官移植的研究者开始对这种研究产生了疑虑,极少的器官移植的临床尝试都因为不可避免的排斥反应而造成移植器官的失活,导致整个器官移植的研究处在断断续续的十分困难的境地。

**3. 临床应用时期**

1954 年,美国波士顿的医生约瑟夫·E. 姆莱(Joseph E. Murray)和约翰·梅里尔(John Merrill)成功地进行了世界上第一例同卵双生兄弟之间的肾移植,接受移植的病人存活了 8 年,最后死于心脏病。这是世界上第一例以生者作为供体所进行的肾移植。这一成功的事实不仅开辟了器官移植的新时代,也给研究者们极大的启示,意识到器官移植中的免疫学问题,并着手对此进行了大量的研究。随后,肾移植技术日趋成熟,至今,肾移植后存活时间最长的达到 40 年(《组织部长家的小保姆》,2010),移植后 1 年以上生存率达 95%,5 年以上生存率达 90%,10 年以上存活率超过60%。肾移植与肾透析治疗相比,费用更低,病人生活质量更高。问题是许多病人的免疫系统会排斥所移植的肾,而抗排斥药物又有不可避免的副作用,有些病人的排斥反应非常强烈,以至于抗排斥药物也难以抑制这种排斥,最后病人被迫摘除所移植的肾,重新回到透析治疗。

随着肾移植的成功,其他器官的移植也先后进入了临床应用期。1956年,唐奈·托马斯成功地进行了首例骨髓移植手术。1963年,美国密西西比医疗中心的詹姆斯·哈迪(James Hardy)报告了第一例肺移植,但病人在接受移植后18天死亡。美国丹佛市的医生威廉·瓦戴尔(William Waddell)和托马斯·E.斯塔佐(Thomas E. Starzl)于1963年实施了世界上第一例肝移植手术,病人只存活了22天。随着20世纪80年代抗排斥药物的改进,到20世纪90年代,肝移植的成功率仅次于肾移植。1989年,澳大利亚的一家医院成功地从一位母亲的肝脏上切除一半,移植到其一岁的儿子体内,从而开始了活体肝脏移植。1966年,美国明尼苏达大学进行了世界上第一例胰脏移植手术。到20世纪末,胰脏的移植技术已经比较成熟。截至1999年,全世界胰脏移植手术已经达到6000例,一年以上存活率达60%,并已经出现存活16年以上的病例。1967年12月3日,南非医生克里斯丁·巴纳德(Christian Barnard)在开普敦实施了世界上第一例心脏移植手术,尽管病人只存活了18天,但是,由于心脏这一特殊器官在人们心目中的道德、人文属性,使巴纳德的这例移植手术带来了广泛而激烈的文化、伦理的争论。英国学者兰姆就直截了当地指出:心脏移植的开始使人们认识到器官移植不再只是科学的可能性的问题,而是事关人际关系的根本问题,离不开价值的考量。骨髓移植开始于20世纪70年代,截止到20世纪90年代,大约进行了9000例骨髓移植手术。骨髓移植最大的问题是找到人体抗原(HLA)相容的骨髓捐献者。目前,美国和欧洲等都设有各种类型的HLA骨髓捐献者登记处。第一例卵巢移植发生在1971年,阿根廷布宜诺斯艾利斯的一位妇女接受了卵巢移植手术,并在此后怀上了孩子。1981年,美国斯坦福大学开始了世界上第一例多器官移植手术,即将死者的心和肺同时移植到另一个病人身上。自此以后,多器官移植的尝试就一直没有停止过。

我国器官移植始于20世纪60年代,1974年第一例肾移植成功。20世纪80年代之后,陆续开展了肝、心、肺、胰腺、胰岛、睾丸、胸膜等器官的移植及相关器官的联合移植,其中胚胎器官移植处于国际领先地位,肾移植达到国际先进水平。

器官移植技术的快速发展,首先归功于现代器官移植手术中完成的三个关键性的突破,即血管吻合技术的过关、保存供移植用器官活力的方法的创制、免疫抑制剂的应用。加上移植前对供、受者进行ABO血型和HLA抗原的交叉配合,使得器官移植的临床应用稳步发展。除上述三个关键性的突破外,各种现代化监测手段的提高,诸多临床实践经验的积累和其他基础方面的研究也起了一定作用。这些都是医学本身的因素,而另一个不应该忽视的因素是社会对器官移植的理解和支持。1968年，美国通过了脑死亡的哈佛标准，确定脑死亡即为个体死亡，打破了心跳、呼吸停止为死亡的传统观念。目前从法律上承认脑死亡的国家有十几个。此外，人们观念的更新，自愿捐献（包括死后捐献）器官已层出不穷，从而使器官移植供体来源紧缺的状态得到了很大程度的缓解。另外，某些国家还给器官移植的研究提供资金赞助，临床应用给予经济补贴等；现代化交通工具的发展，从运输上保证了远距离器官的获取；电脑科学的发展，全国性乃至国际性的器官储备中心、登记处、各种调配网络的建立，为移植器官的有效、合理应用提供了条件，从而才有今天器官移植的发展。

从器官移植的产生和发展的历史中可以清晰地看到，现在的器官移植技术已经从简单的输血发展到了几乎所有的身体器官都可以移植。这无疑给那些身患绝症的病人带来了生的希望。但是，由于器官移植技术本身的复杂性，受者必须要承受巨大的风险，即移植失败的可能性和抗排斥药物巨大的副作用；另外，器官移植所需要的器官资源的短缺，必然涉及资源分配的公平性问题；而一些特殊器官，如心脏、人脑、睾丸等的移植又往往和社会文化、道德规范互相交织。这些问题从方方面面对人们传统的社会准则提出了挑战，引起人们的伦理困惑和文化冲突，值得人们认真思考。

## 第二节　受体选择的社会原则

受体的选择就是决定什么人可以施行移植，什么人不可以接受移植。简单地说，若只有一个心脏而有五位病人，该选择哪位病人作为器官移植的受体？由此而来的问题是，该由谁来选择？并且，根据什么原则或标准来选择？像任何一种疗法一样，器官移植也有其适应证。但器官移植又不同于一般的治疗措施，不同于一般的外科手术那么简单，如根除一个胆囊、切除一叶肝脏，所以，在选择病人，即选择器官移植的受体上，除了有医学标准外，还应有社会标准。

### 一、受体的选择者

基于人的生命的等价性和人的天赋平等权，任何个人都有接受同等治疗的权利，即任何人都应该有均等的机会成为器官移植的受体。问题是，由于用来移植的器官严重短缺，为了使十分有限的资源能有效地利用，就不得不认真考虑对等待器官移植的病人进行筛选，以选择最合适的受体，以利于资源最有效的利用。首先遇到的问题即是，在确定谁是受体之前，必须先确定谁是受体的选择者。换句话说，就是由谁来决定受体。

如果仅从医学的角度出发，毫无疑问担此重任的当然是医生等医务工作者。

但是,伦理学家怀疑医生是否有能力公平地选择受体,认为任由医生根据医学标准来选择,更容易导致混乱无序和滥用选择权,影响社会的公平性。建议由医务工作者和伦理学家共同讨论,从医学和社会伦理学多视角制定器官移植受体选择的规则,然后,根据选择的规则来确定谁是器官移植的受体。但另一问题是,一旦有可用来移植的器官,必须尽快移植。新鲜的器官等不得长时间的伦理辩论甚至司法审判的讨论,否则,器官可能变质而失去移植的价值。而且,在这两难的问题面前,所有的伦理、文化的考虑,极有可能侵犯生命等价和人权平等的原则。这样一来,又有人主张,在选择受体时,分成两个步骤:先根据医学的标准确定有移植可能的病人,再在这些有移植可能的病人中进行抽签,决定谁是器官移植的受体。这种主张显然是有意回避问题,而且,这种选择的结果不但没有避开原有的种种问题,反而会造成新的问题。

## 二、选择受体的医学标准

医学标准一般没有道德评价,只具有较强的客观性。所谓医学标准也就是对病人是否有可能得到成功治疗的估价,而不涉及他(或她)是否值得治疗的问题。医学标准实际上是指器官移植的适应证和禁忌证。因此,一些国际组织往往倡导应把医学标准作为选择受体的唯一标准。比如,1986 年国际移植学会发布的《尸体器官分配准则》第二条规定:“器官应当移植于依医学和免疫学标准最适合的受体。”具体来讲,医学标准包括如下几个方面。

**1. 原发疾病**

一般说来,身体各个器官的病变达到了引起该器官功能衰竭的程度时均可进行器官移植。就肾移植来讲,所有慢性肾功能衰竭、尿毒症的病人,不管原因如何均不是肾移植的绝对禁忌证。在实际临床工作中,选择病人时要考虑到原发疾病,多选择慢性肾小球肾炎、肾盂肾炎的病人做移植手术。而有些病人如糖尿病性肾病,移植后移植肾脏同样可能出现相似疾病的复发,移植效果差,因此,在选择此类病人时要慎重。

**2. 健康状况及并发症**

器官移植,除需移植的器官有病变外,其他脏器功能要求良好。若器官受严重损害,则选择时应慎重对待,或不宜接受移植。如慢性肾小球肾炎引起功能衰竭的病人,除一般的尿毒症症状外,若伴有肝功能损害、溃疡病等,则不宜移植。因为肾移植术后,需长期服用免疫抑制剂,这些药物大多有肝毒性,会造成肝功能严重损害,甚至肝功能衰竭,以致死亡。而移植后大剂量激素的应用也会引起溃疡病者消化道大出血。此外,全身活动性感染、恶性肿瘤、顽固性心力衰竭、慢性呼吸衰竭、严重血管性疾病、凝血机制障碍和精神病等也不宜做移植手术。

**3. 年龄**

虽说人的生命健康权不取决于年龄，各个年龄组的病人均有相同的生存权利，且随着移植技术的提高，受者年龄范围也在扩大，但年龄对移植效果是有影响的。目前研究表明，4～15岁儿童移植后的存活率已与青年受者相仿，但药物对儿童有一定影响，包括生长发育的影响，移植前必须向家长讲述清楚。就肾移植而言，年龄大的病人，尤其是45岁以上的病人，存活率明显低于透析病人，60岁以上病人接受移植存活效果更差，死于心血管并发症者较多。因此年龄大，特别是超过了60岁的病人应列为相对禁忌证。

**4. 免疫相容性选择**

在人体器官移植中有两个至关重要的遗传学系统，即染色体9(C9)上的ABO和染色体6(C6)上的HLA。当一个病人自愿做移植手术时，移植前必须与供者做免疫相容性配合。

(1) ABO血型相配。移植前ABO血型相配是必要的准备。一般要求ABO血型相同或相配合，不相配合血型的同种器官移植，特别是肾移植，绝大多数会迅速发生超急性排斥反应。当然个别脏器的移植如肝移植，ABO血型不相配也可施行移植手术，但效果远不如相同血型的好。

(2) HLA配型。HLA配型是指供者与受者HLA位点配合的情况，它与移植器官长期存活的效果相关。若HLA各位点完全相同(如同卵双生兄弟的器官移植)，则移植物可不用免疫抑制剂而长期存活。由于HLA的复杂多态性，目前已发现其有7个位点(A、B、C、D、DR、DP、DQ)158个抗原，而且还正在不断发现中，因此，人群中很难找到两个完全相配的，故器官移植后排斥反应不可避免。在做受体选择时，与供者HLA位点相配较多者应优先考虑移植。

(3) 交叉配合及淋巴毒试验。交叉配合是指受、供者间的血清与淋巴细胞的相互交叉反应，淋巴毒试验是指受者的血清与供者的淋巴细胞的配合，特别是淋巴毒试验在临床是必需的，若为阳性，移植手术后就会发生超急性排斥反应。

医学标准取决于医学科学发展的状况和医务人员本身的技能所达到的程度。随着医学的发展，医学标准也会随之变化，器官移植的适应证的范围也会变得越来越宽。因此，做移植手术的人数逐年增加，但移植后原病的复发并不多见。另外，以往认为器官移植只是在其他治疗均无效时才采用的疗法，即只作为抢救生命的措施，如慢性肾功能衰竭尿毒症期的肾移植，晚期肝癌(不能切除)的肝移植等。如今，器官移植的范围已扩大，从抢救生命过渡到减轻病人的痛苦，提高人们的生活质量，如睾丸损伤后的睾丸移植等。但是，医学标准不可能是孤立的，纯粹的医学标准可能会面临这样一个问题，即只有一个器官资源的情况下，根据医学标准的选择，却有多个合格的受体。这也说明，选择器官移植的受体时，还应该将医学标准与社会标准结合起来考虑。

## 三、选择受体的社会标准

选择受体的社会标准是在有器官移植适应证、无禁忌证的病人中决定谁先做移植手术的问题。自古以来,医学恪守公平,从上古到中世纪的相当长的时期中,在医疗功能单一的基础上,就产生了“不分贵贱,普同一等”的公平思想。在中世纪,受宗教观念影响,医疗是“普救众生”,医生“应当像上帝一样平等对待奴隶、穷人、富人、王子”。而近代医学强调实行人道主义,强调仁慈、正直、平等、博爱,主张不分宗教、国家、种族、政党,对一切病人都要给予人道的待遇。然而,现实中,器官移植不同于一般的医疗,不可能做到绝对的平等、公正。在实施过程中,无形中存在一个社会标准,使一部分病人不能得到移植治疗。造成这个社会问题的主要原因是可供移植用的器官极其紧缺。现在,虽然有各种宣传措施和政府与法律干涉,移植器官“供不应求”的现象还是一时难以消除,因此,对做移植手术的病人的选择应考虑一定的社会标准。

**1. 病人的自我愿望**

一般来说,所有终末期肾病的病人,只要没有禁忌证,都可接受移植。这类病人如果做血液透析,长期透析的费用高于肾移植手术。如果医疗费用得到保证,多数病人是渴望做肾移植手术的。但也确有一部分病人没有登记移植,这些人或是自己不愿意,或是不理解、不信任,或是家属不同意,或是个人、单位费用困难,故选择时,对要求强烈的病人可以优先考虑。

**2. 病人的心理承受能力**

心理承受能力是指病人住院手术期间,能否与医生、护士密切配合,遵守医院的各种规章制度。此外,还包括战胜疾病的信念,开朗的性格,移植后重返工作的信念,以及移植器官再次失去功能的思想准备等。对那种心理承受能力强的病人应给予一定的优先考虑。

**3. 病人的社会支持能力**

社会支持能力即指病人的与治疗有关的日常生活条件,包括家庭的生活环境,可以得到他人(亲人、同事)多大程度的支持等。若家中亲人体贴入微,家庭和睦,环境安静,生活有规律,能按时服药,以及单位同事、领导理解关心,工作安排适当,这种病人也在优先考虑之列。

**4. 病人的行为方式**

虽说社会上每个人的生存权、健康权是平等的,但一个人的行为方式又直接关系到他自身的健康和病后的治疗。不良的行为方式引起的健康损害,个人是有责任的。比如,长期酗酒致使肝功能损坏,长期吸烟导致肺部癌变,等等。这种不良的行为方式,不仅无益于社会,甚至损害社会的利益,同时损害行为人本身的健康。由于器官资源的严重短缺,结合社会标准和医学标准,限制具有不良行为人作为器官移植的受体，或许能找到一些伦理学上的解释和支持。甚至有人提出，酗酒的人应该在成功戒酒六个月后才能有资格接受肝移植。

**5. 病人的经济条件**

在道义上，虽然无论穷人、富人，有经济保障的、无经济基础的病人均有平等的健康权利，每个病人都应该享受器官移植这个高科技的益处。但是，十分昂贵的器官移植费用又使许多经济能力有限的病人望而却步。所以有人认为，器官移植技术的高度发展，对有钱人是带来了“生命的曙光”，对于无钱人只是“死亡的阴影”。在美国，做一个肾移植手术需用3万美元，心脏移植手术需用10万美元，肺移植手术需用8万美元，肝移植手术需用10万～20万美元。在我国，一个肾移植手术需3万～4万元人民币，肝移植手术需用10万元人民币。但实际上不止这个数目，因为还需加上术后的化验监测和终身服药以及发生排斥反应时重新住院的费用等。因此，移植费用引起的社会问题还是不可避免。有些国家对器官移植提供一些资助和补贴，但随着时间的推移，这种资助终究有限。随着我国公费医疗制度的改革，即使是国有大企业的职工，药费也要本人自付5%～30%，有的甚至要自付20%～30%。而广大的农民、小企业的职工，医疗费用基本自付，为了健康和生存，他们也不得不通过各种途径筹集资金以负担器官移植的费用。有的靠募捐，有的靠亲戚朋友借助，有的则靠变卖房产、家具等。选择病人时，应顾及这些因素，对靠募捐和自费的病人理应比公费的病人优先考虑移植。

**6. 病人对他人和社会的意义**

病人对他人的意义虽说与治疗没有因果关系，但病人的健康与否与他人却直接相关。比如，抚养小孩的母亲、赡养老父母的儿子、照顾卧床妻子的丈夫，等等，他们的健康相对于小孩、老父母、妻子而言，是十分重要的。在一定的条件下，可以考虑给这些人优先做器官移植手术。而病人对于社会的意义涉及病人的社会价值问题，有观点认为，对社会贡献大的人理应得到报偿，优先做移植手术。如一个大学教授比一个实验员优先；一个为社会勤奋工作了数十年的工人比一个刚出世的婴儿优先。当然，这些明显的差别人们容易理解和接受，但有时对社会价值的评价是困难的，有时甚至充满了主观性。例如，一个护士、一个医生、一名士兵或一个企业经理，就很难比较他们彼此之间的社会价值的大小。而且，仔细分析，这种观点来源于伦理学中的功利主义，仅仅站在社会的角度，以社会的利益为最大利益，限制对社会贡献较小的人获得器官移植的机会，这样一种纯功利主义的标准，也受到来自社会各方面的质疑。

**7. 病人的其他条件**

比如，病人移植手术后参加社会工作的可能性大小，外国公民登记移植问题等。

上述这些标准按什么次序排列，主要取决于一个国家或地区通行的社会规范和价值观念。一个基本原则是,先考虑医学标准,再考虑社会标准,从中选择最为合适的病人作为器官移植的受体。

## 第三节 器官来源的社会考察

在器官移植这项高新技术领域里,涉及社会问题最多的是移植器官的来源问题,这是器官移植社会学讨论的重点,所涉及的方面主要有伦理道德、文化背景、宗教、法律及经济等。

### 一、器官来源严重短缺

迄今为止,器官移植的发展已经取得了巨大的进步,一年肾移植的功能存活率可达95%以上,肝移植和心脏移植的超过85%。虽然器官移植仍有许多技术问题亟须解决,但最突出的问题是移植器官严重不足,这已成为制约器官移植技术发展的瓶颈。

**1. 器官短缺的现状**

据统计资料,全世界每年患终末期肾病者约为50万人,终末期心脏病者30万人,终末期肝病者20万人,每年约需100万个肾、心及肝脏等器官,这还不包括其他器官的移植。但器官移植开展至20世纪末,全世界仅利用了19.5万个尸体供者和5.5万个活体供者,即使是器官移植发展最快的美国,情况也相当严峻。据美国器官分配联合组织(The United Network for Organ Sharing)的报告,等待移植的人数以每年20%的速度递增。发展中国家器官短缺情况更为突出,以最普通、最简单的肾移植为例,按肾功能衰竭每年每百万人口中有100人左右的年发病率计算,我国每年新发生的肾功能衰竭病人在10万人以上,而我国年肾移植数只有1000多例次,也就是说,只有约1%的病人能够接受肾移植。印度每年约有8万肾功能衰竭新病人,每年可施行2000例肾移植手术,即仅有2.5%的病人得到肾移植。对于急诊性的心脏及肝脏移植,发展中国家和地区的情况更糟,只在中国内地、中国台湾地区、韩国及日本有过极少数的报道。这些问题主要是因为没有合适的供体导致的。

**2. 影响器官来源的社会因素**

特科特(Turcotte)曾经对全世界包括中国在内的44个国家的50个移植中心做了调查,在问及医疗费用、宗教及文化习俗三者是否构成尸体器官获取的障碍时,32%的国家认为三者均不是主要障碍,25%的国家认为经费是主要障碍,43%的国家认为存在宗教障碍,而52%的国家认为,文化习俗是主要障碍。认为三者均不构成障碍的主要是西方发达国家,东方和发展中国家虽存在经费和宗教障碍,但这些国家又同时存在文化习俗障碍，而且后者是主要障碍。

国家的经济发展水平与不同器官来源有明显关系。发达国家的器官来源虽然尚不能满足需要，但相对较多，特别是尸体供者占多数，活体供肾比例在美国为26%，欧洲为11%，澳大利亚为5.8%。这一般只反映尸体器官来源的难易程度及多少，而与前述的社会因素关系不大。发展中国家器官短缺异常严重，但最突出的是尸体器官更少，特别是印度、埃及、阿根廷、伊朗、马来西亚等国尚没有尸体器官来源。有两个国家的情况比较特殊，一个是日本，虽然是经济发达国家，但东方式的文化习俗根深蒂固，如对尸体的敬畏和迷信等，使尸体器官来源困难，日本的尸体肾只占20%，这与西方发达国家的情况相反；另一个是中国，虽是发展中国家，但和尸体器官相比，活体供肾移植却少得多，其中重要的原因是经济较落后、缺乏公费医疗及医疗保险等，使活体供者有较多后顾之忧，供者最常顾虑的是术后缺乏医疗保健的保护、经济收入减少等问题。

在我国，公民了解器官捐献相关信息的主要渠道是广播电视、学校教育、报纸杂志、宣传品、亲朋好友、医护人员宣传等。影响我国器官来源的社会因素很多，包括固有传统观念和宗教信仰、风俗习惯、社会主流价值观和社会支持力度，以及器官移植和器官捐献相关法律法规的制定。

## 二、移植器官的不同来源

### 1. 尸体器官供者

毫无疑问，尸体器官无论现在还是将来都是移植器官的主要来源。虽然目前各国在尸体器官来源上尚存在很大差异，但随着社会的发展，尸体器官所占的比重将逐步增加。

尸体器官的获取可以分为三种类型：自愿捐献、法定捐献及有偿捐献。

（1）自愿捐献。自愿捐献强调自愿和知情同意，这是器官收集的基本道德准则。自愿捐献也称推定不同意（presumed unconsent）或“登记入册法”（opting in law），即如果本人生前或其家庭未做特殊声明或未登记表示愿意捐献器官的，都被认为是不同意捐献。现在在西方，器官捐献意识已广为人们所接受，如果问及死后是否愿意捐出器官，90%以上的人会表示愿意。许多人登记入册，并随身携带器官捐献卡，有的是在汽车驾驶执照上注明愿意捐献，一旦发生意外死亡，医生可根据这些标志摘取器官。对于没有登记的人，法律也要求医院征寻死者的近亲取得同意。这一法律虽然较好地体现了自愿原则，但由于这需要死者及其家属对器官捐献有一定主动性和积极性，因此，仅仅实行该法，尸体器官获取率仍然比较低。

（2）法定捐献。法定捐献也称推定同意（presumed consent）或“登记出册法”（opting out law），即如果没有来自本人或其近亲表示不愿意捐献器官的特殊声明或登记时，都被认定是愿意捐献。由于该法带有一定的法律强制性，因而可大大提高尸体器官获取率。如澳大利亚和比利时,在实行该法后,尸体器官获取率迅速大幅度上升。发展中国家实行该法的较少,在亚太地区,第一个也是唯一实行该法的国家是新加坡,自 1988 年实行该法后,尸肾获取率由一年每百万人口 1.56 个上升到10.43个。

(3) 有偿捐献。虽然西方很多国家的法律禁止人体器官买卖,且在伦理学上也是不能接受的,但西方仍在尝试一些通过其他财政手段来鼓励器官捐献的方法,并探讨其实施的可能性。如给死者家属减免部分治疗及住院费用,还可以给捐献者家属提供一些如教育或燃料资助、减免某些地方税等非金钱的特殊利益,也有建议以抚恤金形式付给一定数量的钱,等等。这些做法目前尚少,还存在较多争论,主要是担心这些做法可能破坏利他主义价值观,损害人类的尊严,给器官移植带来消极影响。

**2. 活体器官供者**

从活体摘取器官的一个最基本的伦理学准则是不能危及供者的生命,对其未来的生活不至于造成大的影响。所以对于实质性生命必需的器官而言,只有肾脏可以取自活体,因为切取一只肾脏不会对供者造成过大危害。随着技术的发展,出现了少数其他活体器官移植成功的报道,如活体捐献部分肝、部分胰、部分小肠及全脾等,但总体来讲,活体供体所涉及的问题主要是供肾。

活体供肾移植是从 20 世纪 50 年代开始的。第一例是在一对同卵双生兄弟间进行的,这是人类历史上第一次器官移植成功。直到 60 年代,活体肾移植仍多于尸体肾移植,它为器官移植积累了经验和资料。随着强效免疫抑制剂的出现,尸肾移植效果越来越好,使活体供肾的意义受到了挑战,比例越来越小,目前活体供肾占肾来源的 1/4～1/3。

按供受者的血缘关系,可将活体供肾分为亲属活体供肾和非亲属活体供肾两大类,它们的医学效果和所涉及的伦理学问题有很大不同,其中大多数为亲属活体供肾。

(1) 亲属活体供肾。这是指有直接血缘关系的亲属供肾,这种移植组织配合好,术后排斥少,存活率高。如同卵双生间的移植,由于组织抗原相同,一般不会发生排斥。随着尸肾移植的数量和存活率不断提高,有人开始对活体供肾的必要性提出了疑问,认为当今尸体肾移植效果较好,没有必要冒伤害供者的风险。

(2) 非亲属活体供肾。这是指没有血缘关系的活体间供肾。由于没有血缘关系,组织配合程度差,因而移植效果并不比尸肾移植的好,对它的争论也较多。非亲属活体供者按动机不同,可分为以下几种。①情感性供者。供、受者双方在血缘上无关,但在情感上相关,如配偶、养父母或养子女及朋友等。其基本准则仍是“赠予”,没有报酬。由于供者的动机良好,效果也比较好,因此,在目前尸肾紧张的情况下,这种捐献应受到鼓励。②利他动机供者。供、受者不仅无血缘关系,供者甚至不需要知道受者是谁，纯粹是出于利他主义动机，不期望任何物质回报，这里也不危及“赠予”的原则。这种捐献是应受到尊敬的，但在实践中应慎重，以防出现私下索取回报的现象。③有偿捐献供者。给供者或其家庭一定形式的回报或补偿，以弥补其住院及治疗费、收入减少及其他不便带来的损失。这与器官买卖不同，没有中间人或经纪人受益，报酬也不一定是金钱，如减免一定的治疗费及地方税，给予一定其他方面的资助如教育和医疗保健等。这类移植目前争论较多，在伦理上尚不能普遍被人接受，但无论是西方还是发展中国家，仍有不少学者对此感兴趣并进行探讨和尝试。特别是第三世界国家，尸体供者极少，通过这种严格控制的有偿捐献方法，可以鼓励肾脏捐献。为了避免其中的不良现象出现，必须建立某种法律机构和制度，在定义明确和公开化的制约下来监督管理这一程序，使人们逐步接受。

**3. 胎儿器官提供**

利用不能成活或属淘汰的活胎或死胎作为器官供体。胎儿有着成人尸体及动物供体难以比拟的生物学优势，有一些带有出生缺陷的新生儿、引产和流产的胎儿，医学上具备使用上的客观基础，形成供体胎儿化的倾向。但胎儿供体也存在着一系列的伦理问题，诸如胎儿是否拥有生存权，医生是否拥有使用的权利。

**4. 异种器官供体**

将动物器官移植给人类以治疗人类疾病，一直是移植学努力发展的方向之一。从 20 世纪 60 年代至今，医学家们做了大量的研究工作，研究的重点在于排斥反应的机制及免疫抑制疗法。临床上也进行了大胆尝试，这部分工作大部分是在 20 世纪 60 年代做的，由于无法控制的强烈的排斥反应，临床效果极差，使临床工作转入低潮。进入 20 世纪 90 年代，出现了强效免疫抑制剂等，使抗排斥治疗有了较大发展，异种器官的移植与研究又重现生机。

研究证实，异种移植时物种差异越大，排斥就越强烈，免疫抑制治疗就越困难，直至目前为止，由于尚没有一种切实可行的控制强烈的异种排斥的有效手段，所以异种移植还处于实验阶段。社会对这种有吸引力的高新技术所涉及的伦理学和社会学问题进行了热烈讨论，所讨论问题集中在两个方面：一是在实验和治疗中动物的使用；二是将这种实验方法引入临床实践。

第一个方面所涉及的主要是动物的权利问题和使用动物器官是否在基本道义上违反了自然法则的问题。其实这并不是由异种器官移植引出的新问题，而是人们承认人类可以利用动物来为人类的目的服务，那么，利用动物无论是为了哪种目的，如异种移植、药物实验或作为食物源等，均没有本质差别。第二方面涉及的是，将这一尚无较大把握的实验性方法引入临床这一过程所产生的一系列社会学问题。到目前为止，异种移植还从未完全成功过。给病人施行这种成功希望不大的手术到底对病人有没有价值，肯定有争议。虽然病人不做移植手术就会死亡，但施行手术同样不能存活甚至死得更快，这显然失去了治疗的意义。

异种移植所涉及的社会学问题还有很多,如对这种手术转入临床研究的科学基础审查的问题,如何做到真正的知情、同意的问题,仅仅由医学专家来审查涉及人体实验研究是否适宜的问题,异种移植病人在自然和社会环境中生命质量的问题,等等。但相信只要我们能克服异种间的免疫障碍,在免疫抑制治疗上取得突破,使异种移植的成功性达到人们能接受的程度,再加上有关异种移植的社会规则的研究和制定,很多社会问题是会迎刃而解的。

**5. 人工器官**

由于持续的器官短缺,人们不仅在异种移植上寻求解决办法,也在人工器官的研制应用上做了巨大努力,并取得了较大的进展。比较成功的主要是人工肾及人工心脏,人工肝脏和人工胰腺的研究也正在进行。至于人工关节、组织、血管、心脏瓣膜等已有广泛应用,但这些只是属于人工组织,并非是人工器官。

人工肾的研究已有50余年的历史,发展至今已取得令人满意的成绩,是人工器官中最成功的,也是应用最广泛的。人工肾的类型有五种:血液透析、血液滤过、连续动-静脉血液滤过、血浆置换及活性炭灌流。其应用的广泛程度取决于一个国家的工业和经济水平。据估计,目前全世界靠人工肾活下来的人数达30万人,5年存活率可达70%,也有20年、30年以上长期存活的。主要问题是:多数病人不能脱离医院,需要定期透析,生活质量差,工作恢复率也不高,不能阻止或缓解并发症发生,费用高昂。实际上人工肾目前还不能称为"器官",因其体积庞大而复杂,不能被置入人体内,因而需进一步研究改善。

人工心脏及心肺机的研究进展仅次于人工肾。心肺机的应用已很广泛,是心胸外科必不可少的基本设备,主要是暂时性替代和维持循环、呼吸功能,为完成心脏等手术提供条件。人工心脏有过渡性和永久性两种。存在的主要问题是:较高的并发症和死亡率(常见并发症有出血、中风和抽搐等);动力和控制系统庞大,生活质量不高。现在已研究出一种核能人工心脏,至少10年内无需依赖外部机器,但核辐射对人体的伤害是一大难题,且费用昂贵。

人工肝脏的研究进展较慢,这主要是因为肝脏的功能异常复杂。而人工胰腺的进展更小,主要是一些胰岛素缓释器械。

人工器官所涉及的社会学问题主要有以下一些内容。

(1) 风险较大。对于像人工肾这样一些已发展较完善的人工器官,风险较小,能有效地延长病人的生命。但像人工心脏这种尚处于实验阶段的人工器官,风险是较大的。主要原因是人工心脏本身的质量较粗糙,不能排除其发生故障的可能,一旦发生故障,停止工作,病人将在数秒至数十秒钟之内死亡,如果病人离开了医院这种环境,或在其他不能得到急救的情况下人工心脏突然发生故障,无疑会产生灾难性的后果。

(2) 不能缓解心脏短缺的矛盾。人工心脏目前只能暂时性维持病人生命以等待心脏移植，虽然这可以增加某些病人移植的机会，但从总体上讲，只要可供移植的人类心脏短缺，暂时性人工心脏就不能增加人类心脏移植的总数，只能使一部分病人生命延长，却使下一批等待移植的人数增加，人工肾也有类似情况。由于供体持续不足，实际上一部分人将永远在人工器官的维持下，使“暂时性的”变成了“永久性的”，所以这个过程从一开始就是不符合伦理的。因此，在目前的技术条件下，人工器官仍然解决不了人类器官的短缺。

(3) 投资过大。人工器官的研制和应用各国都有较大投资，特别是西方发达国家更多，即使这样，离实际的需要还相距甚远。例如，全世界每年约有 30 万终末期心脏病人，如每颗人工心脏按 12.5 万美元算，每人都置入一颗，将需花费 375 亿美元。花费如此巨大，但收效却不会很大。如人工心脏，就目前的技术水平而言，最多也只能延长病人生命 1～2 年，平均总人口寿命仅延长几天。这样巨大的投资与有限的收益相比是否值得，如果这笔投资用于一般性保健，总人口寿命会延长很多。所以尽管人工器官是有前途的，但是否为优先发展的项目是有疑问的，特别是在发展中国家更是如此。

综上所述，人工器官作为一种高新技术，在技术上尚不成熟，在社会学上还面临着一系列问题。尽管如此，人工器官仍是有前途和有实用价值的。虽然在目前的技术条件下，不应存有企图以人工器官来解决人类器官短缺的奢望，但如果一旦在技术上获得突破，制造出体积小、安全、寿命长、更符合人体生理需要的人工器官，就可以达到缓解甚至完全解决人类移植器官短缺的矛盾，所以要以一个正确的态度对待人工器官的发展。

除上述的人造机械器官外，人造有机器官的研究和实验也在如火如荼地进行。一种是利用干细胞技术体外克隆人体器官用于临床移植。将病人的体细胞移植到去核的卵母细胞内，经过一定的处理使其发育成囊胚，再利用囊胚建立胚胎干细胞，在体外进行诱导分化成特定的组织或器官，再将这些组织或器官移植到病人身上。从理论上讲，利用干细胞技术，将从根本上解决同种异体器官移植过程中最难的免疫排斥反应问题，同时还较好地解决了组织器官的来源问题。另一种是通过动物基因改造，将人类的基因植入动物体内，使动物长出人体所需要的、又与人体相匹配的器官来。当然，这样所带来的社会文化、伦理法律问题会更多更严峻。

为了扩大供体来源，一些特殊供体的利用也引起社会广泛而激烈的讨论。主要包括持续性植物状态人、胚胎、先天性无脑儿以及死囚犯能否作为供体和如何为供体的问题。

# 第四节 器官移植的社会影响及社会问题

从器官移植发生、发展的历史过程可以清晰地看到社会因素对器官移植的种种影响,器官移植的发展是与社会的政治、经济、文化的发展紧密相连的,器官移植的发展也必然会反作用于社会,对社会发挥一定的影响作用,这就是器官移植与社会文化的互动。同时,器官移植的发展也带来了一些社会问题。

## 一、器官移植的社会影响

经过实验探索阶段,特别是经过临床应用阶段的突飞猛进的发展,器官移植已发展成为一门独立的学科,并已创立了移植学(transplantology)这个专用名词,移植病人遍及全球,已形成数十万之众的移植群体,这些必然会对社会的各方面产生影响。

**1. 产生新的社会需求**

移植群体是一种特殊的社会群体,它的出现必然有特殊的社会需求,最明显的是对医疗和药物的需求。器官移植病人除了要求有一批经验丰富的专业移植工作者外,还要求一般医务工作者也能掌握移植方面的知识。在临床实践中,常碰到移植病人抱怨当地的医务人员不会或不敢处理他们的普通疾病,更不用说有关移植的特殊问题了。经常有移植病人发生了急性排斥反应,而当地医生不知道如何诊断和紧急处理,等病人辗转来到大医院时为时已晚,造成了不可挽回的损失。现在医学教学大纲中没有器官移植的内容,医学生对移植学内容了解甚少,一般医务人员也觉得这是一门遥远而神秘的专业,他们没有意识到,在移植病人迅速增多的今天,任何时候都可能有移植病人前来求医。所以充实教学大纲,让医学生和普通医务人员掌握一定的移植学基本知识,对于提高移植病人特别是边远地区的移植病人的长期存活率是极为重要的。

器官移植病人除了对医疗的需求外,对医药也有新的需求。移植群体要求药物研制部门生产出更有效、更便宜的免疫抑制剂。免疫抑制剂的高昂价格是影响我国器官移植发展的重要因素之一。如目前效果最好的环孢素 A,在我国全部依赖进口,每瓶价格高达 2 600 元,仅够 2～3 周之用,国产药已进入临床试用,但价格也近两千元,这是收入水平很低的人无力承受的。还有些效果好的免疫抑制剂已有国产药,但产量少,价格高,一日药费高达千元,一个疗程一般为 2 周。由此可见,大量的移植病人迫切需要医药部门生产出高质、低价的大批量国产免疫抑制剂,这是我国的器官移植发展所必需的。

**2. 对社会文化的影响**

器官移植的发展正在改变着人们的思想观念和文化习俗。无论古今中外，尊重尸体是人类的共性。但在西方，利用尸体为器官移植和医学科学服务的观念已被公众普遍接受，绝大部分西方人愿意死后捐出器官或遗体，这说明西方人对待尸体的价值观已发生改变，而这种转变是与器官移植发展的突出贡献分不开的。在发展中国家，对尸体的敬畏观念根深蒂固，如我国自古就有"身体发肤，受之父母，不敢毁伤，孝之始也"的训条。时至今日，公众虽然知道死后捐献遗体或器官是无可厚非的，但在心理上还不能普遍接受。不过随着器官移植的发展，人们的思想观念也会逐渐改变，我国已有越来越多的人表示死后要捐出器官或遗体，为祖国的医学科学事业作出贡献。

**3. 推动了科学发展**

器官移植的进步推出了不少新的理论、新的发现。免疫学的发展是典型的例证。器官移植早期对排斥反应机制的研究，导致了人类组织相容性抗原系统的发展，揭开了同种组织在遗传上存在差异的秘密。对排斥反应治疗的探索，使免疫治疗学和免疫调节学日臻成熟，也由此产生了庞大的免疫抑制药物的研制生产系统。在器官移植的推动下，生物工程学、遗传学、免疫学、外科学及其他一些学科都得到了较大的发展。

**4. 对法律的影响**

为了适应器官移植的发展，很多国家都制定了与移植有关的法律。在我国，1999 年"两会"期间，山东省医学科学院眼科研究所所长谢立信代表和浙江大学附属第二医院眼科主任姚克代表，分别提交了《关于角膜捐献法立法的议案》和《关于要求制定人体器官捐献法的议案》。2000 年"两会"期间，长春白求恩医科大学教授王维忠代表又提议制定《人体器官捐献法》。2003 年 8 月 22 日，我国深圳市人大常委会正式通过了《深圳经济特区人体器官捐献移植条例》，该条例是中国内地首部关于器官捐献移植的法规，在我国开了人体器官移植立法的先河。2007 年 5 月，《人体器官移植条例》开始施行。在国外，对拉丁美洲 18 个国家的调查显示：18 个国家均有与移植相关的法律条文。例如，关于亲属供者的常见的法律条文有：必须签署书面同意书、到达法定年龄（大多数国家为 18 岁），排除精神病、昏迷等病人和犯人，而且 13 个国家有特殊条文禁止器官买卖，12 个国家规定了死亡的定义，8 个国家规定了脑死亡定义。在各项法律条文中，以脑死亡法律最有意义，可使摘取的器官质量得到保证。我国目前尚未在法律上认可脑死亡定义，这使我国器官移植发展受到很大影响，但已有不少学者多次在人代会和其他场合呼吁建立脑死亡法。

**5. 对宗教的影响**

宗教一般都认为人体是造物主的杰作，是不可随意改变的，还有些宗教甚至对利用尸体器官存在着种种限制。由于器官移植的成就,一些宗教教义已做了相应的修改,使之有利于器官移植并鼓励器官捐献。1991 年 6 月 18 日,教皇保罗二世在第一届国际移植用器官的摘取与分配学术会议开幕式上重申了天主教对器官捐献的赞赏,称器官捐献为"赐给生命的""自我的礼物"等,是天主教友爱、共享、团结和对人类尊严绝对尊敬的表现。在中东地区,占主导信仰的伊斯兰教也对器官捐献给予了称赞。

## 二、器官移植的社会问题

**1. 导致病人沉重的经济负担**

器官移植的住院手术费用本来就已够高了,但其重要的经济负担却在术后。根据临床实践的情况,一个顺利的肾脏移植住院一个月出院,需要花费 2 万～3 万元。术后需要终身服用免疫抑制剂,单说环孢素 A 一种药,术后第一年需 20 瓶左右,按每瓶 2 600 元计算,约合 52 000 元,这还不包括其他免疫抑制剂及化验检查费用。如此高昂的医疗费用是目前一般国人望尘莫及的,即使是公费医疗,单位也是难以承担的,照顾了移植病人,则影响了其他职工医疗保障能力。不少病人由于单位拿不出钱来买环孢素 A,只好服用其他较便宜而抗排斥作用差一些的药物,使长期存活率下降,这也是我国肾移植长期存活率低于国外的重要原因。甚至有少数病人因无力购买药物,只好减少药量甚至完全停用,造成排斥反应发作,导致移植物丧失功能,病人死亡。因此,改善保健制度、建立特殊疾病补助法、实现药物国产化等措施有可能使这一现象得到改观。但这依赖于国家经济实力有较大的增强。

**2. 病人生活质量有待改进**

虽然多数病人术后较术前生活质量大为改观,但与正常人比,其生活质量仍有待于进一步提高。在恢复工作方面,尽管大多数移植病人可以恢复全部或部分工作,但仍有相当一部分移植病人未能恢复。很多病人诉说体力、精力、心理应付能力等都不如从前,社会交往方面也有所减少。家庭生活方面,一些病人抱怨性功能减退,少数病人术后发生阳痿而完全不能过性生活。最大的问题是抵抗力明显低于正常人,各种感染机会明显增多。这些都是由于免疫抑制剂的副作用所致,所以生产低毒高效的药物是今后的努力方向。

**3. 睾丸和卵巢移植的伦理学问题**

我国已有多例睾丸移植成功的报道,睾丸有来自尸体的,也有亲属捐献的,在治疗无睾症等雄性激素缺乏的疾病上取得了良好的效果。成功的睾丸移植术后可恢复射精及性功能,精液中可检出精子,因而有可能生育。然而这样生出的小孩的归属、辈分如何定位,至今仍是伦理学上无法解决的难题,这必然给病人和家庭带来心理上的压力,同时还会产生其他社会问题,如遗产继承权等。卵巢移植也存在同样的难题。

**4. 脑神经移植的问题**

国内外已有较多利用胎脑组织移植治疗帕金森氏病的报道，近来少数地方利用胎脑组织移植治疗低能儿，有一定疗效。实际上，目前所做的还只是一些细胞和神经因子的移植，尚不是真正的脑神经移植，还不构成特殊伦理学问题，但这些至少说明脑移植不是绝对不能成功的。原则上讲，科学的发展是永无止境的，没有不可逾越的障碍，如果有一天脑作为整体移植成功，会产生什么样的社会伦理学问题呢？由于神经系统直接与精神活动相关，它所涉及的社会文化及伦理法律问题会比内脏器官移植所涉及的问题更多、更复杂。

**5. 器官市场问题**

器官市场是近些年刚刚兴起的一种活体供肾来源。这种供肾是纯商业性的，供者的唯一目的是金钱，一般都有经纪人或中间人，供者所得金钱只是受者提供的一部分甚至是一小部分。器官市场主要存在于印度，在中东和菲律宾等地也有少量。对于这类器官来源，国际上的看法是相近的，即在伦理学上是不能接受的。许多西方国家已有专门法律，禁止器官买卖。原因如下。

(1) 器官市场化必然导致两极分化，富人买器官，享受这种高技术的好处，穷人只能卖器官，不能享受该技术的好处。而且穷人出卖器官不仅不能使他们从根本上摆脱贫困，反而有可能因对身体和劳动力的损害而使之陷入更加贫困的境地。

(2) 由于第一目的是利润而非病人的利益，因而产生了难以让人接受的高度并发症和死亡率。首先，为了获利，一些不具备条件的医院纷纷参与技术上要求较高的肾移植。其次，对供者的选择不严格。由于有利可图，供者、中间人甚至还有医务人员，有意掩盖病史，导致某些病传给了受者，如乙肝、疟疾、结核等，最令人忧虑的是艾滋病病毒的传播。

(3) 贪污及贿赂构成了对供、受者双方的剥削，如在印度，供者常常只能拿到受者支付钱的10%以下，其他钱则落入中间人、医院和医务人员腰包，有些受者出于同情心，私下再给供者一笔钱。

(4) 由于贫困的压力和金钱的诱惑，加上对手术的风险没有进行充分的咨询，因而供者是否真正地做到了知情、同意值得怀疑。

(5) 器官买卖违反了宗教信仰，伊斯兰教和天主教等都禁止买卖人类器官，认为这是一种冒犯造物主和玷污人类尊严的行为。还有认为出卖自己器官的行为与出卖自己肉体的卖淫行为本质上没有差异，是人类贪婪自私的极端表现。

(6) 对器官移植产生了消极影响，特别是对增加亲属和尸体供肾的努力产生不良影响。如本来配型良好的亲属供、受者，当听说可以买到器官时，供者可能拒绝捐献，而受者也可能不愿接受亲属肾。当地政府和公众对开拓尸肾来源的热情也有下降。还可能使公众对器官移植和医务界失去信心和产生不良印象。

(7) 供肾商业化为其他器官商业化开了绿灯,这无疑将使供者承受更高的死亡率和风险,并且可能会出现以犯罪手段取得器官以牟取暴利的违法行为。

1989 年 8 月在加拿大首都渥太华召开的第一届国际器官移植社会学术会议上,经过广泛讲座和辩论,确认器官商业化是不能接受的。也正是在这次大会上,器官买卖第一次在国际大会上公开报道。来自印度和中东的参与这一工作的学者发表了他们的意见和经验,实际上是针对批评意见的辩解。他们认为:①印度的尸肾移植尚未开展,亲属肾也很少,同时,透析设备也奇缺。如果不建立器官市场以刺激器官供应,绝大多数病人将因得不到治疗而死去,难道能眼看着病人死去而不去尝试在伦理学和医学上寻求新的平衡而使之合理化吗?②现在器官市场确有阴暗面,但任何系统都有不妥之处,而且所暴露的丑闻不能说明器官市场本身有错,而是参与的人的错误,可以通过法律措施使之消除。③器官市场化并没有影响其他器官来源,如印度的亲属供肾一直保持不变,而总的移植数由于有器官市场保障而不断增加。另外,印度还采取了一些激励亲属供肾的措施,如在手术日期上优先安排,收费也少 1/3,但尚未在尸体供体方面做任何努力。④两极分化的说法并不妥,虽然卖肾者一般都较穷,但受者 60%以上是来自中产或靠工资生活的阶层。⑤器官市场在印度已被社会和专业人士普遍接受,并得到包括研究所和政府机构及基金的资助,说明是可被社会接受的。⑥接受器官市场这一事实并加以调控比使之非法更明智,因为后者只会使之转入地下而使供、受者双方蒙受更大的损害。

总之,器官买卖在某些发展中国家方兴未艾,而且有其存在的理由,通过一些措施可杜绝一些阴暗面,但就目前的伦理学标准是不能接受的,不能为国际社会所接纳。不过,社会观念是随社会发展不断变化的,目前对这一事物的反感是自然的,但它本身并不构成对这一实践的反对,而仅仅是一个不容忽视的因素,也许是一个要求谨慎行事的警告。随着时间的推移,对这一实践有可能由反感转变为接受,就像对尸体器官来源这一事物的看法的转变一样。

## 第五节　缓解器官短缺的社会措施

器官短缺仍是阻碍临床移植发展的主要障碍,增加器官来源,特别是发掘潜在的尸体供者,无疑是促使临床移植发展的当务之急。

### 一、加强教育,更新观念

加强教育,更新观念包括两个方面:一是对普通公众而言,以期增加捐献;二是对医务人员而言,以保证器官的获取。最重要的是对公众的教育,这是增加器官捐献的基础环节。在西方发达国家，法律、宗教、文化等均不构成障碍，起主要影响作用的是公众对器官捐献的重要性和紧迫性的认识，还有医务人员寻求器官的努力程度以及有关的法规等。

在发展中国家，主要的影响因素是传统的思想观念和文化习俗，人们还普遍敬畏尸体，相信“来生转世”的迷信思想。因此，必须做广泛的宣传教育，破除迷信，树立利他主义精神。西方有一种观念颇具积极意义，他们认为亲人死后捐出器官，这不仅表现出一种高贵的博爱品质，也使他们的一部分器官在别人体内获得新生。最近在美国，当记者问及一位母亲关于她儿子死后捐出器官救活了多人的感受时，她说她为儿子感到自豪，也高兴地看到自己的亲骨肉在别人体内继续生存，她既爱这些病人，也很感激他们。在中国台湾地区也曾发起过一场“留得器官在人间”的宣传活动。

对专业人员的教育和培训也是很重要的。一份来自英国格拉斯哥市神经病学研究所的调查报告中列举了有关专业人员方面影响器官获取率的因素：不适当的医疗措施、没有寻求并获得死者亲属的同意、验尸官的拒绝、没有检验所有可能的供者是否脑死亡、医生的犹豫不决、移植人员参与过迟、移植医生没有同时获取多个器官等，而这些因素都可以通过对医务人员的教育和培训来克服。美国宾夕法尼亚州的调查显示，由于医务人员的失误丧失了25%～34%的可能供者，可见对医务人员训练的重要性。

## 二、建立、健全相关法规

（1）实行推定同意法规。在世界范围内，凡是实行该法规的国家，器官获取率高并且增长快速。如比利时，自1986年实行该法后，尸肾获取率增加了86%，其他尸体器官获取率则增加了183%。

（2）加速“脑死亡”立法。“脑死亡”概念最早由美国哈佛医学院的特设委员会于1968年提出，该概念强调广泛和不可逆性中枢神经死亡，主要表现特征是意识及自我意识丧失，而呼吸和心跳功能由于人工维持系统而维持很久，这样，医生就可以在一个仍有“呼吸、心跳”的死者身上摘取器官。由于器官没有缺血损害，使移植效果大为改善，并使心肺等移植成为可能，还大大提高了尸体被利用的机会，增加了尸体器官供给，促进了器官移植的发展。脑死亡概念现已被西方发达国家和许多发展中国家接受并法制化。

中国要解决器官来源问题，也应实行推定同意法规，并加速“脑死亡”的立法。不过在中国，器官来源的主要障碍是陈旧的思想观念和文化习俗，所以加强宣传、改变观念是首要工作。没有思想上的共识，单靠实施相关法规，可能会引起阻力和混乱，给器官移植带来消极影响。这也是目前有些发达国家尚未实行相关法规的重要原因之一。

## 三、给予政策的引导与鼓励

(1) 一定形式的经济鼓励有利于器官的捐献。在激励机制方面,对于器官捐献者给予一定程度的激励,以感谢其奉献、表彰其精神、提高其积极性,这是适当的、必要的,也是被认可的。虽然很多国家法律禁止买卖器官,但国家、社会、组织应该试图采取其他经济资助方式以鼓励器官捐献。这些方式包括:直接给家属一笔救济或抚恤费、减免部分所得税、帮助支付部分或全部住院费及殡葬费、以信用保险形式保证死者家属将来有得到移植的优先权、资助部分教育费用,等等。尽管这些建议在有些地方有不同程度的尝试,但尚未被普遍接受,主要的争议和担心是认为可能导致利他主义价值观和人格沦丧。不过在器官来源如此缺乏的情况下,如何运用经济鼓励的方式,是应该进行探讨的。

(2) 用政策宣传鼓励活体供肾也是采集器官的一个重要措施。这在尸体供肾十分缺乏的发展中国家是值得广泛宣传和鼓励的,特别是配型良好的亲属供肾移植,由于其确切的良好效果,即使是在发达国家也是值得鼓励的。非亲属活体供肾也已经是被普遍接受和受到鼓励的方法,存活率也较高,但一致的观点是非亲属供肾应仅限于情感性供者,如配偶、养父母或养子女等。没有任何关系的活体供肾因容易与器官买卖混淆,以及涉及一些棘手的伦理学问题而尚不容易被接受。

## 四、建立公正的器官分配制度

随着器官移植技术的改进和免疫抑制药物的研发,目前尸体器官移植的存活率已经与使用活体器官相当,使得活体器官移植的伦理学理由大为削弱。从保障生命权益的角度出发,鼓励遗体器官捐赠应当是扩大移植器官的首要举措。要扩大遗体器官捐献的来源,必须要建立公正的器官分配制度和合理的激励制度。

捐出的器官给谁使用?它们是通过公正的方式分配给需要的人,还是成为有权有钱者的另一项优先权?对这些问题的回答影响着人们的捐献意愿。对于申请器官移植的手术病人的排序方式,目前我国的《器官移植条例》仅规定,申请人体器官移植手术病人的排序,应当符合医疗需要,遵循公平、公正和公开的原则,而统一具体的排序标准还未出台。在临床实践中虽然参考了一些成熟的标准和经验,但是由于缺少制约,还存在不少道德风险。病人的排序主要取决于国家或社会通行的价值观。有的国家和地区还规定了本国或者本地区公民较之于外籍公民享有优先权。

## 五、改善管理措施

(1) 适度放宽供者条件。已有资料表明,放宽一些条件,使一些过去认为不能利用的供体得到了充分的利用,并且这种利用也是安全的。如年龄较大、糖尿病及高血压等供者,只要肾功能正常,就可以考虑利用。如年龄在55岁以下的供肾不影响其长期存活率,但60岁以上供肾对移植是有影响的。

(2) 完善器官摘取及分配网。西方已广泛利用电子计算机联网来提高供、受组织者配合程度,所摘取器官不限于本地本单位使用,而是给配型最好者,这虽然不能增加器官供应数量,但由于配型好,长期存活率提高,再移植人数减少,也就减少了器官需求。有资料显示,组织配型好的10年存活率比配型不好的高出15%。目前,中国各移植单位基本上是各自为政,相互协作很少,这样有时造成浪费,有时又因配型不理想而勉强为之,影响了效果。因此,在我国器官严重短缺的今天,建立电子计算机联网,是促进我国人体器官移植事业发展的一个重要步骤。当然这有赖于整个社会的发展,如必须有先进的通讯设备和更快、更方便的交通工具等。

(3) 开展常规征寻。20世纪80年代中期,美国器官短缺严重,州及联邦政府产生了“要求征寻法”(required request law),即要求医院管理人员在病人死亡时征求其家属同意捐献器官或组织,但效果并不十分理想。应该进一步改为常规征寻的方法,即当有潜在的供者时,训练有素的专业人员从一开始就常规参与征求病人家属同意的过程,从而增加同意的机会。我国基层医院工作人员对器官移植了解很少,也没责任和积极性去主动争取可能的供体,所以在中国加强医务人员的责任,是会增加较多供体来源的。

## 六、发展多种器官来源

由于人类器官的移植受到多种因素的制约,致使人类器官短缺现象一时很难缓解,这种状况已经反过来成为制约器官移植发展的瓶颈。为了器官移植技术的发展,为人类的健康创造福音,人类必须大力开发多种器官来源,其中之一就是异种器官来源。由于免疫抑制治疗的药物和手段已有很大发展,使人们有可能抑制住强烈的异种排斥反应,所以近年来又重新兴起异种器官移植热。如果能达到预期目标,人类器官短缺的困境将能得到一定的解决。另外,人工机械器官、人造有机器官的发展前景,也令人关注。而人类胚胎干细胞研究的进展,则会完全解决器官来源短缺的问题,并且使人类器官移植的现状得到根本改观。

# 第十四章　生殖科学与社会文化的互动

社会文化相对于日新月异的生殖科学技术进展而言，往往处在相对稳定和滞后的状态。关于生殖与健康、婚姻与性、生育与家庭、生殖与亲情、生殖与伦理等关系，社会文化自有一套已经形成的传统的观念，这些观念也已深深地整合在传统文化的价值观与行为规范之中，具有较大的稳定性、继承性和保守性。当生殖医学迅速发展并创造出了可以任由人类随意控制自己的性、生殖、生育的技术时，人类对于这些活动的价值取向和价值判断必然会陷入双重标准和矛盾境地的困惑之中，这样，生殖科学的高新技术与社会文化、社会规范的激烈碰撞和冲突也在所难免。这种冲突的结果，一方面使得社会文化和社会规范或迟或早地作出调整以适应和推动生殖科学新技术的快速发展；另一方面也会引发社会文化和社会规范对生殖科学活动的或多或少的制约。

## 第一节　生 殖 技 术

人类生殖不仅与个人有关，而且与整个社会发展关系密切。生殖医学及其高新技术不仅要保障个人的生殖健康和家庭幸福，而且要为整个社会、整个人类的健康服务，促进社会的进步和民族的兴旺发达。当代生殖医学及其高新技术的迅速发展已使人类在许多方面可以调整、控制自己的生殖过程，其调整、控制范围还在不断扩大。

人类自然的生殖过程由性交、受精（精子与卵子在输卵管内的结合）、着床（受精卵发育成胚胎后在子宫内植入）和子宫内妊娠等过程组成。目前，一夫一妻婚姻制度的生殖过程以自然的生殖过程生育，家庭、夫妻、亲子关系明确。

生殖技术是非自然的生殖过程。现代医学提供三种基本生殖技术：人工授精(artificial insemination)、体外授精(in vitro fertilization)和无性生殖(cloning)。生殖技术既有一定的医学意义，同时也会造成一些传统文化与观念所不能接受的社会后果。在生殖技术的实施过程中，还会涉及其他相关的辅助生殖技术，比如，“代理母亲”、“性别选择”、“产前收养”、“孤雌或孤雄生殖”等。因此，在伦理和实践上会使家庭关系、婚姻关系和亲子关系更加复杂化。

## 一、人工授精

人工授精是用人工技术将精子注入母体，在输卵管受精达到受孕目的的一种方法，最早用于不育症的治疗。它的医学价值在于解决由男性不育引起的问题。这项技术又可分为使用丈夫精子的同源人工授精(artificial insemination by husband,AIH)和利用他人精子的异源人工授精(artificial insemination by donor,AID)。

同源人工授精用于性交障碍而不能授精者或精子缺少症需要采取浓缩措施者，或因免疫等因素干扰需要处理者等；异源人工授精用于男性不育症治疗失败者及有严重遗传病者等情况。

在同源人工授精时，从配子来源、受精卵部位和妊娠场所而论，精子来源于丈夫，卵子来源于妻子，受精部位在妻子输卵管内，妊娠场所在妻子子宫内，父亲是完全父亲，母亲亦是完全母亲，没有第三人参与。在异源人工授精时，母亲仍然是完全母亲，但由于精子来源于供体，结果就没有完全父亲，而有遗传父亲和养育父亲。人工授精的技术要求并不太高，成功率很高。现在，精子库在不少国家已经建立起来，这就开辟了人工生殖的更大的可能性。这样一来，人工授精不仅可以解决男子的不育症问题，而且，在一定范围内积极地推动了优生学的研究。这里出现了新的问题：在养育父亲和遗传父亲之间，谁对子女具有道德上和法律上的权利和义务，传统观念往往强调亲子间的生物学联系，法律上则尊重抚养、赡养原则而不主张根据生物学联系判定。此外，在异源人工授精中，对供体的健康状况、一个供体是否反复提供精子进行人工授精、同一供体人工授精后出生的子女间是否会通婚造成近亲结婚，亦成为人们关心的问题。

## 二、体外授精

体外授精俗称试管婴儿，它是用人工的方法使精子、卵子在体外(如试管)结合形成胚泡并培养，然后植入子宫自行发育的技术。包括诱发超排卵、人工授精与体外培养、胚胎移植等三个关键性步骤。主要适用于女性输卵管阻塞或异常引起的排卵障碍；各种因素导致的配子运输障碍；子宫内膜异位症，有的亦用于少、弱精子的男性不育症(这时所需的精子数远比体内授精为少)。其原理是取出卵巢的卵子在体外进行培养，并加入精子使之受精，受精卵发育到 2～8 个细胞时再植入子宫内。与自然生殖不同处只是受精部位不在输卵管，而在“试管”。体外授精技术已较为成熟，到目前为止，已经发展到第四代试管婴儿。由体外授精经胚胎移植所产生的婴儿俗称第一代试管婴儿；卵胞质内单精子显微注射，俗称第二代试管婴儿。主要适应证有：严重的少、弱、畸精症，不可逆的梗阻性无精子症，生精功能障碍等。

胚胎植入前遗传学诊断(PGD)为胚胎植入前行遗传学选择,称为第三代试管婴儿,主要用于单基因相关遗传病、染色体病、性别相关遗传病及可能生育异常患儿的高风险人群等。核移植与胞质移植,即将供者的卵核或卵胞质移植到受者的卵母细胞中,置换后的卵细胞再同精子在体外结合,形成受精卵后移入女性体内,主要是为了提高卵子的活力,有人称之为第四代试管婴儿。

一般情况下,体外授精不需第三者作为供体,所以父亲和母亲都是完全父亲和完全母亲。如果体外授精时采用他人的精子(供体精子),这时,母亲仍是完全母亲,但同时有遗传父亲和养育父亲;如果体外授精时采用他人的卵子(供体卵子)和父亲的精子,则父亲是完全父亲,而同时有孕育母亲和遗传母亲;如果体外授精时同时采用他人的卵子和他人的精子(供体卵子、精子),则同时有孕育母亲和遗传母亲以及养育父亲和遗传父亲;如果在上述的各种情况下,将受精卵发育到2～8个细胞时植入别人的子宫,并在其中发育成长,这就出现了所谓“代理母亲”。有的学者将遗传父亲、遗传母亲和孕育母亲称为“生物父母”,而将养育父母称为“社会父母”,他们是道德和法律上的合法父母。

体外授精的现实目的和作用是十分明确的,是治疗不孕不育症的最重要和最有效的手段和方法。体外授精技术还可以与遗传学研究和优生学研究密切结合起来。比如,对有遗传病的病人胚胎进行着床前遗传学诊断,发现遗传缺陷者则不用于胚胎移植;也可为早期胚胎进行基因治疗提供可能性;对严重少精或弱精病人,可通过显微操作技术,选择一个健康的精子直接注射到卵子中使卵子受精;甚至有可能把某些优秀基因植入受精卵内。那些已经做了输卵管结扎绝育手术的妇女,因为种种原因需要恢复生育功能时,体外授精还可以帮助她们,起到生育保险的作用。

目前,无论是人工授精还是体外受精,都存在商业化问题,代孕母亲、捐精、捐卵的商业化趋势有愈演愈烈之势。在国外,精子、卵子买卖十分盛行,美国除路易斯安那州外的其他各州都允许出售卵子。在我国,商业性质的代孕母亲、非法采精、出售精子也时有出现。这种商品化有损人的尊严,同时会带来一系列社会问题,需要完善相应法规加以规范。

## 三、无性生殖

无性生殖是属于遗传工程的细胞移植生殖技术,即用细胞融接技术把单一供体细胞核移植到去核的卵子中,从而创造出与供体细胞遗传上完全相同的机体的生殖方式。无性生殖本来是简单生命形态的繁殖方式,例如单细胞生物可通过分裂而一分为二。现在不仅在低等动物,而且在蛙类亦实现了无性生殖的个体。这种无须通过精子与卵子的结合,而是利用一定科学方法即核移植技术复制与亲代在基因上相同后代的技术,又称生物复制。其基本原理是去除或破坏卵细胞的核,而植入供体细胞的核，由于供体细胞核有整套遗传密码，这种移植核的卵子在一定条件下进行细胞分裂，逐步产生个体，这种新的个体是无性生殖的产物。1997 年 2 月，英国对罗斯林研究所科学家用克隆(cloning)技术，通过单个绵羊乳腺细胞与一个未受精去核卵结合，成功地培育出了第一只克隆绵羊的成果首先进行了报道。接着，美国俄勒冈州的科学家公布了他们令人惊奇的成果，他们使用猴子胚胎细胞的无性生殖成功地培育出了两只猴子。这两个报道引起了世界科学界、政府和社会的极大关注。因为，这些报道说明，人类的无性生殖在生物技术上已经没有什么难以逾越的障碍了。人们不怀疑无性生殖在动植物上的应用能为人类带来的极大的好处，但对于人类的无性生殖，即所谓"克隆人"设想，人们则忧心忡忡。"克隆人"的提出引发了世界范围的关注和争论。许多国家的政府都明令禁止克隆人研究。2005 年 2 月 18 日，第 59 届联大法律委员会通过一项决议，要求各国禁止有违人类尊严的任何形式的克隆人。不仅反对生殖性克隆，也反对治疗性克隆。美国、德国、荷兰、巴西等投票赞成克隆人，而中国、比利时、英国、日本、新加坡等国投了反对票。绝大多数国家赞成禁止将克隆技术运用于人的生殖，但包括中国在内的一部分国家认为应该支持治疗性克隆，即克隆人的胚胎以获取干细胞，用于治疗帕金森病、糖尿病等严重疾病。而反对者则认为治疗性克隆与生殖性克隆只有一步之遥，如果没有明确严格的立法，特别是如果科学家缺乏道德自觉与社会责任感，就很容易导致克隆人的出现。

克隆人的争论绝不是简单的科学技术问题，而是关系到生命的价值和尊严、人类社会生存与发展趋向的重大问题，需要深入的思考。

## 四、性别选择

自古以来，人类就有按自己的意愿选择生男生女的愿望，现代生殖医学的发展，已经对性别选择有了可靠的技术手段。性别选择的愿望今天在技术上已经可以成为现实。

所谓性别选择(sex selection)是指人类按生育者个人对下一代性别的意愿而产生下一代，换句话说，就是根据人类主观愿望选择后代的性别。其方法有孕前选择与孕后选择。孕前选择主要是采取适当方法控制和选择精子的类型，如带性染色体 Y 的精子使卵子受精则发育成男性胎儿，带性染色体 X 的精子使卵子受精则发育成女性胎儿。孕后选择是根据产前诊断结果(如性染色体的检查，性器官的超声波检查等)而进行的性别选择。性别选择在医学上的价值在于控制性遗传病，例如血友病，因为血友病与 X 染色体基因异常相关，所以，如果母亲是血友病携带者，其男性胎儿患血友病的几率远大于女性胎儿，由于产前不易诊断出血友病，以通过胎儿性别鉴定和选择性流产为宜。性别选择技术切不可滥用，滥用的结果会是灾难性的，它极有可能造成社会人口性别比例不平衡，其后果不堪设想。比如，一些亚洲国家有传统的重男轻女的倾向,容易滥用性别选择技术,其结果必然造成男女比例失调和其他严重社会问题。

# 第二节　生育控制

生育控制(birth control)对于个人、家庭以及社会的发展都是非常必要的。它是指通过避孕、终止妊娠、绝育等技术手段对人类生育机能的调节和生育行为的控制。生育控制既是现代社会迫切需要的技术,同时它又与各种传统文化存在着尖锐的矛盾。实际上,生育控制所要考虑的是,在充分考虑国家、民族、人类整体和子孙后代利益的前提下,如何实现人类生育自由,以及社会和国家对个人生育自由限制的问题。个人生育权利不是绝对自由的,要与社会民族的利益和子孙后代的权益相一致,社会控制也不是绝对的,要以尊重个人的生育权利及真正造福社会为目的。在我国,计划生育被定为基本国策,2001 年颁布了《人口和计划生育法》,计划生育从此完全纳入法制轨道。

## 一、避孕

避孕(contraception)是指用一定的技术或方法,防止或阻止妇女怀孕的一系列措施。早在古埃及时代,就已经有关于避孕方法的记载了,说明它是人类长久以来的愿望,同时也存在相应的争议。对避孕的道德质疑主要来自宗教或传统世俗的观念。18 世纪以后,人们才开始逐渐地接受避孕的观念。反对避孕的主要理由还是避孕方法的效果不佳和安全问题。20 世纪以来,由于安全有效的避孕方法问世,人们的态度才渐渐得到改变。

避孕是生育控制的首要措施,同时,采取科学的避孕方法可以减少妇女的发病率和死亡率。但是不同地区、不同国家、不同民族避孕的普及状况差异很大,这与不同社会文化、社会习俗有密切关系。据统计,在全球范围的育龄妇女中采用避孕措施者不足 50%,在发达国家和东南亚都超过 70%,可是在南亚和大洋洲只占约 30%,而在非洲还不足 15%。近年来社会在生育调节和控制的研究中,除了继续改进现有的避孕药具,提高效果,减少不良反应,并继续考察其长期安全性外,亦重视开发生育调节新方法,同时加强和改善技术服务,并且注意对生育调节行为和社会因素影响的研究。

对于避孕采取消极态度的主要原因之一是传统思想。过去,避孕得不到社会的公认,甚至认为不道德。“多子多福”的封建思想是众所周知的消极因素;生育要由上帝安排至今仍是某些宗教界人士的观点;过低的文化水平和缺乏避孕的基本知识实际上仍是未采用避孕方法的主要原因。值得注意的是,有的调查结果指出,丈夫的反对也是妻子未采用避孕方法的原因。

## 二、终止妊娠

所谓终止妊娠也就是指人工流产(induced abortion),其技术已有不短的历史,但有较大进步是在20世纪中叶以后。终止妊娠的基本技术包括药物和手术,它的使用越来越广泛,同时也越来越简便、安全。

终止妊娠常用于以下几种情况:孕妇疾病情况较重,继续妊娠危及孕妇生命者;胎儿有严重遗传性、先天性等疾病,预期难以维持妊娠或将成为异常儿者,这两种情况可归为因医疗指征而终止妊娠。此外,在计划生育采取避孕措施失败时将终止妊娠作为补救措施。至于其他社会因素如婚姻前怀孕、婚姻外怀孕以及强奸致孕产生的后果也往往需要通过终止妊娠措施来解决。过去一般常规应用手术法,现在除手术法亦有药物流产法。

终止妊娠一般应于早期进行,即早期终止妊娠。但有时因遗传疾病、先天疾病等确诊较晚,而不得不进行中期终止妊娠。

终止妊娠虽然在保护孕妇健康、避免异常后代出生以及控制人口数量方面有积极意义,但在社会文化、宗教习俗、伦理法律等方面的争论却相当激烈,分歧也是巨大的。争论的问题很多,焦点是"生的权利"问题。从生物学的意义上来说,受精卵是生命个体的开始,但是从社会学的角度来看,受精卵显然还不能算是一个社会成员。而生命从什么时候开始的问题,直接关系到终止妊娠技术运用的合法性。从受精卵直至临产前夕,终止妊娠技术都能成功地达到终止妊娠的目的,但其中的意义是完全不一样的,它可能被视为合法,也可能被视为非法,甚至被认定为谋杀。不同文化背景的社会对终止妊娠仍然持有不同的态度。发展中国家由于控制人口的需要,一般是允许人工流产的。禁止终止妊娠的国家大体有三种情况。一是宗教信仰。早期基督教认为,一切人工流产都是错误的,因为胎儿从妊娠起就有完全的人性,人工流产是不人道的。1989年美国还发生了关于反对人工流产和主张人工流产合法化的全国大争论。二是鼓励生育的一些发达国家。这些国家人口增长缓慢(或呈负增长),国家人口政策是鼓励生育,禁止人工流产,如苏联和东欧国家。三是为了保护妇女健康和期望增加劳动力,而对人工流产有某些限制的国家,如德国、比利时、澳大利亚、意大利等国。

值得提出的是,将人工流产定为非法的国家和地区常常出现大量妊娠妇女采取"非法人工流产",而不是采取科学的终止妊娠法,导致感染、死亡者颇多。即使将人工流产定为合法行为,也不宜把它作为控制生育的主要措施,因为反复进行人工流产不利于妇女的健康,它只是避孕失败后的补救措施。至于社会上对终止妊娠技术的滥用,则会造成不良的社会后果。一方面,技术滥用毫无疑问将直接影响到妇女的身体健康,不管终止妊娠的技术多么安全,终究是对女性生殖器官的一种损害。另一方面，终止妊娠技术的滥用也会导致一些人对性行为采取不负责任的态度，这种态度的后果就是使人工流产率大大提高，造成恶性循环，最终将危及下一代。在中国，社会上对终止妊娠技术本身并不存在伦理道德方面的争议，但是有人出于对生殖知识的缺乏，没有采取或没有正确采用避孕措施，造成严重的技术滥用问题。此外，婚前、婚外轻率的性行为导致的终止妊娠为数也不少，应引起社会的广泛关注和警惕。

## 三、绝育

所谓绝育(sterilization)是采取手术方法中断生育能力。目前推广的绝育手术主要是用手术切断或结扎男子的输精管或者女子的输卵管，使精子或卵子不能通过。这种手术是有效和安全的，在控制人口数量和提高人口素质方面都有积极作用。

女性绝育术主要是输卵管结扎，应用很广泛，估计全球有1.38亿育龄妇女已采用此法，约占育龄妇女的16%，并有部分妇女采用输卵管黏堵法。

女性绝育术的自愿者日渐增加的原因是多方面的，已被公认的安全和长期高效是主要原因。很多国家政府支持采用女性绝育术，并纳入规划加以鼓励。

男性绝育术也是安全和长期有效的方法，并且更简易可行，但是由于种种原因推广程度次于女性绝育术。

在绝大多数国家，从节育目的出发，自愿绝育被认为是个人的权利。争论的主要问题是应不应该以优生为目的而进行绝育。当夫妇一方或双方有严重遗传性疾病，绝育是消极优生学的一种措施，对家庭、社会和国家都可减轻负担，也可改善人类基因总的素质。掌握什么标准来确定哪些是遗传性疾病和怎样严重程度才算是达到绝育指征是一个难题。例如：对遗传性智力低下，有人主张应进行绝育，因为这样的父母不能照料其子女，子女们难以独立生活，而且从社会利益方面考虑也应该预防有缺陷的后代出生；但是也有反对者，认为生育权利属于人权的范畴，并且有的智力低下的夫妇无能力“知情同意”，不能构成自愿者。

另外，社会特殊群体的生育控制问题更是一个社会性质的问题，比如，单身女性，包括未婚女性、寡妇、女同性恋者及其他女独身主义者，是否享有异源授精生育权，各国伦理学、社会学、法学界始终存在分歧。他们中有人认为，“每位妇女都享有生育权利”只是一个纯粹的理论性的范畴，它必须受制于法律传统和维护子女具体利益的目的。尽管异源人工授精已经使生育与婚姻发生分离，并在自由主义思潮和个性运动的影响下，许多人已经选择和准备选择一种新的生活方式，如独身、同性恋家庭等。法律要保护基本的不伤害他人和有利于良好社会秩序和社会风尚的原则，文化上的争论如果不能证明对这一原则的违背，那就没有充分的、令人信服的理由去干涉这样一些人的选择。西方许多国家，如法国、瑞典、德国等都只允许生育在婚姻关系内进行，但在英国，1991年3月颁布的《人类生育和胚胎管理》的法规，却允许单身女性接受人工授精，并只要不育治疗中心同意，单身女性也有接受异源人工授精的权利，当然她必须充分考虑孩子未来的命运及是否承认父亲等问题。美国也有一些由最高法院通过的判例，明确“未婚女子同样享有宪法所规定的生育权”，无性交并非是生育权的法律障碍。中国吉林省于2002年11月1日正式生效了一项允许单身又决定终身不婚的女性通过辅助生殖技术获得一个自己的孩子的法规。在《吉林省人口与计划生育条例》第30条第2款规定：“达到法定婚龄、决定终身不再结婚并无子女的妇女，可以采取合法的医学辅助生育技术手段生育一个子女。”但是，这类法规的出台一定要慎重，需要全社会对此有充分的理解和宽容，并且在相关体制建设上要逐步完善，这样，才能保护好母亲和单亲儿童的权益。

## 第三节　遗传与优生

20世纪后半叶，生物医学突飞猛进地向前发展，为我们打开了遗传医学的大门。随着细胞遗传学技术和分子遗传学技术的不断创新，医学遗传学对人类疾病遗传机制的了解日益加深，为优生措施的实施提供了技术上的保证；同时，也涉及一系列社会、伦理、法律问题。

遗传是生物基本特征之一，它是指生物亲代的形态、结构和特点在下一代的重现，这种生物特征称为遗传(heredity)。优生指生育健康聪明的后代，保证遗传素质的质量是实现优生的要点。计划生育作为我国的一项基本国策，包括控制人口数量和提高人口素质这两个相辅相成的方面，优生则是提高人口素质的先决条件。优生也就是生优，“优而生之，劣而弃之”，是指运用遗传学原理改善人类群体的遗传素质，生育身心健康的后代，以促进人类在体力和智力上优秀个体的繁衍。

### 一、遗传、优生概述

现代遗传学的诞生应归功于奥地利的生物科学家G. J. 孟德尔(G. J. Mendel，1822—1884年)，他根据大量生物杂交实验结果，于1865年提出遗传的两个基本定律，即分离定律和自由组合定律。他的主要发现直到1900年才被欧洲几位科学家复证而受到广泛重视。1910年，美国生物学家T. H. 摩尔根(T. H. Morgen，1866—1945年)通过果蝇实验发展了染色体基因学说，并揭示了遗传因子分布的新定律——连锁交换律，这又是一大进展。之后，对遗传物质脱氧核糖核酸(DNA)等研究的进展又为分子遗传学奠定了基础。

20世纪中期，医学在人类染色体以及与若干疾病的关系方面又取得了进展，染色体检查技术不断提高,并相继发现一些遗传酶缺陷病。基因的研究日益深入,基因定位、基因诊断、甚至基因治疗都已提上日程。当前医学遗传学已成为重要学科,并出现了很多分支,诸如人类细胞遗传学、人类生化遗传学、群体遗传学、分子遗传学、免疫遗传学、肿瘤遗传学和基因工程学等。其目的一方面针对亲代进行防病治疗,一方面针对后代遗传性病症进行诊断和防治,而后一方面则包含于优生学的范畴。

1883 年,英国科学家 F. 高尔顿(F. Galton,1822—1911 年)第一次提出“优生学”(eugenics)一词,创立了研究如何改善人类的遗传素质、提高民族体魄和智能的科学。尽管优生概念起源很早,但优生作为一门学科,是高尔顿根据进化论和遗传学的进展而倡导的,其原意是“对于在社会控制下的能从体力方面或智力方面改善或损害后代的种族素质的各种动因的研究”,主张促使有优良或健全素质的人口增加,防止有不良素质的人口增加,以改进人类的素质。优生学的建立有其科学的基础,可惜在它发展过程中又受到种族主义逆流的影响,曾为反动统治阶级所利用,所以科学的发展也需要正确的思想指导。

经过一百多年的发展,优生学已经成为一门综合性、多学科的发展中的学科,并分为演进性优生学(积极优生学)和预防性优生学(消极优生学)两个分支。演进性优生学主要研究如何促进人类体质和智力优秀的个体繁衍,以改善婴儿的出生素质。它通过现代科学技术来限制、改造不良基因,实施健康遗传。现代医学发展中的新生殖技术如人工授精、体外授精、克隆技术、胚胎移植、基因工程等都可以作为积极优生学的主要手段。临床医学已经证明,胎儿的健康发育与妊娠期的卫生保健有一定的关系,所以,注意孕期卫生、提高产科技术和围产期保健也是积极优生学的重要内容。预防性优生学主要致力于通过采取各种措施,防止有严重遗传病和先天性疾病的个体出生。我国目前所进行的优生工作主要是预防劣生,所采取的主要措施有婚前检查、遗传咨询、产前诊断、孕期保健、选择性人工流产等,对那些有严重遗传性疾病的人、严重精神分裂症病人、近亲结婚者、高龄生育者等“不宜生育者”,应采取社会和医学干涉的办法来限制或禁止其结婚、生育。优生学和遗传学(包括医学遗传学)的不断发展,将继续造福于人类,促进民族、社会的发展。它们也是医学与社会学结合最紧密的领域,因为提高人口的素质既包括人口的思想、道德、文化、科学水平的提高(社会特征),又必然包括智力、体力、健康水平的提高(自然特征)。只有生育这样聪明健康的后代,家庭才会幸福,社会才能和谐发展。

## 二、产前诊断

产前诊断又称宫内诊断或出生前诊断,是指利用一定技术手段对胎儿健康进行检查,以及时发现在宫内和生长期患严重遗传病的胎儿,并决定是否采取选择性流产，防止出生后给家庭和社会带来不幸和负担，以达到优生的目的。依据产前诊断的内容将产前诊断划分为四类：①胚胎性别的产前诊断，主要用于伴性遗传疾病的诊断；②先天畸形的产前诊断，主要用于先天性畸形的诊断（如无脑儿、脊柱裂、神经管缺陷等）；③先天性代谢病的产前诊断；④染色体病的产前诊断。

产前诊断是与优生关系十分密切的一项现代生物医学诊断技术。随着技术的不断完善和优生知识的普及、深入，产前诊断这种能够尽早阻断种种不良遗传因素向后代传递的技术，越来越受到广大群众的欢迎，因而有着十分重要的优生学的意义。

正确地选择适应证，利用安全的诊断方法，进行产前诊断不会引起太多争论。问题主要是，在什么情况下应该进行选择性流产。反对选择性流产者认为，医生的职责是防治疾病，保护健康，即使病胎儿也具有平等的权利，医生只能诊治，无权决定其生死。主张进行选择性流产者则认为，产前诊断和选择性流产两者目的是一致的，都是防止严重遗传性、先天性疾病胎儿出生，以免给家庭、社会带来沉重负担，亦避免病儿出生后造成终身痛苦。总而言之，对严重病例进行选择性流产，可减少严重缺陷基因代代相传，是为整个人类造福，并可促进整个社会的发展。这里还涉及胎儿是否是人的问题，反对选择性流产者认为，不仅健康胎儿是人，严重病胎也是人；而赞成选择性流产者则把生物的人和社会的人区分开来，认为胎儿只有生物学生命，但是还未达到人类的人格生命。这里把生物学生命（human being）和人（person）分为两个有联系而又有区别的概念，认为胎儿还不是人，并没有绝对的出生权利。现在赞成这种观点者较多。所以，根据产前诊断的结果，依据生命价值原则和优生原则，为了人口质量的提高，应制止患病胎儿的出生，采取选择性人工流产结束其“生命”，对于许多社会来说，是符合道德标准的。

## 三、遗传咨询与遗传普查

遗传咨询是指从事医学遗传学的专业人员或咨询师，根据服务对象的要求，对遗传性疾病的病因、遗传方式、诊断与防治、在亲属和后代中的再发生风险率作出判断、解答、指导的过程。遗传咨询是预防遗传性疾病、提高人口素质的有效环节之一。

遗传咨询是一种特殊的医学形式，其目的是通过经专门培训的医生向委托人或他的家庭提供有关遗传病的诊断、遗传机制、预防和处理该病的方法等知识，以作为委托人或他的家庭决定是否要后代的依据。遗传咨询所产生的关系有别于通常的医患关系：一是所涉及的疾病主要是基因或遗传物质异常的结果；二是作出决定的焦点是某种疾病在一对夫妇的未来的后代中发生的概率如何；三是关心的主要对象不是病人，而是夫妇或家庭；四是咨询的目的不是治疗疾病，而是根据相关的知识，由委托人作出某种决定。在咨询服务过程中要求咨询者与被咨询者双方共同合作才能进行,但由于医务人员是遗传咨询的主体,是起着关键作用的主要一方,有其基本的道德要求,即医疗行善原则,尊重与求实原则,坚持保密原则,等等。

所谓遗传普查是指在一定数量的人类群体中,对某些遗传性疾病携带的个体进行普遍调查,从而探索治疗和预防的措施。有关遗传普查的争论很多,有人主张积极开展遗传普查,认为这是减少和防止遗传病的有效措施和提高遗传素质的必要途径。有人则认为广泛开展遗传普查,尤其是 DNA 测试(查明基因构成)会带来严重的社会问题。实际上先天遗传素质是重要的,但不是唯一重要的,后天因素亦不能忽视,过分强调基因型,可能造成受教育和就业等一系列不平等,出现"优"者和"劣"者之分,后果不堪设想。比较合理的主张是对重点遗传性疾病或某些易感性问题进行普查,这对保护健康是有益的,对人类群体具有预防价值。遗传普查可以了解人群中遗传性疾病的分布情况、遗传倾向,从而为提出预防措施、探索治疗方法提供依据。

## 四、遗传与基因工程

基因工程是指应用现代化的生物科学和遗传学技术对基因进行操纵或改造的科学工程。它是遗传学在应用方面的重点工程,包括细胞工程、重组 DNA 技术和蛋白质工程等。在医学遗传领域,主要有人类基因分析、基因诊断和基因治疗三个方面的内容。

基因工程应用于农业、畜牧业是重要的科学进展,将基因工程应用于人类,实际上是基因的移植或改造,可通过人工改善生命质量,从而形成人类的新能力和素质。基因治疗技术在医治遗传性疾病中的应用,对治疗人类的一些顽症、提高生命质量、促进健康有一定的积极意义。

基因工程中存在的问题也是显而易见的。一是不完善的技术可能导致的伤害。基因治疗既可以治疗遗传病病人,又可以使其后代不再患病,是一种使遗传病得到根治的方法。但是不成熟的技术和潜在的危险将对人类产生的影响是不确定的。生殖细胞基因治疗改变了生殖细胞的遗传物质,传至后代,其未来效果不知,可能对后人产生危害。二是高昂的治疗费用和卫生资源分配的公平性问题。目前所应用的基因转移细胞都是已经分化的细胞,其生命周期有限,病人需要反复接受治疗,治疗费用十分昂贵。所以,有人对是否应该将有限的卫生资源花费在基因治疗上提出了质疑。三是关于遗传信息保密的问题。人类基因组计划中的一个目标是通过家系分析,测量不同性状连锁遗传的频率,在整体水平上对遗传模式绘制遗传连锁图。遗传连锁图对某些家族来说可能包含预警信号,即该家族对某一种疾病具有易感性,患该种疾病的概率相对较大。而在怎样对待这些信息的问题上则出现困惑,有人认为,应该以尊重遗传信息的隐私权为前提,只有当医学上确定会出现严重的不可避免的疾病时,才可告知,然而这在实际中很难掌握。

对基因工程的研究越来越受到世界各国的重视，而对基因工程可能带来的负面效应，也引起了高度的重视，社会正在从安全设施方面加以严格限制。可以预见，随着现代科技的发展，基因工程将在揭示人类生命奥秘的进程中发挥巨大的作用。

## 五、胎儿研究与缺陷新生儿

关于胎儿研究有两种情况。一种情况是，利用无损伤性技术检测胎儿健康，取得充分的动物实验依据后对胎儿进行新的治疗措施的研究；或利用死胎及其组织进行子宫外研究等，这不会引起什么争论和非议。另一种情况是，利用有损伤性技术(invasive technique)检测胎儿情况；或是没有充分动物实验依据即探索新的治疗措施对胎儿的影响；或是利用活的胎儿进行子宫外研究等，对此，各方面的看法也基本一致，都认为这是不符合伦理原则和不能允许的。引起争论的主要问题是，对于子宫外不可存活的活胎儿如何对待，例如几个小时内这个胎儿即将死亡，在这几个小时内能不能进行研究，以求获得有益于医学发展和有利于胎儿保健事业的科学知识。胎儿不可能表达同意，父母亲亦无权代替胎儿表态，依靠医学道德机构临时作出决定，事实上也有困难。怎样才能实现良好的愿望，人们陷入了动机与效果、手段与目的的两难困惑之中。

缺陷新生儿的处置也是一个非常棘手的问题。所谓缺陷新生儿是指由遗传、先天、感染或外伤等原因造成的胎儿发育不全、变态发育或损伤所致的生理缺陷，尤其是智力缺陷的新生儿。在这些缺陷新生儿中，有的缺陷是目前医学可以救治和矫正的，如先天性马蹄形内翻足、部分脊柱畸形、肢体先天畸形等。但是，还有很多严重的缺陷在目前医疗条件下是无法解决的，有的会在短期内死亡；有的虽然可以在现代医学技术帮助下维持生命，但将完全丧失生活能力和劳动能力；有的智力严重低下，不可能作为一个有自我意识的人而存在和生活。先天缺陷新生儿的病因复杂，迄今未有定论。一般认为病因主要归为两大因素：遗传因素和非遗传的致畸因素。

如何处置严重缺陷新生儿的问题一直困扰着医生、家庭和社会，根本的解决措施在于预防缺陷儿的产生和控制缺陷儿的出生。一是通过避孕等措施加以预防，二是通过加强孕期保健进行预防，三是通过人工流产来加以控制。然而，目前世界上已经知道的4000多种遗传病中，能在母体内查出的仅占25%，有些遗传病直到目前还不明原因。在这种情况下，绝大多数由遗传因素所引起的缺陷胎儿将在母体的子宫内生长发育直至出生。这样，缺陷新生儿的处置问题必然摆在人们的面前，不予抢救是否违反伦理和医德，如果抢救，可能是费用高昂，而且还可能是人财两空。另一方面，医务人员、家属和社会舆论对具体情况的分析和认识也往往相互冲突。这些情况，也需要通过广泛的社会文化的研究和医学伦理的讨论，使偏见和冲突在一定程度上得以避免和消除。

## 第四节 生殖科学进展对社会的影响

生殖科学在广度上和深度上的不断发展已经使其成为当代非常重要的学科。世界卫生组织专门建立了人类生殖研究特别规划,并提出人类生殖必须在国家水平上和整体的相互关系基础上进行分析,将计划生育、母亲保健、婴儿和儿童保健、控制性传染疾病列为生殖保健政策的基石。近年针对艾滋病的蔓延又做了专门的规划,可见,有关生殖科学的问题的重要性日益为社会和科学界所认识。

### 一、对社会发展的有利影响

生殖科学对社会发展的有利影响是显而易见的。就生育控制来说,国际上已将人口问题、环境污染问题和资源贫困问题列为全球性向人类挑战的“3P”(population,pollution,poverty)问题,其中的人口问题得不到解决,环境污染问题和资源贫困问题必将进一步恶化。如果人类坚持无限制的生育而不控制的话,完全可能使人口膨胀,最终导致能源枯竭、环境恶化、经济滞后、失业率上升,从而危及人类本身的生存。社会通过生殖科学的新技术控制了人口的过快增长,减轻了人口数量的巨大压力,对社会发展产生了有利的影响。

社会的发展是靠生产力来推动的,发展社会生产力首先需要重视人类自身的质量,这就涉及人口质量的问题。生殖科学的技术使人类的优生优育、提高人口素质成为现实,而优良的人口质量是保证社会发展和民族繁荣的关键,具有重要的现实意义和深远的历史意义。

生殖科学及其新技术在人的整个生命过程中维护着人的生殖健康,它向人们提供计划生育、不孕不育、优生优育、母婴健康、生殖道感染、性健康、性安全等的预防、治疗、教育、咨询和服务。

总之,任何一个学科的出现和发展都取决于社会发展的需要又转而为社会发展服务。生殖科学及其新技术正是适应了社会发展的需要而形成和发展起来的,现在正在为社会发展不断作出新的贡献。

### 二、生殖科学进展引起的社会问题

生殖科学及其新技术的发展,与其他高新医学技术一样是人类的一种进步,它所带来的医学价值和社会意义是不可否认的。只要社会对其进行有效的控制和管理,避免失控和滥用,生殖科学及其新技术将会真正成为人类的福音。但是,由于生殖科学及其新技术的每一步发展及应用都与人类的文化观念、风俗习惯、伦理道德、法律规范紧密相关，甚至常常发生碰撞、冲突，从而导致种种观念纠纷和社会问题。

**1. 对婚姻、家庭、亲子和亲属关系的冲击**

人类社会的婚姻与家庭经历了长期的发展过程，形成了目前的婚姻和家庭模式，确立了当代的婚姻和家庭关系，也确定了特定的夫妻、亲子和家属关系。然而，随着生殖医学的发展，尤其是生殖技术逐渐被应用，婚姻、家庭关系将会从许多角度受到冲击。

辅助生殖技术的运用涉及精子、卵子、胚胎的来源问题，这就会遇到生殖细胞、胚胎的地位如何确定？是否属于提供者的私有财产？如何界定冷冻胚胎的生存权？当事人的伦理关系如何确定？什么是父母？等等，上述非自然的生殖过程提及的所谓遗传父亲、母亲，养育父亲、母亲，代理母亲等，冲击了自然生殖过程中男女经过恋爱、婚姻结合确定夫妻关系、性关系而成为子女的父母这个传统的模式。尤其是如果人类的无性生殖、生物复制成为现实，则精子与卵子结合将成为不必要的条件，性行为、夫妻关系、婚姻制度都将受到挑战，生物复制成的个体按卵细胞而论应是母子关系，可是按载有遗传基因的核而论则不单纯是母子关系，是不是应以核的来源来判断亲子关系还是一个值得思考的问题。

**2. 对性观念的影响**

生殖科学的发展对性观念的影响，也是值得探讨的问题之一。自古以来性和生育是相互联系的，生育调节技术的发展可以有性的结合而不生育；而生殖技术的发展可以不需性的结合而生育，这样性和生育就可以不相互联系了。性和生育分离的后果将使我们困惑：这到底是人类文明的前进还是文明的退步呢？

**3. 对人类自身认识的影响**

人类辅助生殖技术颠覆了遗传学法则：由父母通过性细胞中遗传物质DNA的结合而产生后代。生殖技术切断了生儿育女和婚姻的联系，甚至切断了子女与父母在生物遗传学上的联系。尤其是，如果克隆人一旦成为现实，人类将从技术上可以实现“永生”。生老病死的自然规律将被打破，生命的神圣性将不复存在，人和人的生命将被重新定义，人类社会的基本价值观将受到极大的冲击。问题是，人类是否应当为了自身的需求而颠覆自然法则？人与自然应当保持怎样的关系？

**4. 对人类社会阶层的影响**

人类社会的发展是有规律的，它必然是逐步走向更高生产力水平，逐步缩小两极分化，进入到更合理、和谐的社会。如果优生学的发展是以提高整个人类的遗传素质为目标，那是无可非议的。但是在生殖科学发展的过程中如果有人企图通过遗传、优生、生殖技术等手段有意识地制造某些“超人”，反过来又有意识地制造某些低级的“机械操作工”，并且对于后者还选择性地掺入顺从、听话等基因。这种对社会分层人为地干扰应该予以高度的关注。

## 三、生殖科学的发展前景

生殖科学发展过程中可能引起的问题,并不表明是必然要发生的,提出这些问题的目的是使人深思,以使生殖科学沿着正确的方向发展。

科学的发展必须顺应社会的发展方向。人类应当走向进步,而不应倒退。人类只有一个地球,控制人口数量是现实的要求,也是一个历史阶段的要求,人类必须注意人口的发展与社会经济的发展相适应。

人类作为最高等的动物是通过漫长的历史长河进化而形成的。现在人们掌握的科学技术水平可以加快进化的过程,使人类的素质不断提高,但是必须防止种族主义、法西斯主义的悲剧重演。遗传优生学的发展必须沿着正确的方向,以普遍地提高人类的整体素质为目的,为促进社会的发展和人类的进步作出更多的贡献。

人类的爱情是高尚的,性爱是爱情中的重要成分,亲子间的感情也是美好的。人们应该使人类的爱情向更高尚的方向发展,使亲子间的感情向更美好的方向发展。防止性道德的堕落是防止人类道德败坏的重要环节,这是整个社会和所有成员应该追求的目标。

# 第十五章 医学、社会与死亡文化

## 第一节 死亡文化

### 一、死亡概述

无论是轰轰烈烈，还是平平淡淡，人生悲喜剧的最后一幕必然是死亡。也不论是达官贵人，还是布衣草民，殊途同归，都无法幸免死亡这一结局。毫无疑问，死亡本身是一种客观自然现象，不过，死亡的方式，以及由死亡所引起的种种问题则是一种社会文化现象。随着科学技术的发达、生产力的发展、社会的进步，人们关于死亡的观念发生了根本性的变化。人们不再把死亡看成是神的意旨，而是将其看成是生命过程的一个重要的组成部分，体现了新旧交替、永恒发展的宇宙普遍规律，从而消除了对死亡的恐惧，认识到"有生必有死"是不以人的意志为转移的客观规律，人类只能面对这一事实而无法逃避。只有正视这一事实，努力实现自己的人生价值，以有意义的一生和坦然的心态平静地接受死亡的降临，这才是应该有的人生态度和处世方式。

所谓死亡也就是人的本质特征的消亡，是机体生命活动过程和新陈代谢的终止。死亡的实质是人的自我意识的消失，严格讲，死亡也是生命过程的一部分。医学上把死亡分为三个阶段：一是濒死期，这是死亡过程的开始阶段，也称临终状态；二是临床死亡期，这是濒死进一步发展的阶段，宏观上是人的整体生命活动已经停止，微观上组织代谢过程仍在进行；三是生物学死亡期，这是死亡过程的最后阶段，是中枢神经系统和重要生命器官的消亡过程不可逆发展的结果。而人们对死亡这一自然过程的认识，也受到各个时期社会的政治、经济、文化条件、宗教信仰以及科学技术发展状况的影响。随着社会的发展，人们关于死亡的观念也不断得到更新，给死亡文化也不断注入了新的时代因素。从对死亡的迷惘、恐惧，到对死亡的平静、坦然；从对"优生"与"优死"的激烈争论，到"心死"还是"脑死"的艰难选择；从对安乐死的研究，到临终关怀的实践。这些既是医学的重要内容，又与社会学、伦理学、法学、心理学等有密切的联系，因此，科学地研究人类的死亡及死亡文化也是医学社会学的一项重要任务。

人类对于死亡的界定，也经历了一个漫长曲折的过程。在传统文化中，长期以来人们都是把心肺功能看做是生命的最本质的东西,心脏停止跳动、呼吸停止之时就是生命结束、死亡来临的时刻。古代和现代医学都是如此认定,心跳、呼吸停止成了死亡的代名词。这种观念在人类历史上沿袭了数千年,直到20世纪50年代还是如此。1951年,美国《BLACK法律词典》第四版仍以传统的"心死"给死亡下定义:生命之终结,人之不存,即在医生确定循环全部停止以及由此导致的呼吸、脉搏等动物生命活动终止之时。我国的《辞海》也把心跳、呼吸停止作为死亡的重要标准。临床医学使用的也仍然是以脉搏、呼吸、血压的停止和消失为死亡标志的传统的死亡标准。随着科学、社会的发展,传统的死亡标准无论在理论上还是在实践上都受到严峻的挑战。

## 二、脑死亡与死亡标准

传统的呼吸、心跳停止即为死亡的死亡标准在医疗理论和实践的发展中越来越受到来自各个方面的挑战,必然要由新的死亡概念来代替和补充,这样,脑死亡概念就应运而生。

**1. 关于脑死亡概念**

脑死亡就是全脑不可逆地丧失功能,包括大脑、小脑和脑干的功能。脑功能与心肺功能本来是密切联系的,脑功能的不可逆停止必然导致心肺功能的丧失,然而现代医学技术却可以把它们分离。现代医疗技术可以在一个人的脑部大面积或全部损伤后仍然维持他的心肺功能;反之,在使用体外循环装置做心脏手术时,可以有意使心肺功能暂时可逆地停止。这种心脑的分离使传统的死亡标准变得力不从心。人的死亡实际上是一个连续进展的物质变化过程,从病理生理学角度讲,脑死亡的过程中机体的新陈代谢分解要大于合成,组织细胞的破坏要大于修复,各脏器功能的丧失要大于功能的重建。一旦脑死亡确定,那么人的机体便处于整体死亡阶段。脑死亡的确定决定了机体各种器官在不久的将来很快出现死亡,这种变化是不可逆转的,脑死亡后即使心跳仍在继续,但是作为人的意志、信念、态度、素质、知识等则完全消失。作为人的特征性的东西完全消失,那么这个人也就不复存在了。

**2. 脑死亡标准**

医学界从20世纪50年代开始提出,60年代初认识到死亡是一个分层次进行的复杂过程,心肺死亡并非绝对意义的整个人体死亡,心跳、脉搏、呼吸的停止只是死亡的阶段之一,并不表示大脑等器官的真正死亡;临床急救技术和心肺机的更新,心肺功能已经证实可被人工代替,而迄今为止大脑功能一旦不可逆停止,则不可恢复,传统心肺死亡标准因此被脑死亡取而代之。脑死亡是指某种病理原因引起脑组织缺血、缺氧、坏死,致使脑组织机能和呼吸中枢功能达到不可逆转的消失阶段,最终导致病理死亡。目前,世界上基本公认1968年美国哈佛医学院特设委员会的死亡标准为较有权威性的脑死亡标准，即哈佛标准，描述如下：①不可逆深度昏迷，病人完全丧失了对外部刺激和身体的内部需求的所有感受能力；②自主呼吸停止，人工呼吸时间停止 3 分钟仍无自主呼吸恢复的迹象，即为不可逆的呼吸停止；③脑干反射消失，瞳孔对光反射、角膜反射、眼运动反射均消失，以及吐咽、喷嚏、发音、软腭反射等由脑干支配的反射一律消失；④脑电波平直或等电位。凡符合以上标准，并在 24 小时或 72 小时内反复多次检查，结果一致者，即可宣告其死亡。但同时规定，服用过镇静剂、低温（低于 32 ℃）或其他代谢原因导致的可逆转昏迷除外。对婴幼儿的脑死亡诊断必须更加慎重。

## 三、确立脑死亡标准的意义

由人类几千年以来的传统的死亡标准发展到运用新的脑死亡标准，是医学也是整个人类对于死亡认识的一个质的飞跃。脑死亡标准的确立，无论对于医学的发展还是整个社会的进步都是具有重大意义的。

第一，脑死亡标准的确立有助于加深对于人的本质、人的价值的认识。人与动物存在着本质的差别，根本在于，人是具有自我意识的实体。如果一个人永久地失去了意识，没有感觉知觉，没有情感体验，那么人的真正的生命也就完结了，其生存的价值也随之丧失。这也帮助我们更深刻地从人的意识功能来理解作为人之存在的本质。

第二，脑死亡标准的确立有利于更科学地维护人的生命权。人的生命权包括人的生存权利和死亡权利，以脑死亡作为死亡标准更科学。在病人脑死亡之前，可以全力抢救，因为呼吸和心跳停止并不能表明人体必然死亡，抢救治疗有可能使病人"死"而复生，维护了病人的生存权利；如果因脑死而抢救无效，则可以毫无遗憾地死去，因为大脑一旦处于不可逆转的昏迷状态，人的死亡也就在所难免，这样的死去也是维护了人的死亡权利。

第三，脑死亡标准的确立可以推动器官移植技术的发展。供体的来源以及数量和质量一直是制约器官移植技术进步的瓶颈，如果没有科学的死亡标准，器官摘早了，会触犯刑律；摘迟了，极大地影响了器官的质量，影响了器官移植的成功率。科学的脑死亡标准可以解决这一两难的尴尬处境。

第四，脑死亡标准的确立直接有益于安乐死的理论实践。脑死亡标准将人的意识主体和生物主体分开，当一个人丧失主体意识后，其生物主体就失去了人的价值和生命的价值。这时候所有一切医学治疗的努力只是无谓的浪费，安乐死也就应该成为必然。

第五，脑死亡标准的确立有利于合理利用有限的医药资源和人力资源，减少医疗开支费用。否则，医学和社会往往会盲目地运用现代的高新医疗技术延长一种已经脑死亡的无意识的"植物性"生命状态，浪费宝贵的医药卫生资源。而脑死亡标准在很大程度上可以克服这种弊端。

第六,脑死亡标准的确立以及在实践中的运用,也将会对人文社会科学的发展产生影响。脑死亡的理论和实践无疑要涉及民事诉讼、刑事诉讼、行政诉讼、人寿保险、遗产继承、纳税以及文化、伦理、习俗、观念等方面,促使人文社会科学的思考和研究,推动人文社会科学的进步和发展。

# 第二节 安乐死

在公元前2000多年用楔形文字刻在一块岩石上的巴比伦国王汉谟拉比法典里,曾记述着这样一句话:"如果一个医生看见他的病人不能被治愈,他就不必关心那病人,因为那病人将死去。"这大概是安乐死最古老、最原始的理论根据。

"安乐死"一词源于希腊文euthanasia,原意为"无痛苦的、幸福的死亡"。在17世纪以前此词一般指"从容"死亡的任何方法。在古希腊,允许病人结束他们自己的生命,有时有外人帮助。在中世纪,基督徒绝对禁止结束病人的生命。17世纪弗兰西斯·培根(Francis Bacon)则把"euthanasia"用来指在采取措施后病人死亡,或加速死亡。他赞扬延长寿命是医学的崇高目的,但安乐死也是医学技术的必要领域。19世纪中叶,W. 蒙克(W. Munk)把安乐死看做减轻死者不幸的特殊医疗措施,但反对加速死亡。20世纪30年代,欧美各国就有人积极提倡安乐死,但由于希特勒在第二次世界大战期间,以安乐死的名义杀死了有慢性病的病人、精神病人和非雅利安人达数百万,这使人们对安乐死十分敌视,把它视为杀人的手段。因此,相当长一段时间内,人们往往回避讨论安乐死。直到20世纪60年代末70年代初,随着病人及家属的要求,安乐死再一次被提出,也给社会学、法学和伦理学提出了新的课题。

## 一、安乐死的概念及分类

安乐死是指对那些患有不治之症、死亡已经临近而且极端痛苦的病人,停止采用人工干预的方式以缩短痛苦的死亡过程,或为了制止疼痛的折磨而使用可能加速死亡的药物,以加速其死亡,用药物或其他方式实现其结束生命愿望的一种临终处置。它是人的生命过程中死亡阶段的一种良好状态和达到这种良好状态的方法,而不是人的一种死因或者一种致死手段。安乐死的目的在于避免病人承受死亡的痛苦和折磨,改善死亡前的自我感觉状态,维护死亡时的人的尊严。

安乐死实施的主要对象是晚期恶性肿瘤失去治愈机会者;重要生命器官严重衰竭并且不可逆转者;因疾病或意外伤害致使大脑功能丧失者;先天严重缺陷新生儿(如无脑儿);患有严重精神病症,本人已无正常感觉、知觉、认识等,经长期治疗已无可能恢复正常者；先天性智力丧失、无独立生活能力并无可能恢复正常者；老年痴呆病人和高龄的重病或伤残者。这也是区别是安乐死还是他杀或自杀的重要依据之一。安乐死实施范围的具体规定还应根据医学科学的发展而不断进行调整。如晚期恶性肿瘤，随着各种肿瘤治疗技术的发展和对晚期肿瘤病人止痛等治疗的进展，对晚期肿瘤病人实行安乐死的范围和时间将会缩小和后延。

我们可以从安乐死的分类来进一步认识安乐死的概念的外延。

**1. 被动安乐死与主动安乐死**

安乐死从一般意义上可分为两大类：被动安乐死和主动安乐死。被动安乐死又称消极安乐死，它是对在科学的诊断后确诊为不可逆转的危重病人采取终止延长病人生命的措施，听任病人自然死亡。一般情况下还未明显触犯法律问题，并逐渐被病人家属所接受。主动安乐死又称积极安乐死，主要是指医务人员或其他人员，采取某种措施加速病人死亡，狭义的安乐死主要是指这种情况。世界各国法学界、伦理学界和社会学界关于安乐死的争论主要是针对主动安乐死。

**2. 自愿安乐死与非自愿安乐死**

自愿安乐死主要指病人在失去自主意识前，口头或书面(含遗嘱)主动要求安乐死，对这种病人施行的安乐死称为自愿安乐死。

非自愿安乐死，严格的概念应是病人对安乐死未曾表示过态度，由其家属和其他法定监护人同意后而实行安乐死。这种情况主要是对那些无行为能力的病人，如婴儿、脑死亡病人、昏迷不醒病人或智力严重低下者所实行的安乐死。

## 二、安乐死与相近概念的区别

**1. 安乐死与安死术**

安乐死原意为无痛苦死亡，而有人就把它同安死术(又称为"无痛苦致死术")混为一谈。安乐死包括"为解除痛苦而致死"和"无痛苦地死亡"两个含义，它主要指当不可逆转的病人在死亡进程中面临难以忍受的痛苦时，而用无痛苦的方式让其进入死亡阶段，以免除难以忍受的痛苦。这里绝非仅指死亡者临终的感受是否痛苦，而是指一种具有伦理学意义和法学意义的行为。而安死术仅仅包括"无痛苦死亡"一种含义，只是一种实施死亡的手段。它早期源于自杀，后来又逐渐用于处死死囚。1980 年美国医生吉鲁士发明了"安乐死药丸"，能使人在几秒钟内死去，从而使安死术达到登峰造极的阶段。由此可见，安死术既可以作为安乐死的致死方式，也可以用以自杀和谋杀。过去希特勒就是用安死术来对付非雅利安人的。因此，只有在理论上分清安乐死和安死术的根本区别，安乐死才能真正用于解除许多临终病人的痛苦，才能被社会上大多数人所接受，才能防止利用安乐死"故意杀人"。

**2. 安乐死与“受嘱托杀人”**

安乐死是病人的疾病在当时医学发展状况下确实无法医治，而又忍受着巨大痛苦时，医生根据病人的请求或病人在昏迷时其监护人的请求而采取的行动。“受嘱托杀人”是指接受他人的请求而将人杀死，包括医生接受一些非“晚期”、非“致死”的病人，甚至包括一些心态不正常的患一般疾患的病人的要求，用安死术将其致死。这是严重违反法律和伦理的行为，这种行为与安乐死是有着根本区别的。

**3. “生命的权利”与“生存的权利”**

对“生命的权利”历来有两种意见，一种意见认为生命的权利即生命存在的权利，也就是生存的权利，人类生命的活动是争取生存的活动，是不能转让和放弃的，应斗争到最后一息，因而安乐死是违法的，是丧失人的尊严的。另一种意见则主张“生命的权利”应包括“生存的权利”和“死亡的权利”两个内容，其中“死亡的权利”又是宪法中规定的公民的“自由权利”的一部分。1976 年在东京举行的安乐死国际会议发表的宣言中，要求“尊重生的意志”和“尊重死的权力”。

## 三、安乐死实施的文化考量

20 世纪 70 年代以来，安乐死又在许多国家逐步兴起。在荷兰，法律机构及荷兰公民都非常支持安乐死，估计每年有 5 000～8 000 人用安乐死终止生命。1984 年，荷兰正式提出安乐死准则。1985 年政府原则同意荷兰医学会提出的安乐死实行准则，并在刑法里允许实行安乐死。1993 年 2 月 9 日荷兰议会通过安乐死的一项法案，允许医生在严格条件下，可以对病人实施安乐死，然而司法实践中安乐死仍属于犯罪行为，最高要判 12 年的蹲监刑罚。2001 年荷兰通过了“安乐死”法案，这一法案的正式通过标志着荷兰成为世界上第一个“安乐死”合法的国家。2002 年 4 月 17 日，欧洲的比利时也正式通过安乐死的立法，规定病人在下列前提下可实施安乐死：病人所患疾病不可逆转；病人清醒且自愿；病人的痛苦难以忍受；等等。

在美国，虽有 50 个州的法律文件中明确禁止安乐死，但美国安乐死事件仍不断发生。例如一个 12 岁的美国姑娘，从 1966 年起就昏迷不醒，靠呼吸机维持呼吸和心脏跳动，靠静脉点滴维持营养。1975 年，她父亲要求成为她的监护人并要求撤除一切治疗包括呼吸器，新泽西州高级法院驳回了他的要求，但新泽西州最高法院推翻了高级法院的裁决同意取走呼吸器。此后许多类似事件发生后，受理的法院都援引新泽西州最高法院这一裁决。近几年来，美国公众一直尝试使安乐死合法化。

在我国，安乐死没有法律上的说法，但这类事件仍然存在。早在 1925 年，当孙中山先生陷于晚期肝癌的极端痛苦时，宋庆龄接受医生的建议，让孙中山先生服用了大量安眠药后长眠。我国有的法院也曾运用类似标准处理过这类事件。上海市有一位身患绝症的母亲，在临死前出于对孩子和丈夫深深的爱，亲手杀死了自己8岁患痴呆症的儿子，最后受到了刑事处理。1986年陕西汉中市传染病医院的医生在病人家属苦苦要求下，给一位身患绝症的昏迷病人注射了冬眠灵，促其早死，病人死后，另一部分家属则上诉法院，指控医生犯有“杀人罪”，经过6年曲折的诉讼，法院根据其他法律条款推断，最终免予起诉。这两个事例虽一个后果十分可悲，另一个也充满坎坷，但亦证明安乐死在我国已被一部分医务人员和群众所接受，法律亦开始对其逐步理解和关注。

主张安乐死的意见认为，安乐死尊重了病人对结束自己生命的权利和意愿，解除了病人的痛苦，维护了病人的尊严，也减轻了亲属在感情上和经济上的压力和负担，避免了医疗卫生资源的浪费，并且有利于器官移植。

安乐死的反对者同样从社会的伦理、法律、文化的视野上提出了种种责难，他们认为，医学或医生对绝症的判断可能不准或失误，必须慎重，因为生命失去不可逆；不排除病人有自然改善和恢复的机会；延长治疗时间有可能发现治愈病人的新技术、新方法和新药等；医学不应放弃对绝症的探索，否则，医学不能进步；即使是绝症也是相对的，过去医学上的绝症被一个个地攻克就是例证；医生或医院担任致死的角色，影响医院的安全感和医生的形象；不能排除有人利用安乐死钻空子进行谋杀。

然而，从世界范围来说，越来越多的人赞成安乐死，支持者的比例呈上升趋势。对一个必死无疑而又要忍受难以解除的痛苦的病人来说，安乐死是符合道德规范的。

其一，安乐死的对象仅限于身患晚期癌症、脑死亡或不可逆昏迷等死亡已不可避免，而且治疗甚至饮食都使之痛苦的病人，他们的生存除了忍受无限的痛苦外没有任何其他的意义。对于这些病人，作为社会的人已经消失，生命价值或生命质量已经失去，有意义的生命已不复存在，延长他们的生命等于延长死亡的进程，延长难以忍受的痛苦，因此，实行安乐死是符合他们的自身利益和愿望的。

其二，病人家属对病人负有照料的责任和义务，但是为了一个无意义的生命去消耗有意义的生命，除了感情上使家属得到某些慰藉外，从伦理学的观点来分析也是不道德的。对于这类病人，家属也已承受了极大的感情上的痛苦和经济压力、精力消耗，他们也陷入了实际的痛苦和困难之中。安乐死可以把他们从这种痛苦中解脱出来，这也符合道德规范。

其三，有利于医疗资源的合理分配。医疗资源是有限的，实行安乐死可将有限的医疗资源更合理地用于急需之处，有利于社会的稳定和发展。

## 四、安乐死发展的文化思考

安乐死的提出以及争论已有相当长的历史了，世界各国的法学界、伦理学界和社会学界都十分重视对安乐死的研究和探讨。安乐死的实践也在一些国家和地区有条件地、严格地、谨慎地进行。

我国是具有5 000年历史和文明的古国，几千年来受儒学和孝道等传统文化影响很深。儒学重礼义，重社稷，重视人的社会性，而轻视个人意志，因而社会认为人的生命不能成为个人财产，不得自行处置，在此基础上形成了中国人占主流的生死观是乐生恶死，在社会上广为流传并为许多人所接受的说法是“好死不如赖活”。在传统的孝道文化里，要求子女对父母尽孝道，要养老送终，要侍奉父母到最后“断气”才是尽孝道，无论什么情况下，对尚未自然死亡的父母进行安乐死让其提前“断气”，将是大逆不道的，会受到社会的谴责和自己“良心”的责备。所有这些传统文化使我国推行安乐死的工作较其他一些国家困难更大一些，阻力更多一些。但随着科学的发展和文化的进步，人们对生命的观念、生与死的态度、孝道的内涵有了新的认识和诠释。尽管社会舆论还未根本地扭转，但安乐死特别是被动安乐死即消极安乐死在我国已悄然进行，正成为不少医疗单位或家属对临终病人的默认的处置方式。由此可见，被动安乐死在病人和家属的要求下正在实行，似乎已得到社会的认可。那么主动安乐死即积极安乐死也将会随着科学与社会的发展得到越来越多的舆论的支持和大众的理解。

从各国的发展趋势以及公众的要求来预测，我国安乐死由目前自发的状态最后成为合法的手段是必然的，但是这需要一个过程，也许还是一个曲折反复的过程。因此，有许多前期准备工作需要我国广大的司法人员、医务人员和社会工作者认真予以准备。

**1. 研究并制定与安乐死有关的医学标准**

(1) 死亡标准。目前许多国家已接受了与心肺功能停止的死亡标准并存的脑死亡标准。因此，我国将来如果要接受安乐死这一新的事物，就应该制定新的死亡标准，这是推行安乐死技术的前提。

(2) 病种标准。研究确定接受安乐死的病种标准以及每个病种的病程标准和症状标准。这些标准也是必需的，防止有人任意扩大安乐死范围而违背了安乐死的初衷，防止被一些居心不良的人和责任心不强的家属所利用。上述病种、病程和症状的标准不能一成不变，而应根据理论和实践的发展不断地修订。

(3) 诊断及判断标准。要有科学的诊断及判断标准。在医疗实践中，由于诊疗水平不高或有的医务人员责任心不强，误诊的现象时有发生。为了使安乐死这一工作真正符合法学标准和伦理学的精神，必须在现有的条件下认真研究确定进行安乐死的病种的科学诊断标准和分期标准，这些标准都应有客观指标。目前，要达到这一指标，在我国还不是所有的医院都能做到的，因此还必须将执行安乐死的权利限制在一部分经鉴定符合条件的医院内进行。当然，可视其他医院的发展速度适当扩大。

**2. 研究并建立安乐死的法定程序**

严格的法定程序是安乐死正常执行的保证，它应该包括以下几个程序。

（1）提出申请。有资格提出安乐死申请的应为以下三种人。

第一种人是病人本人。这是第一序位的申请人，既可口头申请，也可以以遗嘱的形式书面申请，但都必须经过公证方才有效。但医务人员和有关审查机构应考虑到病人生病后的心理状况不同于正常人，判断他的这种申请是否是因情感上受到挫折后一时冲动提出的，所以一定要在反复征询病人要求以后才能认可。

第二种人是病人的家庭成员（包括病人的有行为能力的配偶、父母、子女及有抚养、赡养义务的祖父母、外祖父母、兄弟姐妹、孙子女），在病人因为年龄或疾病的原因无自身行为能力的情况下由他们提出。家庭成员的身份和申请也必须经过公证才能有效。

第三种人是病人的监护人。在病人无自身行为能力又无任何亲属的情况下，可由监护人提出。在我国监护人的概念尚未普遍应用，因此，监护人应经司法程序认可后方能予以承认。监护人提出的申请同样应该经过公证。

（2）审查决定。医院应建立专门的安乐死审查委员会负责审查安乐死的申请。委员会应由医院负责人、若干专家和法律顾问组成。

（3）死亡执行。执行人应当是经过专门培训的医务人员或委员会指定的人员，执行时死者的家庭成员或监护人以及委员会的成员必须在场。执行完毕，工作人员及操作者应签字存档。

（4）司法监督。实施安乐死是一个严肃的法律和伦理过程，必须纳入司法监督的轨道，最后要由司法人员参加审查。

（5）建立档案。医院应建立妥善的安乐死的档案制度，完整地保存有关安乐死病人的全部资料以及有关的法规、制度以及委员会的讨论记录等。

**3. 积极开展安乐死的宣传与教育**

通过宣传、教育，端正大众对于安乐死的认识和态度，要使医务人员了解安乐死的积极意义，认识到安乐死与救死扶伤的人道主义的一致性，也是解除病人痛苦的一种必需的手段；要有计划地组织理论界对于安乐死的问题进行研究、探讨；还要运用各种媒体广泛进行宣传，使大众树立正确的人生观和价值观。

## 第三节　自　　杀

早在19世纪末，法国的社会学家涂尔干在他1897年出版的《自杀论》中，就对各种自杀现象做了不同于个体心理学的社会学解释，并把自杀类型分为利己性、利他性、失范性和宿命论性四种。随着医学科学的进步和发展，各种疾病性死亡率逐年下降。但是,自杀却相反呈现出一种上升趋势,被列为当代人类十大死因之一,而在青少年中,自杀则是前三位死因之一。自杀现象越来越引起社会方方面面的强烈关注。

## 一、自杀的界定与类型

自杀是有意并主动终止自己生命的行为,也就是说自杀是一种蓄意终止自己的生命,有目的、有计划的自我毁灭性行为。一般认为自杀是个体有意的、直接的自我毁灭的行为,但从广义而言,那些间接地逐渐地进行自我毁灭的行为,也是一种自杀。

对自杀可以从不同的角度进行分类。根据常见的自杀原因可分为:病态自杀、病后自杀、解脱性自杀、绝望自杀、反抗自杀或威胁性自杀、不明原因自杀。近年来对自杀行为的研究认为,单纯从自杀原因分类不一定能反映后果,有的有明显的原因和强烈的自杀愿望,由于种种客观原因,不一定自杀成功;有的并无明显原因和强烈自杀愿望,却又自杀成功。所以当前一般将自杀分为三类。第一,自杀意念。有不同程度的自杀愿望,但尚未采取自杀的行为。这是预防自杀的最好时机。第二,自杀未遂。不仅有自杀企图,而且有自杀行为,只是由于种种原因,未导致死亡后果。这里既包括有强烈自杀企图而方法不当,也包括无强烈自杀企图而未采取断然手段。第三,自杀死亡。多数是有强烈自杀企图以致自杀成功,也有少数并没有强烈自杀企图,但由于种种原因却造成了死亡。

由于自杀行为的社会性、神秘性,很长时期社会对自杀现象讳莫如深,对自杀的研究也是束之高阁,甚至被看成是禁区。我国直到20世纪90年代,中国心理卫生协会危机干预专业委员会成立,自杀才被当成一种社会病加以研究,并取得了明显的进展。

根据世界卫生组织1993年报告,全球每年大约有350万人因意外伤害死亡,其中死于自杀的约有75万人。自杀是一种常见的死亡原因,在西方国家有0.4%~0.9%的死亡是自杀所致。在死亡原因排序中,自杀在很多国家是属前10位、甚至前5位的死亡原因。一些欧洲国家的平均自杀死亡率每10万人约为17.1人;日本的自杀死亡率每10万人为20人左右;我国是自杀死亡率较低的国家,每10万人为13.8人左右。据估计,目前全世界每天有1 000人自杀身亡;自杀未遂一般每10万人为50~180人;自杀意念的发生率则更高。

研究自杀有着重要的现实意义。自杀是一种常见的社会现象,又是一个敏感的社会问题,是反映一个国家的政治、经济、文化以至社会各方面的一个尺度与窗口。研究自杀问题,又需要从医学、社会学、心理学等学科进行综合研究。我们国家研究自杀问题,目的在于探讨原因,采取有效预防措施,这关系到人民群众的切身利益。

## 二、自杀的原因

自杀行为是一种复杂的社会病理现象，其原因更是错综复杂，国内外对此进行了广泛的研究，初步可以概括为生物、心理和社会三方面的原因。

**1. 疾病因素方面**

在研究自杀原因与动机的问题上，曾有过两种倾向，一种是非病态论，认为自杀虽与精神刺激有关，但与精神疾病并无直接联系，而是思想意识上的颓丧、绝望、悲观或厌世。另一种倾向是泛精神病论，认为自杀是精神疾病的病态心理所致。这里所指的疾病一般认为包括精神疾病和躯体疾病，这是自杀的一个非常重要的因素。

自杀的疾病因素中，首先是精神疾病。统计资料证明，精神疾病病人自杀率高于正常人群数倍之多。与自杀关系最为密切的精神疾病有以下几种。

(1) 内因性抑郁症和反应抑郁症。情绪低落、消极自杀是该病的基本症状，故自杀最为常见，自杀率比正常人群高出30倍。自杀未遂的人群中，有35%～70%被诊断为抑郁性疾病。有学者报告80%的自杀未遂者在自杀时可诊断为抑郁症。

(2) 精神分裂症。这是患病率最高的精神病。这种精神病除了有情绪抑郁导致自杀外，还有思维障碍支配下的自杀、精神衰退后的自杀和缓解期对疾病悲观而自杀。

(3) 慢性酒精中毒。慢性酒精中毒在西方早已是一个突出的社会问题，在我国有增加的趋势。在对有酒瘾、慢性酒精中毒者的随访研究中，发现有5%～10%的男性病人出现了自杀。

还有智能低下和人格障碍者的自杀率也高出一般人群。

其次是躯体疾病因素。躯体疾病导致自杀主要是由于长期疾病的折磨和难以忍受的痛苦或对不治之症的绝望，也有些是因为在疾病治疗过程中出现药源性抑郁。有学者研究资料表明，70%的自杀者在死时患有各种慢性疾病，41%的自杀者是以躯体疾病为直接起因的。导致自杀最为常见的躯体疾病是各种癌症、各种慢性传染病（如肺结核、肝炎等）、反复发作的疾病（如癫痫等）、外伤后遗留严重残疾、脑外伤后遗症等，这些躯体疾病既可使病人为了摆脱痛苦而自杀，也会对病人构成一种精神创伤，导致心理障碍（主要为抑郁状态）而自杀。

**2. 心理因素方面**

(1) “自杀人格”问题。虽然都不赞成存在肯定的“自杀人格”，但在对自杀者进行心理特征的研究中发现，仍然存在着易发倾向的个性。①抑郁性格：郁郁寡欢，常常挑剔自己的缺点；②孤僻性格：社会交往差，人际关系少，与社会隔离；③猜疑性格：对周围的人群不信任，甚至敌意；④犹豫性格：缺乏主见，前怕狼、后怕虎；⑤淡漠性格：对生活缺乏激情，对别人漠然置之；⑥冲动性格：情感和意志行为缺乏自我节制;⑦幼稚人格:整个心理过程都较为肤浅、不成熟;⑧病态人格:特别是性别的极端性、情感的残忍性和行为的冲动性。

(2) 自杀动机问题。自杀动机各种各样,且自杀并非光明正大之事,其中又有很多难言之隐,很难由旁人来推测。根据自杀未遂人的回忆和死亡者的遗书反映,其一多数还是为了摆脱痛苦和逃避现实;其次是为了精神上的超脱与升华;其三是为了人格上的完整和个人的荣誉与尊严;其四是表示反抗的一种极端和消极的形式;其五是一种威胁手段;其六是作为获取同情的一种方法;当然还可能有个人的其他动机。

精神创伤是最常见的自杀原因之一,包括直接的精神创伤和间接的精神创伤,急性的精神创伤和慢性的精神创伤,剧烈的精神创伤和持久的精神创伤。明显的精神创伤,如天灾人祸、亲人死亡、夫妻离异、恋爱失败、高考落榜、财产损失、事业挫折、政治压力、社会耻辱、疾病折磨等都是直接的、强烈的精神创伤。慢性的、持久的精神创伤有两种情况:一种情况是如工作不顺、家庭失和、人际关系处理不当,这种精神包袱长期存在或内心矛盾长期得不到解决;另一种情况是生活事件的积累,精神刺激虽不剧烈,但数量很多,经常受到各种生活事件的困扰。不论是急性的、直接的,还是慢性的、持久的精神创伤,导致自杀却是极少数的,一般只是在以下两种情况下发生:一是这种精神创伤已成为不可挽回的损失而精神崩溃,绝望自杀;二是由于精神创伤而出现了一时无法摆脱的心理障碍,甚至构成了精神疾病,常见的如导致了心因性抑郁症而自杀。

**3. 社会因素方面**

自杀的社会因素主要有以下几点。

(1) 社会环境。社会稳定、政治稳定、法制健全,这是减少自杀率最重要的社会条件。都市和工业区生活节奏快,竞争相对激烈,自杀率高于农村。从职业上分析,以知识分子较为多见。不同的种族和宗教信仰也有所差别。

(2) 经济状况。经济状况是影响自杀率很重要的一个因素。由于经济条件差,引起了一系列不利因素,如居住条件和医疗条件差,物质生活困难,教育程度低,职业不稳定或者失业,处于这种低社会阶层的人,自杀率要高于一般人群。

(3) 文化传统。不同的文化传统,不同的宗教信仰,有不同的精神支柱,对死亡也有不同的观念,都可引起自杀行为。如僧侣自焚、武士剖腹、自杀式的恐怖活动等,西方国家老年人因孤独和抑郁而自杀较为常见。

(4) 婚恋失意。如失恋,这对青年男女来说,是严重的精神创伤,也是自杀的常见原因;另一个重要的自杀原因是离婚后所带来的精神压力。

(5) 社会关系。如社会关系处理困难与失调。个人与社会发生着多方面的联系,个体在这种社会关系中为之服务,也从中得到各种社会支持,这种相互依存的关系,如果受到某种程度的破坏或失去了这种联系,以致主观感到丧失了社会支持，便有可能丧失社会意识和社会责任，在某种诱因下产生自杀行为。

## 三、自杀的社会影响

自杀是自我毁灭的行为，以“人本”的观点来看，自杀无疑是消极的，是对现实社会的一种打击。对于任何国家，自杀都会带来突出的社会问题。自杀率是衡量社会安定程度的重要指标，一个国家的政治稳定、社会稳定、人们安居乐业，自杀率便会降低；自杀率低，又可反过来促进社会稳定。可见，自杀对社会各阶层和对社会各个方面都有着广泛的影响。主要表现在以下几个方面。

**1. 对社会经济发展的影响**

自杀者除了少数少年和老年外，大多都是社会劳动生产者，而且其中有些人又具有较高的文化教育素质，是社会财富的创造者，即使是万分之几的自杀率，总的损失仍不可低估。目前，我国16～30岁年龄组是自杀的高峰年龄，而这一年龄组又正是或即将是社会财富创造的主力军，由此可见，自杀对社会经济发展的打击是巨大的。

**2. 对社会治安的影响**

自杀一般是一种非正常的死亡，首先对死亡原因的分析就必然涉及是他杀、被迫自杀、被虐待自杀还是畏罪自杀等一系列刑事法律问题。其次，也是最常涉及的民事纠纷，自杀者亲属之间、自杀者亲属与单位之间，特别是在广大农村，常因一人自杀，牵连出一系列诉讼问题，久久不得平息。

**3. 对家庭的影响**

自杀首先是对亲友造成了精神创伤，使亲友要承受失去亲人的痛苦；由于是自杀，又给家庭成员带来心理上的压力和舆论上的责难；有些自杀者是家庭主要成员，是家庭经济和精神的支柱，其影响则更大。

**4. 增加了社会医疗负担**

抢救自杀是急诊室的常见任务，据某些急诊病房统计，自杀未遂占该病室病床10%。即使是自杀死亡，也必须经过一番紧张的急救，耗去大量人力、物力，给家庭、单位增加了医疗费用负担，给医院工作增加了压力。

**5. 自杀对社会的间接影响**

自杀可产生一些间接的、远期的消极效应，比如自杀死亡可导致有些家庭解体，其子女的成长和教育会受到影响。

## 四、自杀的预测与预防

自杀的预测和预防是一项复杂的社会系统工程，其主要对策有以下几个方面。

**1. 预测自杀**

首先，主要是在高危人群中进行预测。高危人群的自杀率比一般居民高，但就是高危人群中又有不同层次,有些是大范围人群,如男性、未婚、中年以后等,范围稍窄如离婚、丧偶、独居、待业者等。在上述人群中,自杀仍然是极少数,故很难从中作出确切的预测,所以重点还应是具有特征性的高危人群。其次,通过对自杀未遂人群进行预测,有过自杀行为的人是很容易出现再次自杀,并可能成功。据统计,自杀未遂者在第二年有1%自杀,最终自杀高达2%~12%。可见自杀未遂者是已有明显信号的高危人群。此外,还可以根据精神疾病的诊断和病情进行预测,精神疾病中抑郁症是最常见的自杀原因,约有15%的病人最终自杀。精神分裂症病人中不仅是具有抑郁症状者自杀,更多的是精神缓解后对疾病的恐惧和悲观或受到社会上的偏见而自杀。近年来酒瘾、慢性酒精中毒者的增加,也是值得重视的高危人群。

**2. 预防自杀**

预防自杀,必须抓住以下几个环节。

(1) 培养健全的人格。很多自杀者,除了有客观的外在原因外,还有不可忽视的内在因素,即有不够健全的人格素质,有些具有性格弱点,如前所述抑郁性格、孤僻性格等。有这类性格弱点的人,应当注意加以矫正,并注意防范,特别是在儿童、青少年发育期(包括智力和人格发育),就应该注意培养坚强、开朗、乐观、热情、稳重等健全的性格。这是适应环境、战胜困难、防止自杀最重要的基础。

(2) 普及预防自杀知识。对自杀心理研究表明,自杀的行为不是没有先兆的,所以,我们应具有这方面的知识,并及早发现自杀苗头,特别是注意平时的预兆。比如:自杀者常常事先暴露消极思想和自杀企图,但又常常没有引起应有的重视;自杀是有明显诱因的,这种诱因需要设身处地才能体会其矛盾与困惑的痛苦;自杀也是有遗传因素的,这主要是指素质和疾病遗传因素;自杀是可以多次发生的,故对自杀未遂者,不能掉以轻心。

(3) 精神疾病的早期发现与治疗。很多自杀是与精神疾病密切相关的。除了如前所述的那些明显的精神疾病,如情感性精神病的抑郁症、精神分裂症、慢性酒精中毒等外,特别应警惕的是神经性抑郁症,也称隐匿性抑郁症。对这一疾病目前还有不同的认识,有的认为是神经症,也有的认为就是抑郁症,以致出现了这样的现象:在发生自杀之前一直认为是神经症,发生了自杀便认为是神经抑郁症。不管如何认识,都必须重视带抑郁症状的神经症,及时发现和治疗,这是预防自杀的重要环节。

(4) 高危人群的防范。高危人群如前述也有不同层次与范围,范围越大,防范越难以落实,所以把高危人群的各种因素加以综合,特别注意以下因素:①中年以后的男性;②具有慢性消耗性疾病,长期受躯体上和精神上折磨者;③离婚、丧偶、独居者;④失业、待业、经济拮据者;⑤患有抑郁症和具有抑郁症状的精神疾病者;⑥曾经有过自杀言语和自杀企图,尤其是自杀未遂者。以上因素若只一项,则高危程度低；兼有的项数越多，则高危程度越高，越是重点防范的对象。

（5）广泛开展心理咨询。自杀者在自杀之前由于各种社会的、精神的因素，个人一时无法找到适当的解决办法，心理调节机制和防御也未能使之恢复平衡，便往往产生不同程度的心理障碍。这种障碍如果得不到及时消除，有一部分便可导致自杀。如果能及时进行心理咨询，缓和一下心理障碍，度过这一关键的危险期，便有可能不发生自杀。心理咨询是预防精神疾病的重要方法，也是预防心理障碍和精神病人自杀的重要手段。

（6）危机干预。这是一种具有针对性的预防措施。在很多国家的城市中，建立了“自杀预防中心”，并设有热线电话服务处，随时向自杀者提供心理咨询，说服并帮助他们走出目前的困境，消除自杀的念头。

# 参考文献


[1] (荷兰)斯宾诺莎. 伦理学[M]. 贺麟,译. 北京:商务印书馆,1958.

[2] (德)康德. 实用人类学[M]. 邓晓芒,译. 上海:上海人民出版社,2002.

[3] (德)康德. 道德形而上学的基础[M]. 王太庆,译. 北京:商务印书馆,1987.

[4] (英)罗素. 社会改造原理[M]. 张师竹,译. 上海:上海人民出版社,1987.

[5] 费孝通. 乡土中国　生育制度[M]. 北京:北京大学出版社,1998.

[6] (美)坎农. 躯体的智慧[M]. 范岳年,魏友仁,译. 北京:商务印书馆,1982.

[7] (法)史怀泽. 敬畏生命[M]. 陈泽环,译. 上海:上海社会科学出版社,1996.

[8] (法)爱弥尔·涂尔干. 自杀论[M]. 钟旭辉,马磊,林庆新,译. 杭州:浙江人民出版社,1988.

[9] 王思斌. 社会工作概论[M]. 北京:高等教育出版社,1999.

[10] (美)H P 恰范特,蔡勇美,(中)刘宗秀,阮芳赋. 医学社会学[M]. 上海:上海人民出版社,1987.

[11] 汤笑. 21 世纪的亲情与性——生育革命[M]. 南宁:广西民族出版社,1993.

[12] 周浩礼,胡继春. 医学社会学[M]. 武汉:湖北科学技术出版社,1993.

[13] 孙慕义. 医学大法学[M]. 成都:西南交通大学出版社,1999.

[14] 孙慕义. 后现代卫生经济伦理学[M]. 北京:人民出版社,1999.

[15] 金春田. 健康、卫生与文化[M]. 北京:中国大百科全书出版社,2003.

[16] 刘大椿,段伟文,林坚,等. 在真与善之间[M]. 北京:中国社会科学出版社,2000.

[17] 谢平仄. 社会结构论[M]. 武汉:湖北人民出版社,1993.

[18] 蔡建章. 医学社会学[M]. 南宁:广西人民出版社,1986.

[19] 王锦帆. 医患沟通学[M]. 北京:人民卫生出版社,2003.

[20] 李传俊,徐国恒,赵兴烈. 高科技与医学人文[M]. 广州:广东人民出版社,2001.

[21] (美)蓝采风,(中)楼钦元,郭永松. 医学社会学[M]. 杭州:浙江大学出版社,1990.

[22] 陆志刚,胡盛麟,康玉唐. 医学导论[M]. 北京:人民卫生出版社,1999.

[23] 孙慕义,徐道喜,邵永生. 新生命伦理学[M]. 南京:东南大学出版社,2003.

[24] 邱仁宗,翟晓梅. 生命伦理学概论[M]. 北京:中国协和医科大学出版社,2003.

[25] 风笑天. 社会学导论[M]. 武汉:华中理工大学出版社,1999.
[26] 陈钧,任放. 经济伦理与社会变迁[M]. 武汉:武汉出版社,1996.
[27] 雷洪. 社会问题[M]. 北京:社会科学文献出版社,1999.
[28] 刘达临. 性社会学[M]. 济南:山东人民出版社,1988.
[29] 段德智. 死亡哲学[M]. 武汉:湖北人民出版社,1996.
[30] 周晓虹. 现代社会心理学史[M]. 北京:中国人民大学出版社,1993.
[31] (美)葛尔·罗宾,斯蒂文·艾普斯坦,斯蒂文·塞德曼,等. 酷儿理论:西方90年代性思潮[M]. 李银河,译. 北京:时事出版社,2000.
[32] 郑平安. 卫生法学[M]. 北京:科学出版社,2004.
[33] 何伦,王小玲. 医学人文学概论[M]. 南京:东南大学出版社,2002.
[34] (美)托马斯·夏洛恩. 医院并非安全岛[M]. 肖永超,祁梅,译. 北京:中国发展出版社,2004.
[35] 水印工作室. 中国药品调查[M]. 北京:中国友谊出版公司,2004.
[36] 黄钊,刘周堂,倪素香,等. 中国道德文化[M]. 武汉:湖北人民出版社,2000.
[37] (美)文森特·帕里罗,约翰·斯蒂姆森,阿迪思·斯蒂姆森. 当代社会问题[M]. 周兵,等,译. 北京:华夏出版社,2002.
[38] (法)雷蒙·阿隆. 社会学主要思潮[M]. 葛智强,胡秉诚,王沪宁,译. 北京:华夏出版社,2000.
[39] (澳)马尔科姆·沃特斯. 现代社会学理论[M]. 杨善华,李康,汪洪波,等,译. 北京:华夏出版社,2000.
[40] 杜治政. 医学伦理学探新[M]. 郑州:河南科技大学出版社,2000.
[41] 彭瑞骢,邓平修,冯显威,等. 医学科技与社会[M]. 北京:北京医科大学、中国协和医科大学联合出版社,1998.
[42] 倪慧芳,刘次全,邱仁宗. 21世纪生命伦理学难题[M]. 北京:高等教育出版社,2000.
[43] 冀中,高德馨,张洪涛,等. 医学模式[M]. 北京:北京医科大学、中国协和医科大学联合出版社,1991.
[44] 龚幼龙. 社会医学[M]. 北京:人民卫生出版社,2000.
[45] (美)露丝·本尼迪克特. 文化模式[M]. 王炜,译. 上海:三联书店,1988.
[46] 冯显威. 人文社会医学导论[M]. 郑州:河南医科大学出版社,2000.
[47] 冯显威. 医学科学技术哲学[M]. 北京:人民卫生出版社,2002.
[48] (美)沃林斯基. 健康社会学[M]. 孙牧虹,屠敏珠,王滨燕,等,译. 北京:社会科学文献出版社,1999.
[49] 尚鹤睿. 医患关系的心理学研究[M]. 北京:中央编译出版社,2011.
[50] 张英. 医院文化与人力资源管理[J]. 中国卫生事业管理. 2003,(3):141.

[51] 周宏. 克隆人技术的道德预想[J]. 道德与文明,2002,(4):64.
[52] 陈世金. 论加入 WTO 后医疗服务开放与医政管理创新[J]. 中国卫生事业管理,2002,(10):582-583.
[53] 李镜波. 营利性医院的管理创新[J]. 现代医院,2002,(6):33-34.
[54] 何小湘. 医院物流管理现状和发展趋势[J]. 中国现代医学杂志,2003,(1):102-103.
[55] 张仲明. 加强医疗风险管理确保医疗质量[J]. 中华医院管理杂志,1999,(9):569-572.
[56] 胡善联. 经济发展与改革对健康的影响[J]. 中国卫生经济,1995,(1):12.
[57] 高也陶. 2002 年:中国医疗纠纷处理的重大转折[J]. 医学与哲学,2002,(7):1.
[58] 程伯基,吕兆丰. 医学教育模式的研究与实践[J]. 中国高等医学教育,1999,(6):1-3.
[59] 胡志强. 处理医疗纠纷的难点和对策[J]. 中国卫生法制,1999,(4):10.
[60] 贺海仁. 吸毒的社会医学透视[J]. 中国社会医学,1991,(5):48-50.
[61] 邵瑞太. 疾病模式转变理论研究的回顾[J]. 中国公共卫生,2000,(5):7-9.
[62] 胡继春. 医学新进展的社会文化透视[J]. 医学与社会,1995,(1):15-18.
[63] 胡继春. 论医学与人文学的联姻[J]. 医学与社会,1996,(1):8-10.
[64] 董兴建. 医患关系的法律调整原则研究[J]. 法律与医学杂志,2001,(2):69-72.
[65] 陈建平. 美国大学医学院人文社会科学教学及启示[J]. 医学教育,1999,(3):22-23.
[66] 胡继春. 论医护角色社会化的特殊性[J]. 中国社会医学,1995,(5):13-14.
[67] 胡继春. 论道德与人类健康[J]. 医学与社会,1997,(1):79.
[68] 李永辉,郑平安,胡继春. 活体非亲属器官移植与移植系统的构建[J]. 医学与社会,2003,(6):37-39.
[69] 李本富. 人类基因研究和应用中的伦理学问题[J]. 医学与社会,2000,(5):44-45.
[70] 胡继春. 浅论卫生信息资源管理问题[J]. 理论月刊,2002,(3):66-68.
[71] 胡继春,董骏武. 浅谈医学与人文学[J]. 咸宁学院学报(医学版),2004,(4):229-231.
[72] 冯显威. 论干细胞研究的医学价值和社会影响[J]. 医学与社会,2003,(2):21-23.
[73] 闫富斌. 浅谈卫生资源分配的缺陷与伦理[J]. 中国医学伦理学,1999,(2):49.

[74] 沈华亮,孙玲.补充医疗保险若干问题的探讨[J].中国医院管理,2000,(7):14-15.

[75] 柏宁,岳长红,李中华.导致医患关系紧张的医方非技术因素分析[J].中国医学伦理学,2009,(1):47-48.

[76] 岳玺中,王莉媛,毛静馥,等.基于解释结构模型法的医患关系影响因素分析[J].医学与哲学,2012,(7):27.

[77] 刘印,刘新明.影响医患关系的医方因素及对策探讨[J].中国中医药现代远程教育,2012,(10):138-139.

[78] 吕志,徐勇.论构建和谐医患关系的社会责任[J].医学与哲学,2008,(7):34-36.

[79] Graham Scambler. Sociological theory and medical sociology[M]. London: Tavistock Publications,1987.

[80] Bolaria B S,Dickinson H D. Sociology of health care in canada[M]. Toronto:Harcourt Brace Jovanovich Canada Inc,1988.

[81] Tom L Beauchamp,LeRoy Walters. Contemporary issues in bioethics[M]. New York:Wadsworth Inc,1989.

[82] William C Cockerham. Medical sociology[M]. New Jersey:Prentice Hall Press,1989.

[83] Readingsin D Mechnic. Medical sociology[M]. New York:The Free Press,1980.